精神分裂症社交技能训练：分步指导

（原书第二版）

Social Skills Training for Schizophrenia：

A Step-by-Step Guide

（2nd Edition）

〔美〕Alan S. Bellack

〔美〕Kim T. Mueser   著

〔美〕Susan Gingerich

〔美〕Julie Agresta

范 青　李春波　朱卓影　　主译

科 学 出 版 社

北 京

图字：01－2019－5779

内 容 简 介

社会功能受损是精神分裂症患者重要的特征症状,也是阻碍患者完全康复的一个重要原因。有越来越多的临床研究证实社交技能训练可有效改善精神分裂症患者的社交技能缺陷,提高其社会功能。本书提供了针对精神分裂症患者社交技能训练的原理、具体实施的逐步操作方法、建议和相应工具表格等。本书理论框架清晰、用语简洁、操作性强。正如原著作者所述:"我们实现了编写一本'亲手实践'书籍的目的,无论是新手还是有经验的临床医生都可以使用这本手册来组织有效的技能训练团体。"

本书供精神科医师、全科医师、康复治疗师、心理治疗师、心理咨询师、护士和社工等专业人员阅读,也适合志愿者、患者及其家属深入理解和更好地配合康复活动等。

图书在版编目(CIP)数据

精神分裂症社交技能训练：分步指导：原书第二版/(美)艾伦·S·贝拉克(Alan S. Bellack)等著;范青,李春波,朱卓影主译. —北京：科学出版社,2021.2

书名原文：Social Skills Training for Schizophrenia：A Step-by-Step Guide（2nd Edition）

ISBN 978－7－03－066307－8

Ⅰ.①精… Ⅱ.①艾…②范…③李…④朱… Ⅲ.①精神分裂症－康复训练 Ⅳ.①R749.309

中国版本图书馆 CIP 数据核字(2020)第 190996 号

责任编辑：闵　捷 / 责任校对：谭宏宇
责任印制：黄晓鸣 / 封面设计：殷　靓

科学出版社 出版

北京东黄城根北街 16 号
邮政编码：100717
http：//www.sciencep.com

南京展望文化发展有限公司排版

广东虎彩云印刷有限公司印刷
科学出版社发行　各地新华书店经销

*

2021 年 2 月第 一 版　开本：889×1194　1/16
2025 年 4 月第十次印刷　印张：16
字数：500 000

定价：150.00 元

(如有印装质量问题,我社负责调换)

《精神分裂症社交技能训练：分步指导》
（原书第二版）
翻译人员

主 译

范 青 李春波 朱卓影

主 审

谢 斌

翻译人员

（按姓氏笔画排序）

朱卓影（上海市精神卫生中心）

李春波（上海市精神卫生中心）

范 青（上海市精神卫生中心）

赵文清（上海市精神卫生中心）

栾风焕（上海市静安区精神卫生中心）

韩 慧（上海市精神卫生中心）

译者的话

2020年初春,新型冠状病毒感染的肺炎疫情防控在国内已取得阶段性成果,但在世界其他一些国家仍有着不同程度的流行。及时获取信息、分享经验和相互学习尤为重要! 今天提笔写"译者的话"之时,感触颇多。

精神分裂症是一类常见的重性精神障碍,多起病于青壮年,其终生患病率为0.7%。精神分裂症患者的幻觉、妄想、言行紊乱等症状经抗精神病药物等治疗,大多能得以改善,但认知功能损害、意志减弱和社交技能缺陷等易迁延、显著影响了康复及预后。由于存在社会功能受损,患者不能回归正常的生活,形成恶性循环,是造成患者精神残疾的一个重要原因。精神分裂症患者的社交技能损害,也是日常诊疗中面临的临床难题。社交技能训练是有效改善社交功能缺陷的一类康复方法,在一些西方国家发展较早、较快,已具有较多的循证医学研究证据。系统综述研究发现社交技能训练对精神分裂症的阴性症状疗效可达到中度效应值。社交技能训练亦被纳入一些精神分裂症治疗实践指南和社会心理治疗共识当中。但国内这方面专门书籍甚少,尤其是缺少如何结合相关理论原理,进行具体逐步操作的参考书。

2017年夏天,非常感谢新泽西州立罗格斯大学陆炜丽副教授,在其介绍和陪同下,我拜访了波士顿大学Kim T. Mueser教授(原著作者之一),交流中Mueser教授向我推荐了这本书。我看后觉得这是一本理论与实践相结合、可亲手操作的社交技能训练工具书,很适合一线人员及作为培训教材使用。Mueser教授也非常乐意将这本书介绍给中国读者。我相信该书的引进翻译,将有助于国内该领域的进一步发展,造福患者。

在此,感谢范青主任、朱卓影博士和卞茜主任的校对和组织工作,感谢赵文清、韩慧和栾风焕的翻译工作。最后,感谢本书主审谢斌教授对本书引进的大力支持和指导,感谢上海市第四轮公共卫生三年行动计划-高端海外研修团队培养计划、上海市科学技术委员会"科技创新行动计划"临床医学领域项目(编号:18411952000)对本书的资助!

李春波

2020年3月23日于上海

原著作者简介

Alan S. Bellack, PhD, ABPP

马里兰大学医学院（University of Maryland School of Medicine）精神病学教授和心理学系主任，退伍军人管理局（VA Capitol Health Care Network Mental）国会卫生保健网络精神病研究、教育和临床中心（Mental Illness Research, Education, and Clinical Center, MIRECC）主任。他也是行为治疗促进协会和临床精神病心理学学会（Assiciation for Advancement of Behavior Therapy and of the Society for a Science of Clinical Psychology Society）的前任主席；美国行为治疗委员会（American Board of Behavior Therapy）和美国职业心理学委员会（American Board of Professional Psychology）认证医师；美国心理学会（American Psychological Association）、美国精神病心理学学会（American Psychological Society）、临床社会心理研究学会（Association for Clinical Psychosocial Research）和美国精神病理学学会（American Psychopathological Association）的成员。他是第一个获得美国心理基金会 Gralnick 基金会奖（American Psychological Foundation Gralnick Foundation Award）的人，因其一生致力于精神分裂症的社会心理研究，他也是第一个获得国家精神分裂症和抑郁症研究联盟（National Alliance for Research on Schizophrenia and Depression, NARSAD）爱尔兰研究员奖（Ireland Investigator Award）的人。Bellack 博士是 31 本书的联合作者或联合编辑，发表过 150 多篇期刊文章和 46 个图书章节。自 1974 年以来，他得到美国国立卫生研究院（National Institutes of Health）的持续资助，研究精神分裂症、抑郁症、社交技能训练和物质滥用。他是美国司法部精神病患者行为治疗和康复领域的顾问。Bellack 博士是期刊《行为矫正》与《临床心理学评论》的主编和创始人，并在包括《精神分裂症公报》等在内的其他 9 家期刊的编辑委员会任职。

Kim T. Mueser, PhD

执业临床心理学家，同时也是位于新罕布什尔州汉诺威的达特茅斯医学院（Dartmouth Medical School）精神病学、社区和家庭医学系的教授。1994 年之前，Mueser 博士一直在费城的宾夕法尼亚医学院（Medical College of Pennsylvania）的精神病学部门工作，之后他去了达特茅斯医学院。他的临床和研究兴趣包括严重精神病的社会心理治疗、双重诊断和创伤后应激障碍。Mueser 博士在精神康复方面发表了大量著作，并开设过许多讲座和研习班。他与人合著了几本书，包括《精神病患者的社交技能训练》《应对精神分裂症：家庭指南》、《精神病的行为家庭疗法》（第二版），以及《双重诊断的综合治疗：有效实践指南》。

Susan Gingerich, MSW

宾夕法尼亚州纳伯斯市的一名全职训练师和辅导员，在与来访者和家庭工作方面拥有超过 20 年的研究和临床经验。她为美国、加拿大和欧洲的专业人士和家庭开设过研习班。她和 Kim Mueser 是疾病管理和康复工具包开发团队的联合带领者，该团队是由物质滥用和精神卫生管理局（Substance Abuse and Mental Health Administration）赞助，达特茅斯学院（Dartmouth College）协调的循证实践项目的一部分。她是《应对精神分裂症：家庭指南》、《行为家庭治疗：工作手册》和《多家庭团体治疗严重精神障碍》的合著者。她出现在视频——《我还在这里：精神分裂症的真相》和《心理社会康复的作用》中。

Julie Agresta，MSS，MEd

宾夕法尼亚州切尔滕纳姆私人执业的社会工作者。她有超过 15 年与来访者和家庭工作的临床和研究经验，并在费城地区的社区成人和儿童精神病与发展障碍的服务项目中提供咨询服务。Agresta 女士目前正在宾夕法尼亚州费城的天普大学（Temple University）攻读学校心理学博士学位。她的临床和研究兴趣包括以学校为基础的心理健康服务，为患有广泛性发展障碍的儿童和青少年提供社交技能训练，以及家长和教师对全纳教育的态度。

原著序

　　非常高兴吉尔福德出版社（Guilford Press）要求我们撰写这本书的第二版，因为它反映了第一版反响良好。尽管第一版的销量是本书成功的客观标志，但对我们而言，通过多种方式从学生和临床医生那里得到的非正式、质性的反馈更重要。它们表明，我们实现了编写一本"亲身实践"手册的目标，无论是新手还是有经验的临床医生都可以使用这本手册来组织有效的技能训练团体。我们还很高兴能够报告说，第一版中技能训练的基本策略和方法在 7 年后同样有效，亦同在 20 世纪 70 年代它们被发展出来的时候一样有效。近年来，这一领域发生了巨大的变化，公共精神卫生系统也经历了巨大的变化，有了新的和更有效的抗精神病药物可用。不幸的是，精神分裂症的核心问题和导致的残疾并没有改变。大多数患有这种疾病的人在社会角色功能方面继续存在严重障碍、无法工作，并有滥用物质的问题。因此，社交技能训练依然是综合保健制度的重要组成部分。事实上，美国国立卫生研究院资助的负责发展精神分裂症治疗指南的团队——精神分裂症患者康复研究团队，在 2002 年提出的最新核心建议为："为精神分裂症患者提供技能训练，包括行为指导、示范、纠正性反馈、后续社会强化，以及布置家庭作业等核心内容。"

　　如上所述，本版中介绍的基本教学方法没有任何变化，大部分内容保持不变。然而，本书的内容有一些重大的变化。我们增加了对社交技能训练研究结果的概述（第二章）和关于为有物质滥用问题的患者提供技能训练的全新章节（第九章）；第二部分增加了一些新的课程技能表；关于社交技能评估的第三章作了重大修订，并增加了新的实用工具。本版还将第一版第三章和第四章合并为一章——教授社交技能（第四章）；第一版中关于帮助出现特殊问题的患者的两章（第八章和第九章）；在本版中被合并为一章（第八章）。我们重新编排了一些在第一版附录中难以找到的材料，以便读者更易查阅。我们相信第一版的读者会发现这个更新的版本值得购买，本书也将继续帮助新的读者。

目录

第二部分

教授特定社交技能的步骤：课程技能表

第一部分

为精神分裂症患者提供
社交技能训练的原则、形式与技术

第一章

精神分裂症与社交技能

如果被要求定义或解释精神分裂症,你可能会提到幻觉和妄想,这是精神分裂症的典型症状。但停下来,在脑海中想象一个典型精神分裂症患者的形象。在想象特定的患者和他们是什么样子的时候,你可能会想到他们的外表和行为。即使是在药物控制了明显的症状后,大多数精神分裂症患者似乎还是有些不同,或者"偏离了中心"。

在谈话中可能很难跟上他们的思路。他们甚至可能会说一些听起来有点奇怪或与主题无关的事情。这个人的脸和声音可能非常缺乏情感,他/她可能会在谈话过程中避免看着你。事实上,你可能觉得那个人并没有真正在听你说话。总的来说,你会觉得有点不舒服。

导致你不舒适的关键因素可以归为"**社交技能缺乏**"。社交技能是一种规范的和/或社会认可的人际行为。它们包括诸如着装和行为规范、关于什么该说什么不该说的规则、关于情感表达的风格准则、社会强化功能、人际距离等。不管是从未学过还是丢失了社交技能,大多数精神分裂症患者都有明显的社交技能缺乏。这种社交缺乏使许多患者难以建立和维持社会关系,难以履行社会角色(如雇员、配偶),或无法满足自身的需求。

在本章中,我们将概述社交技能的行为模型,以及该模型如何应用于精神分裂症。我们将描述构成社交技能的具体行为,然后讨论干扰精神分裂症患者社会行为的其他因素,特别是信息处理缺乏。然后我们将描述一些对精神分裂症患者来说特别困难的社交情况。

社交技能的行为模型

(一) 社交技能的定义

社交技能的定义有很多,但大多数具体的定义都不能解释广泛的社交行为。

相对于提供一个单一的、全球性的社交技能定义,我们更喜欢一种基于情境的社交技能概念。最重要的因素是社会交往中行为的有效性。然而,判断是否有效取决于交互的情境(例如,退还有问题的家电、相亲时的自我介绍、向朋友表示感谢),以及在这个情境中的具体情况(例如,向配偶、雇主或陌生人表达愤怒)。(Hersen & Bellack,1976,p.562)

更具体地说,社交技能包括:在人际关系中表达积极和消极情绪而不会因此失去社会支持的能力。这种技能在各种的人际关系中都需要,它包括合适的语言和非语言的反应协调传递。此外,具有社交技能的个人能够适应真实的情境,并知道什么时候他的努力会得到回应。(Hersen & Bellack,1976,p.562)

这一定义有两个方面值得特别提及。第一,社交技能行为是特定于情境的。几乎没有哪个人际行为的因素是一成不变的或总是合适的（或不合适的）。文化和环境因素都决定了社会规范。例如，在美国，接吻在家庭内部和恋人之间是被允许的，但在泛泛之交之间和办公室里则不允许。相对于向雇主直接表达愤怒，在家庭和体育赛事中直接表达愤怒更容易被接受。具有社交技能的个体必须知道不同的行为在何时、何地、以何种形式是被禁止的。因此，社交技能包括感知、分析、确定情境中微小线索的能力，以及一系列适当反应的能力。

第二，社交能力包括将强化最大化。婚姻、友谊、性满足、就业、服务（如商店、餐馆）和个人权利都是社交技能强大的强化来源。缺乏社交技能的人很容易在大部分或所有领域都失败，因此，会经历焦虑、沮丧和孤立，精神分裂症患者在这些方面都存在问题。因此，社交技能缺失可能会增加疾病复发的风险，而社交能力增强可能会降低风险。

（二）社交技能和社会行为

下面的讨论阐述了表 1.1 中描述的社交技能模型的要素。首先，人际行为是基于一套独特"技能"的。"技能"一词用来强调社交能力是建立在一组**习得的**表现能力之上的，而不是基于性格、需求或其他心理过程的。相反，不良的社交行为往往是社交技能缺失的结果。

表 1.1 社交技能模型

1. 社交能力是建立在一套习得的技能基础上的
2. 这些技能是习得的或可习得的
3. 以下情况会导致社会功能障碍：
a. 必要的行为不在此人的行为能力之内
b. 没有在适当的时间使用必要的能力
c. 表现出不恰当的社交行为
4. 社会功能障碍可以通过技能训练来矫正

基本的社会行为是在童年时期学习的，然而更复杂的行为特征，如约会和面试技能，则是在青春期和成年早期习得的。似乎社交能力的某些要素，如情感的面部表情，不是后天习得的，而是出生时基因决定的、"与生俱来"的。然而，研究表明，几乎所有的社会行为都是**可以学习的**；也就是说，它们可以通过经验或训练来改变。

如表 1.1 所示，社会功能障碍源于三种情况：当个人不知道如何适当地表现、当个人有技能但没有使用、当个人适当的行为被不得体的行为所破坏。第一种情况在精神分裂症中尤其常见。精神分裂症患者无法学习适当的社会行为有三个原因。首先，那些在其他方面看似正常，但成年后患上精神分裂症的儿童，在童年时期的注意力缺乏并未引起注意。这些缺乏妨碍了适当的社会关系的发展和社交技能的获得。其次，精神分裂症通常在青春期晚期或成年早期发病，这是掌握成人社会角色和技能的关键时期，如约会和性行为、工作技能，以及形成和维持成人关系的能力。

许多精神分裂症患者逐渐形成了孤立的生活，有时会在精神病院或社区住所中度过很长时间。此类生活环境将患者从正常的同龄群体中排除出去，提供很少的机会参与与年龄相适应的社会角色，有限的社会接触也局限于精神卫生工作人员和其他重病患者。在这种情况下，患者没有机会获得和实践适当的成人角色。此外，早年掌握的技能可能会因为不被使用或缺乏环境的强化而丧失。

（三）其他影响社会功能的因素

如表 1.1 中 3b 所述，为什么一个人可能有能力，但不使用这种行为？如表 1.2 所示，除了社交技能本身外，还有一些因素可能影响精神分裂症患者的社会行为（Bellack & Mueser, 1993）。

1. 精神病症状

一个人听到高度侵入性的声音，或者感觉到受到邪恶势力的威胁，而无法专注于社会互动，这并不奇怪。在病情严重恶化的高峰时期，患者可能难以履行社会角色，也难以表现出符合社会规范的行为。

表 1.2　影响社会表现的因素

1. 精神病症状 2. 动机因素 　目标 　对成功和失败的期望 3. 情感状态 　焦虑 　抑郁	4. 环境因素 　缺乏对努力的强化 　缺乏资源 　社交隔离 5. 神经生物学因素 　信息处理缺陷 　阴性症状 　药物副作用

然而,研究表明,即使在精神病症状得到控制的情况下,精神分裂症患者在社交能力方面也有明显的缺乏;相反,即使他们有持续的症状,许多患者依然可以学习更有效的互动方式。精神病症状可能对社会表现有限制作用,但它们不能解释这一人群中大部分的社会残疾。

2. 动机因素

许多精神分裂症患者经常避免社交互动,似乎没有动力发展社交关系。有几个因素似乎与这种模式有关。首先,大多数慢性患者都有长期社交失败、被拒绝和被批评的经历。因此,他们认为将社交活动减少到最低程度可能比失败或被批评的风险更小。其次,大多数患者一生都在努力寻找一种平衡,在这种平衡中,他们可以控制自己的症状、限制自己的负面影响体验,并保持尽可能高的生活质量。尽管在某种程度上,他们可能希望改善社会关系、承担更艰巨的社会角色,但冒险进入社会环境可能会导致无法控制的危险。

3. 情感状态

如前所述,社会交往对精神分裂症患者来说常常是非常焦虑的,这会导致回避。此外,患者经常设法逃避他人发起的社交活动。我们实验室的研究表明,患者对冲突和批评特别敏感,即使在他们被利用或被不公正地指责时,他们也会在潜在的冲突情况中退缩(Bellack, Mueser, Wade, Sayers, & Morrison, 1992)。

4. 环境因素

环境的三个方面使精神分裂症患者难以有效地使用他们的社交技能。首先,由于他们的技能是有限的,他们的表现在某种程度上是奇怪的或有缺陷的。不幸的是,许多人不能容忍个性或社交错误,往往缺乏同情心、耐心或会公然批评。因此,患者的努力没有得到强化,在某些情况下,可能会收到批评或敌意的反应。因此,他们对参与社交互动持谨慎态度。

其次,许多患者失业,生活窘迫。他们如果有资源参加社会娱乐活动,他们可能会成功融入并享受这些活动。最后,许多患者被孤立,没有良好的社交网络。这种疾病使得他们被歧视,并使其他人远离他们。此外,反复发作和不断住院也会破坏人际关系,逐渐将患者从社会环境中移除。友谊通常来自工作场所或学校、爱好、志愿活动、抚养孩子,以及其他精神分裂症患者通常不参加的活动。因此,许多患者的社交仅限于其他患者、精神卫生工作人员和/或家庭成员。

5. 神经生物学因素

几个重要的神经生物学因素影响精神分裂症患者的社会行为。精神分裂症的特征是患者在信息处理方面具有显著缺陷:缺乏思考、学习和记忆所需的多种能力(Green, Kern, Braff, & Mintz, 2000)。精神分裂症患者往往在注意力方面有各种各样的问题。他们不能像其他人那样快速地处理信息。他们很难区分重要和不重要的刺激,如人际关系中的伴侣在说什么,以及来自另一个的对话或电视的声音。他们在集中、聚焦、长时间保持注意力方面都存在问题,在压力下或面对高度复杂任务等困难情况下,他们也无法集中注意力。因此,如果对方语速很快或呈现很多复杂信息、有干扰(如其他对话的背景)、对方是愤怒的并增加了他们的压力或焦虑,或者如果此人提供了令人困惑的暗示(如微妙差别或讽刺),他们要理解对方的讲话可能都会有很大的困难。

精神分裂症患者的记忆力也经常存在问题，尤其是短期的语言记忆（如某人说了什么或让他们去做什么）（Mueser，Bellack，Douglas，& Wade，1991）和工作记忆（如在做决定或解决问题时在脑海中保留所有信息的能力）。这类问题不是由遗忘信息所致，而是由最初学习或难以找回记忆（如当你记不住一个名字时）所致。精神分裂症患者常常显得健忘或注意力不集中，他们可能会被指责没有注意或不关心重要的事情。事实上，真正的问题可能是，这些信息没有按照他们特有的注意力特征（如慢慢地、清晰地、有节奏地）被呈现，或者他们根本记不住自己听到了什么，除非有人提醒或提示。

第三个重要的信息处理缺陷涉及高层次或复杂的信息处理。精神分裂症患者在解决问题方面存在困难，部分原因是他们对于事件之间的关系难以进行抽象或推断，并缺乏将当前经验和过去经验建立联系的能力。无论他们是因为不能回忆过去的经历、无法确定是否与过去的经验相关，还是不能整合记忆、注意力和对多个信息片段的分析过程，这些个体都很难从经验中学习。他们也不能有效地组织精神上的活动，如发起和维持一项行动计划。因此，他们的推理和解决问题的能力往往显得杂乱无章，甚至是随机的。

这些问题并不极端，像阿尔茨海默病中的记忆障碍，但它们仍然可以破坏社会行为和履行社会角色的能力。如果其他人不知道这些严重的问题是由于他们的缺陷造成的，则会增加负面影响；家庭成员和其他人接触这些患者经常因为他们无法回应或做简单的事（如请求帮助、服药说明）感到沮丧和生气。如前所述，信息处理缺陷常常被误认为是懒惰、无礼和其他不受欢迎的个人特征。

另一个重要的神经生物学因素是阴性症状（Andreasen，1982）。**阳性症状**，如幻觉和妄想，是只有患者所经历的，正常人没有。**阴性症状**是指功能低于正常水平。许多精神分裂症患者都有这类缺乏，包括缺乏动力、精力和主动性；快感缺乏，无法体验快乐和积极情绪；还有失语症，一种几乎无法产生对话的症状。

阴性症状可能是由严重的抑郁、社会孤立或过量服用抗精神病药物所致。在其他情况下，它们反映了一种被称为**缺乏状态**的症状群，这似乎是疾病的一个基本生物学组成部分。无论哪种情况，这些症状都剥夺了患者参与社会活动或享受与他人互动的动力和精力。这种症状群是精神分裂症最有害的方面之一，也是对药物最不敏感的方面。

（四）社交技能的组成部分

如前所述，社交能力是基于一组独特的技能组成的（Morrison，1990）。这些技能大致可以分为两大类：表达技能和接受技能。表 1.3 列出了精神分裂症患者需要的最重要的技能，包括一些反映社会交往互动性的额外技能。

表 1.3　社交技能的组成部分

表达行为
　讲话内容
　副语言行为
　　声音音量
　　讲话速度
　　音高
　　语调
　非语言行为
　　眼神接触（目光）
　　姿势
　　面部表情
　　人际距离
　　人体动作学

接受行为（社会感知）
　注意和解释相关线索
　情感识别

（续表）

互动行为
  响应时间
  社会强化的使用
  轮流

情境因素
  社会"智力"（了解特定情况下的社会习俗和需求）

1. 表达技能

影响社会表现质量的表现行为有三类：言语行为、副语言行为和非语言行为。言语行为指的是我们所说的话：我们说出的词语的形式、结构、内容和数量。

善于社交的人很容易被理解。他们使用的词汇和句子结构对他们的听众来说是合理的。相反，许多精神分裂症患者讲话很难被跟上，部分原因是他们以一种奇怪或令人困惑的方式使用语言。他们可能会使用普通词汇来表达一些非常特殊的意思，造新词（不存在的词），或者使用省略关键元素的句子结构（如连词），让听者很难辨别所讲内容的意思。此外，许多精神分裂症患者只有少量合适的和有趣的事情可说。他们通常不工作、不上学、不读报，也不关注时事，他们的生活相对有限。因此，即使他们有交谈的欲望，他们也可能没有很多的事情可以谈论。他们的谈话也可能被他们个人的担忧所主导，如奇怪的身体症状或妄想。

一个人说话和表现自己的方式可能和他所说的内容一样重要。**副语言**是指说话时声音的特征，包括音量、节奏、语调和音高。语速太快很难听懂；非常柔和的讲话可能很难听到；非常缓慢、非常大声或一成不变的声调（似只有一个音调）听起来令人不愉快。高音（如尖声）也可能令人讨厌，尤其是音量增大时。语言障碍（如"哎"或"呃"、口吃）和长时间的停顿也可能使听者感到困难或不愉快。这些语音和言语特征对于解释意义，以及听者的兴趣和享受都很重要。例如，节奏、音量和语调在交流情感时尤其重要。单调的音调、缓慢的节奏和较低的音量常常反映出无聊、沮丧或疲劳，但它们也可能暗示着一种浪漫的意图（如缓慢、深沉、性感的音质）。音量过大（如提高嗓门）与愤怒有关。快节奏和高音调可以反映兴奋或恐惧。这些特征的变化在传达意义和情感方面也很重要。例如，增加响度可以用来强调某一点。精神分裂症患者，尤其是缺陷型精神分裂症患者，通常以相对单调的音质和缓慢的语速为特征，这对听者来说是不愉快的，也很难理解。相反，激越状态会导致压力，以及非常难懂的高音调的说话方式。

非语言行为也会影响一个人的人际关系。面部表情可能是情绪状态的主要暗示：微笑、皱眉、做鬼脸、怒视，以及其他表情在很大程度上与我们的情绪和感受相关联。嘴巴和眼睛周围肌肉的细微变化表明了对说话者所说或所做之事的厌烦、好奇、惊讶、快乐或任何其他情感反应。眼睛通常被认为是"心灵之窗"。良好的眼神交流与力量、权威、愤怒和诚实有关。恋人会深情地注视着对方的眼睛。相反，"狡黠"的眼神或避免眼神接触被认为是焦虑、不安或不诚实的表现。睁大眼睛和瞳孔放大可能表示出高度的兴趣或恐惧，而眯起眼睛和瞳孔缩小则与怀疑、烦恼或愤怒有关。眼睛在谈话过程中也扮演着重要的角色。通常情况下，说话者直视听者的眼睛，而听话者则将目光转向说话者的面部。当说话者准备停下来，把话题转移到听众身上时，他/她会中断眼神交流；同样，想要发言的听众试图抓住说话人的眼睛，以表示想要转换发言权。精神分裂症患者往往是目光回避者。他们在社交场合不自在，而且似乎对保持眼神交流特别敏感。当然，有妄想症的患者可能会表现出不眨眼的凝视，让听者感到不舒服，甚至害怕。

姿势可能表示感情、兴趣和权威。放松的姿势表示舒适，而肌肉紧张（如握紧拳头、撅起嘴唇、向前倾）则表示兴奋或紧张。同样，说话或倾听时身体前倾与兴趣和注意力有关，而身体后倾则可能反映出恐惧或厌恶。后者的姿势是许多精神分裂症患者的特征，他们在社会交往中感到不舒服。

"空间关系"是一个与行为范畴相关的概念，指人与人之间在互动过程中的距离。在交谈中，两个人之间保持舒适和适当的距离，有一些相当明确但是不成文的文化规则。可接受的距离因关系和性别的性质而异，也因文化而异。例如,家庭和浪漫的关系相比雇主和雇员的关系可以允许更亲密的接触,尤其是当他们是不同性别的时候。

　　尽管在拥挤的地铁车厢或电梯里可以接受的距离缩短了,但陌生人或泛泛之交之间的距离还是会比朋友之间的距离要远。男性患者在办公室或病房内靠近女性工作人员的距离等同于在拥挤的电梯里,会被视为具有威胁性并表现出不当行为;相反,如果是同一名工作人员来给他量血压,这种交流是完全可以接受的。如前所述,许多精神分裂症患者在亲密的人际关系中感到不舒服,并保持着不适当的巨大的人际距离。一些偏执的患者可能会受到足够的威胁,当他们的"私人空间"被侵犯时,他们会采取行动。

　　这里描述的不同行为元素各自都很重要,但是它们的影响和解释通常由它们之间关系决定。当这些行为元素协调一致时,它们可以强化说话者的信息,如当某人大声而缓慢地说"我生气了",其会与听者进行直接的眼神交流,并摆出握紧拳头、咬紧牙关、身体前倾的紧张姿势。相反,当某人用快速而颤抖的声音说"我不怕你",其会避免眼神接触、颤抖、身体向后倾。语言内容必须根据这些不一致的副语言和非语言线索来解释。

2. 接受技能

　　不管一个人是否有能力做出有技能的社交反应,他/她如果没有对社会形势的准确感知,都不可能有效。善于社交的人关注人际交往的伙伴,分析情况,知道何时、何地,以及如何组织他/她的反应。这种注意力、分析和知识的结合通常被称为**社会知觉**。毫不奇怪,精神分裂症患者被认为在这方面存在特殊的困难。首先,正如前面所讨论的,他们在注意力方面有很大的困难。有效的社会知觉需要人察觉一系列迅速变化的面部表情、语调变化带来的语言内容,以及细微的手势和姿势变化。精神分裂症患者可能无法获得同伴提供的所有相关线索。此外,准确解释这些不同的提示要求个体整合多样化的信息,记住它们,能够整合当前信息与先前的经验(例如,Susan 是直接表达愤怒,还是她说话更慢更间接,并看起来有点紧张,叫你大名 John 而不是小名 Johnny?),和通过区分重要的和不重要的细节来推断沟通的要点。这些能力在精神分裂症患者中都是有限的。

　　此外,有研究表明,精神分裂症患者在感知情绪的能力上存在特定的缺乏,尤其是愤怒和悲伤等负面情绪(Bellack, Blanchard, & Mueser, 1996)。这种困难被认为是一种特殊的神经损伤的结果,类似于语言感觉性失语症或失认症阻止视觉图像的解释。关于这一点的数据有些不一致,但临床医生应该注意这样一种可能性,即一个难以理解他人感受的患者可能有一些特殊的遗传性缺陷,干扰了情感线索的解码。

　　社交技能依赖于有效使用前面讨论的特定元素,但并非简单地总和这些微小行为。相反,有效沟通和互动的能力,是这些行为自然整合,再加上仪容整洁和卫生习惯等次要因素的综合结果。从本质上讲,整体大于部分之和。此外,正如我们在讨论社交技能定义时所提出的,社会行为具有情境特异性。每种情况都有特殊的要求和约束,许多情况都有必须掌握的特定规则。例如,与一位很殷勤的汽车销售员打交道,可能需要虚张声势,不像在大多数情况下那样坦率。同样,工作面试中的有效表现需要一种行为方式,这种行为方式很难在日常交流中保持,也不适用于与同事的非正式交流。我们把这些离散的技能领域称为**行为库源**。

　　社交技能训练计划包括根据特定患者群体的需要和可用的时间长短,开发课程来教授其中一种或多种技能。这一问题将在以后各章加以阐述;第二部分提供了一套全面的课程设计。为了便于说明,在本章的其余部分,我们将重点介绍一些我们发现对精神分裂症患者特别重要的技能:① 会谈技能、② 社会感知技能,以及③ 与特殊问题情境相关的技能。补救策略将在后面的章节中讨论。

3. 会谈技能

　　发起、维持和终止对话的能力几乎是所有社交互动的核心。会谈技能不仅仅是在鸡尾酒会上侃侃而谈的能力,而是交流的基本媒介,就像问路、在餐馆点菜、对一个简单的帮助说"谢谢"一样简单。会谈技能包括① 开始对话、② 保持对话,以及③ 结束对话时使用的语言和非语言反应。

　　对于大多数对话的开始和结束来说,一个相对有限的特定语言反应集就足够了。开始的回应包括① 简单的问候,如"嗨!"和"早上好!";② 需要回答的句子和开放式问题,如"你今天好吗?""我有段时间没见到你了,最近怎么样?""今天真是美好/悲惨的一天啊!"和"你昨天看球赛了吗?"及③进入正在进行的谈话时要说的话,比如,"介意我加入你们吗?"及"你是在谈论昨晚的比赛(节目等)吗?"结束一次谈话或离开一群人往往是一个尴尬的过程,许多精神分裂症患者要么突然离开,要么一直持续下去。结束语包括"我得走了,我要去见一个人。""现在几点了?"和"很高兴和你聊天,明天见。"当然,社会感知技能(见下一部分)是必要的,以确保进入和退出是顺利的和时间适当的。

要有效地维持对话,促进令人满意和加强的关系,需要一套稍微复杂一些的技能。一个基本的要求是能够提出适当的问题,以促进人际伙伴的反应和/或确保相关信息的安全。有社交技能的人通常有两种提问策略。开放式问题主要是为了促进回答。例如,"你怎么样?""有什么新鲜事吗?""你觉得昨天的比赛(演出、会议等)怎么样?"和"你真的这么认为吗?"通常,提问者对这类问题的具体答案并不感兴趣,而是对接下来的一般对话感兴趣。封闭式问题更能有效地获取具体信息,比如,"昨天比赛的比分是多少?""你昨晚吃了什么?""你想现在下楼吃午饭吗?"当这两类问题针对他/她时,他/她也必须能够区分出来,以便做出适当的回答。想想下面这句问候语的回答:"嗨,你最近在做什么?"这个人说:"嗯,我今天早上买了一包烟,然后我去参加了团体治疗,然后我午饭吃了一个火腿汉堡,然后我就去了洗手间。"尽管这种反应通常可以归因于精神分裂症患者的具体思维,但它更有可能被视为社交技能缺乏的表现。

维持互动的另一个关键因素是人际伙伴的周期性强化。通过相互问候和/或信息的交流,可以有效地进行简短的互动,但这些微小的反应不足以维持较长时间的互动或促进持续关系的发展。会谈强化包括表示同意(如"是的,你是对的。""我同意你。")、认可(如"这是个好主意。""我从来没想过,你是对的。")。简单的口头助词,如"对。""嗯嗯。"和"好好。",也被证明具有显著的强化价值。适当使用社交用语,如"请。""谢谢。"和"对不起。",也能提高社交互动的质量。经验丰富的临床医生很可能会意识到,大多数精神分裂症患者的谈话内容相对较少,他们的谈话风格也相当乏味。

有许多非语言反应因素对社交技能行为有重要影响。

(1)眼神交流应间歇进行,不时地注视对方的方向。持续的眼神交流(也就是凝视)及缺乏眼神交流通常是不合适的。

(2)音量应接近"会话"水平,既不要太高也不要太低。

(3)语音语调不应单调,但应包含音调变化,以传达强调、情感等。

(4)回应人际伙伴的间歇通常应该很短(也请参阅下一部分关于时机的讨论)。当回应前必须考虑时,可以使用诸如"让我考虑一下。"和"嗯。"之类的中介。

(5)语速应符合规范的会话风格。

(6)说话不流畅应该控制在最低限度。

(7)身体动作,如点头、手势(强调)、身体前倾等,都会增强交流的影响质量。

(8)微笑、皱眉和其他面部表情应该与语言内容结合使用。

(9)身体距离应该根据社会规范来决定。

(10)姿势应该放松,而不是僵硬。

毫无疑问,这些反应要素在不同的情况下具有不同的重要性。目前,还没有明确的数据表明他们对社交有效性的相对贡献,也没有明确的数据表明非语言和语言反应成分的相对重要性。然而,它们很可能结合在一起形成格式塔印象,而任何非语言元素的异常表现(如凝视、极低的音量)都会对社会互动产生有害影响。

4. 社会感知技能

良好的会话行为也需要有效的社会感知技能。对于精神分裂症患者来说,最重要的社会感知技能可分为五大类:① 倾听、② 澄清、③ 相关性、④ 时机和⑤ 识别情绪。

倾听或关注人际伙伴是准确的社会感知的最基本要求。许多精神分裂症患者表现出较差的人际行为,正是因为他们的注意力主要集中在内部,而且只是间歇性地、选择性地向外转移。因此,他们无法获得足够准确的信息来做出适当的反应,他们也无法发出促进或强化社会关系的信息。

即使这个人是一个熟练的倾听者,他/她也会周期性地短暂走神,或偶尔对所传达的信息感到困惑或不确定。有技能的人能够识别这种困惑并寻求**澄清**。未能察觉或解决困惑,往往会导致后续沟通过程的中断,并导致不适当的回应。你可以用诸如"对不起,我没听到。""我不明白,我不确定你的意思。(你在问什么?)"等这样的陈述来澄清问题。另一种相关的、更微妙的技能是感知互动对象的困惑。困惑通常是通过询问或茫然的表情来传达的,这些表情可能包括将头歪向一边、前额和眉毛皱成一条沟、瞳孔收缩,以及强化关系信号的停止(如点头和"嗯。")。通过感知同伴的困惑,掌握社交技能的人可以避免漫无边际的沉默。

合适的人际沟通中,回答必须与整个对话及之前的交流**相关**。精神分裂症患者经常被认为他们与不断提及的个人问题和家庭成员并不相关。要确定相关性主要需要倾听和分析交流发挥功能。然而,相关性也可以通过自我审查来提高,这样某些内容区域或偏题回应就不会在某些类型的交互中发出(或者相反,只允许在某些交互中发出)。例如,对健康不佳的抱怨、对特殊经历的提及(如幻觉)、对如厕和性行为的讨论通常是不合适的,除非是在与卫生服务提供者、家人和亲密朋友对话。

时机涉及包括互动中给予回应表现的合适的时间点及合适的等待。有效的社会交往是有起伏的,包括短暂的交谈和沉默。某些活动和情绪状态(如悲伤)也会影响社交得体性。

对话的内容是决定恰当时机的主要因素,因此了解社会规则对于恰当时机的掌握至关重要。糟糕的时间安排表现为:打断对方的话、对简单的封闭式问题的长时间延迟,或者在达成某种解决方案之前就离开互动(例如,忽略"让我先完成这件事。"或"让我考虑一下。"等要求)。

社会知觉的最后一个方面涉及准确的**情感知觉**。情感通常是通过语言和非语言暗示的微妙结合来传达的(大多数人没有足够的自信用清晰、直接的陈述的方式来表达他们的情感)。鉴于互动对象的情绪状态是决定适当回应的一个关键因素,具有社交技能的个人必须能够读懂情绪线索。至少,这需要感知同伴行为的本质变化;然而,情感状态的辨别也是必要的。此外,有技能的人能够识别自己的情绪状态,准确地传达它们,并分析其原因。这种个人的感知和分析能够加强准确的沟通,对于有效地解决冲突和痛苦是必要的。

5. 其他问题的情境

一个拥有前面描述的全部会谈和感知技能的人能应对大多数社交场合。然而,有些互动尤其难以完成,因为它们会引发焦虑或带来压力,或具有非常细小和微妙的差别,或很少发生。虽然无法提供此类情况的详细清单,但我们发现,有许多情况对很大比例的精神分裂症患者而言是有问题的。

(1)有主见的技能　　最常见的社交技能缺乏之一是缺乏适当的有主见的技能。一般认为有两种表达形式。敌对或消极的表达包括表达消极的感情、维护自己的权利、拒绝不合理的要求。适当消极表达的例子包括退回食物(餐厅)或不满意或损坏的商品、当一个权威人物(警察、雇主、老师)对待你的方式不公平或不恰当的时候提出来、要求插队者排到队伍的后面或者在商店柜台等着直到轮到他/她,以及向工作有问题或造成不合理延误的修理工表达合理的愤怒或恼怒。褒义或肯定的表达包括表达积极的情感:爱、认同、欣赏和同意。这包括,例如,热情地感谢朋友帮了个忙、亲吻配偶、表达深情、告诉朋友(或员工、孩子等)他/她做得很好、称赞某人的外貌或进步,等等。

精神分裂症患者倾向于避免或逃避他们可能受到的批评或可能发生冲突的情况。结果是他们经常被利用。此外,因为他们未能直接处理困难的问题,他们经常面临来自沮丧的家庭成员或精神卫生工作人员越来越多的批评。恰当的有主见是精神分裂症患者学习的最重要的技能之一,以避免和减少痛苦、避免被虐待。积极的表达对他们发展和维持友谊同样重要。有主见的技能和会谈技能是技能训练项目中最常见的重点。

(2)异性社交的技能　　除了前面描述的一般会谈和感知技能之外,还有许多与约会、恋爱或性行为相关的特殊要求和社会规范。想要发展同性恋情和性关系的患者也需要类似的技能。

仪表、整洁、社交礼仪、社交强化和积极的表达尤为重要。必须遵守与年龄和文化相适应的约会礼仪(如打电话、做计划和参加社交活动)。最后,个人必须掌握有关性功能的信息,对如何做出和回应性暗示要有一定的经验,并知道如何在性行为中快乐最大化和不适最小化。此外,所有的患者都需要学习安全性行为,包括避孕套的使用,以及如何避免或抵制不必要的或危险的性接触。

针对避孕套使用和说"不"的表达技能对女性患者尤其重要，她们尤其容易受到男性熟人的操纵和虐待。对于性活跃或可能有其他风险的患者，有关艾滋病病毒和艾滋病的教育应该成为任何技能课程的标准部分。

（3）独立生活的技能　　尽管许多患者无法应聘一份工作，甚至无法在庇护工场^①维持一份工作，但对于能够找到工作的人，他们需要**工作面试技能**。这些技能包括如何积极地表现自己，如何回答有关经验和能力的问题，如何询问工资、工作条件等问题，以及诸如仪表、守时等相关行为。处理一个人的精神病史和长期失业是特别重要的。

关于他们的病史和症状，需要教会患者哪些信息是**不能透露**的，哪些信息应该透露，以及如何以尽可能积极的态度透露这些信息。许多患者在做出**令人满意的生活安排**方面遇到困难。这里的问题包括如何找到公寓、如何与房东交谈（如问什么、如何讨论租金）、如何与室友分工（如分担租金和家务、访客），以及如何与邻居互动。一些涉及日常生活活动（activities of daily living，ADLs）的相关问题（无论是否涉及社交技能训练），包括烹饪和杂货店购物、理财、乘坐交通工具。虽然这种训练经常包括在职业康复中，但社交技能训练对教授这些非社交技能特别有效。

（4）药物管理　　未能遵循规定的药物治疗方案是精神分裂症患者出院后适应不良和疾病复发的一个重要因素。我们的观点是，在此方面有一个重要因素——患者和卫生服务人员之间的有缺陷的沟通。因此，患者可能无法有效地了解药物副作用和不按时按量服药的后果，或可能无法理解医生的治疗计划或继续用药的需要。

我们认为，与卫生服务人员的互动是一种特定的社交技能，如果患者能够有效地与卫生服务人员沟通其担心、抗拒、期望和愿望，就可以提高治疗依从性。

这些被称为"药物管理"技能的各种行为，包括关于药物的教育、重要性、副作用等，以及与医生和护理人员有效讨论问题和关注事项所需的特定的"会谈"和"有主见"技能（Eckman et al.，1992）。

总　　结

本章对社交技能模型进行了介绍和概述。我们定义了社交技能，并对社交行为的要素进行了详细的描述。表达技能包括语言行为、副语言行为和非语言行为。接受技能，被称为社会知觉，指的是关注和解释人际伙伴提供的线索的能力。

我们还讨论了干扰适当的社会行为和阻止患者在他们的库源中使用技能的因素，包括信息处理方面的显著缺乏、阳性和阴性症状、动机和影响，以及环境限制。最后，我们描述了构成有效社交表现的一些基本技能，包括会谈技能、有主见的技能以及在特殊情况下需要的技能，如性技能和工作面试技能。本章旨在为本书的其余部分提供一个导论，之后会深入讨论社交技能缺乏的评估和治疗。正如读者将看到的，本章介绍的有效社交技能的基本构建和局限将在本书后面的每一章中提到。

---

① 译者注：庇护工场通常指为身心障碍者设立的就业机构。

第二章

社交技能训练作为一种循证实践

社交技能训练对精神分裂症和其他严重精神病患者的康复有多有效？技能训练在哪些方面得到了改善？哪些精神分裂症患者最有可能从技能训练中受益？本章将讨论这些问题，以及关于精神分裂症和其他严重精神病患者社交技能训练有效性的问题。

首先，我们讨论**循证实践**，包括用于评估干预措施有效性的标准和用于严重精神病的以循证为基础的实践的例子。接下来，我们将回顾精神分裂症患者社交技能训练的研究，并总结研究文献的主要综述结果。然后，我们将描述关于社交技能训练的近期研究，最后简要讨论该领域未来的研究方向。

一、循 证 实 践

大多数去看医生的人都希望其获得的治疗信息和途径是通过客观和科学方法来证明有效性的。即使在某些疾病没有治疗方法的情况下，人们仍然期望并要求获得有效的干预措施，以减轻他们问题的严重性和相关痛苦。**循证实践**和**循证医学**这两个术语指的是经过严格、科学、客观研究，证明对改善疾病有效且应首选的干预措施。

临床医生、临床督导、精神卫生机构负责人、行政人员、政策制定者，以及患者和其家庭成员都能从了解哪些康复策略对精神分裂症最有效中获益。这些知识可以帮助选择最有可能改善功能的干预措施。了解干预措施的局限性还可以帮助人们对具体治疗能做什么和不能做什么设定现实的期望。为了确定干预是否是基于实证的实践，科学家根据反映研究的客观性和严谨性的特定标准来评估研究。

这些标准包括重要研究结果、标准化过程、对照实验和研究结果的可复制性。首先，干预必须表明它**改善了精神病的重要转归**，如症状、社会功能、职业功能、自我护理、独立生活技能或生活质量和生活乐趣。以书或手册（如本书）的形式进行干预的"标准化"，包括相关评估，正在进行的进展评估和治疗程序的信息，对于临床医生能够提供经研究证明有效的干预至关重要。确定干预是否有效的最客观方式是进行**对照研究**，包括随机对照试验（randomized controlled trials, RCTs），患者被随机分配接受不同的干预措施，随后随着时间的推移，或严格的单一案例研究，在提供干预之前和之后的很长一段时间内，对个体进行仔细的研究。在一项研究中发现干预措施是有效的并不是令人信服的证据；相反，在多个研究和调查中**复制研究结果**是必要的，以表明治疗在许多临床医生手中是有效的，而不仅仅是偶然的或少数的、特别的临床医生的结果。

普遍认为，对精神分裂症患者的几种不同干预措施都得到了研究的支持，并可能被视为循证实践（Lehman & Steinwachs, 1998；2003）。这些干预措施包括家庭心理教育（Dixon et al., 2001）、就业援助（Bond et al., 2001）、自我表达社区治疗（assertive community treatment, Bond et al., 2001）、物质滥用和严重精神病

（双重障碍）的综合治疗（Drake et al., 2001），以及精神病的认知行为治疗（Gould，Mueser，Bolton，Mays，& Goff，2001）。在下一部分，我们将回顾支持社交技能训练作为循证治疗的证据。

二、社交技能训练有效性研究

社交技能训练程序自 20 世纪六七十年代发展以来，社交技能训练对精神分裂症和其他严重精神病患者的影响已得到广泛研究。在社交技能训练工作开展的前 20 年的研究中，强调应用严格的单案例研究设计来评估社交技能训练对社交技能获取和功能的影响（Bellack & Hersen，1979）。随后的研究强调了实验组的设计，包括随机对照试验（RCTs）。

（一）个案研究

在评价社交技能训练的效果方面，已经发展和应用了各种严格的个案研究设计。最常见的设计之一是使用多基线方法。使用这种方法，一个人的社交能力（可能还有其他领域的功能）在治疗之前被评估几次（如社交技能训练）。在系统地教授干预的各个部分（例如，不同的技能或技能组成部分，如非语言和副语言技能，以及语言内容）时，对相同的领域继续定期进行评估。如果特定社交技能为训练目标，而不是其他的社交技能，那么可以说社交技能训练在传授这些技能方面的有效性被强有力地证实了。同样，显示其他功能领域（如社会关系）不能自发地改善，但在技能训练开始后改善，也可以为社交技能训练的临床效果提供令人信服的证据。

例如，Hersen 和 Bellack（1976）对两名有症状的精神分裂症住院患者进行了 4~5 周的有主见的技能训练的多基线研究。结果显示，这两名患者能够学习到更合适的有主见的技能（如提出要求、回应他人的要求），并且这些技能在 2 个月的随访中得以保持。在另一个例子中，Mueser，Foy，以及 Carter（1986）使用了一个多基线方法来评估社交技能训练对工作表现的影响，研究对象为有就业竞争力但工作中存在人际关系困难，如与同事交往、遇到突发问题时控制自己的情绪、向上司恰当地坚持自己主张。在为期 4 个月的时间里，总共进行了 16 次技能训练，目标是以下技能：音量、眼神交流、情感、反应能力（社会化）、提出建议（针对问题情况）、要求澄清（针对主管要求）和自我表达（针对主管要求）。多基线分析表明，社交技能训练对提高患者的社交技能是有效的，并在 3 个月的随访中得以保持。此外，对患者工作表现的独立评分表明，在治疗和随访阶段也有所改善，包括改善了与顾客、同事和上司的互动，以及顾客停止了投诉。

主要在 20 世纪七八十年代进行的大量个案研究，在确定精神分裂症患者进行社交技能训练的可行性和评估其效果方面发挥了关键作用。然而，这些研究受到发布偏见的限制（不成功的案例报告不太可能发布），需要密集的评估程序，以及强调个人技能训练而不是团体技能训练。基于这些原因，近年来对社交技能训练的控制组研究一直占据主导地位。

（二）社交技能训练研究综述

在过去的几十年里，对社交技能训练进行了大量的研究，研究对象往往是患有不同精神病但在社交功能上有共同缺乏的患者。事实上，关于社交技能训练的研究如此之多，对这些研究进行选择性的综述，以总结从研究中所学到的东西，具有可能性。

表 2.1 总结了 1988~2002 年间发表的关于精神分裂症和其他严重精神病患者社交技能训练（social skills training，SST）效果的 8 项研究综述。

表2.1　精神分裂症患者社交技能训练（SST）相关研究综述

研究者	综述的方法	研究数量	综述聚焦	结论
Donahoe & Driesenga（1988）	叙述	39	慢性精神患者	• 患者学习新的社交技能，随着时间的推移保持这些技能，并将其推广到其他情境 • 减压、生活质量、症状、住院治疗效果不明显

（续表）

研 究 者	综述的方法	研究数量	综述聚焦	结 论
Benton & Schroeder (1990)	Meta 分析	27	精神分裂症 1972~1988 年	• 患者学习、维护和推广新技能 • SST 提高自信、出院率、复发率 • SST 对症状和功能的边际效益
Corrigan（1992）	Meta 分析	73	成人精神病患者 1970~1988 年	• 患者可以学习和保持技能 • SST 可减轻症状 • SST 对门诊患者的影响大于住院患者
Dilk & Bond（1996）	Meta 分析	68	严重精神病 1970~1992 年	• SST 在技能习得、症状减轻、个人适应能力提高等方面均有一定程度的提高 • SST 对角色功能的影响的研究有限
Smith et al.（1996）	叙述	9	精神分裂症对照研究 1983~1995 年	• 患者学习并保持新的社交技能 • 一些证据表明，技能可以被推广并改善社会功能
Wallace（1998）	叙述	6	近期精神分裂症的对照研究	• 特定和高度结构化的 SST 提高了社会功能和生活质量
Heinssen et al.（2000）	叙述	27	精神分裂症 1994~1999 年	• 患者学习、维持和泛化新的社交技能
Piling et al.（2002）	Meta 分析	9	精神分裂症的随机对照试验	• SST 对复发、治疗依从性、总体调节（2 项研究）、社会功能（1 项研究）、生活质量（1 项研究）无效

从表 2.1 中可以看出，4 篇综述采用了 Meta 分析（一种统计分析技术，在多个研究中估计和汇总每个研究的效果）（Benton & Schroeder，1990；Corrigan，1991；Dilk & Bond，1996；Pilling et al.，2002），4 篇综述提供了研究的叙述性总结（Donahoe & Driesenga，1988；Heinssen，Liberman，& Kopelowicz，2000；Smith，Bellack，& Liberman，1996；Wallace，1998）。

对该表的审查表明，在 8 篇综述中，有 7 篇对社交技能训练的效果得出了极为相似的结论，即：

• 患者可以学习新的社交技能。

• 在训练结束后，随着时间的推移，患者可以保持社交技能。

• 从训练课程到新情境，技能会在一定程度上自发地泛化。

• 社交技能训练提高社会功能，包括社会关系的质量和数量。

• 社交技能训练对症状的严重程度、复发和再次住院的影响有限。

第 8 篇综述（Pilling et al.，2002）相对否定了社交技能训练的作用，但其所采用的方法和得出的结论在以下几个方面存在缺陷（Bellack，待发表）。首先，通过将研究限定在针对精神分裂症患者的随机对照试验中，排除了大量关于社交技能训练的研究。这使得作者得出了一个站不住脚的结论，即技能训练在改善社会适应、生活质量或总体调节方面无效，这仅仅是基于一两个研究。其次，作者将技能训练与标准护理的比较研究与技能训练与另一种有效干预的比较研究相结合，得出了技能训练在对照干预有效时无特殊效果的错误结论。这篇综述的这些和其他局限性，再加上其他综述得出的积极发现，使人们对作者得出的结论的合理性产生了怀疑。然而，他们也指出，有必要对社交技能训练进行更严格的对照组研究。

这些综述提出了一些重要问题，涉及社交技能的泛化，以及社交技能训练（缺乏）对精神病理学的影响。

1. 泛化

所有综述中有一点是一致的，那就是社交技能训练的效果可以从治疗室推广至患者日常的生活互动中。要证明社交技能训练有效，在团体治疗（或个体治疗）中所学的技能必须能够延申至新的或不同的情境中。然而，有挑战的是精神分裂症患者泛化行为的程度是有限的——考虑到这类患者的认知损伤（Halford & Hayes，1991）。虽然泛化是指技能转移到新的情境，但对泛化的评估因研究而异。一些研究通过在一组角色扮演的情境进行训练，然后在一组平行情境中测试受试者，来检验泛化度。这些研究大多显示出良好的泛化水平（Donahoe & Dresenga，1988）。其他研究考察了受过训练的社交技能对自发社会互动的泛化，也表明泛化程度适中（Furman，Gleller，Simon，& Kelly，1979；Liberman et al.，1984）。还有一些研究评估社交技能训练在多大程度上导致社会功能指标的显著改善,如社会关系的程度和质量,以及闲暇时间的利用(Marder et al.,1996)。这些研究的结果更为复杂,可能至少部分取决于所采用的技能训练程序。将强化训练课程和实际情境训练结合起来的研究表明,技能训练能更好地推广到社区中的社会功能中去(Kopelowicz, Corrigan, Schade, & Liberman, 1998)。

加强社交技能的泛化仍然是一项重要的研究优先项。最近开发的方法——实际情景强化技能训练(*in vivo* amplified skills training, IVAST)旨在提高泛化,个案管理员正式参与帮助患者在社区里完成作业、寻找机会自发促进和强化技能,并发展现有或潜在的支持系统(Liberman, Blair, Glynn, Marder, & Wirshing, 2001)。一些对照研究支持这种训练(Glynn et al.al., 2002),正如下一部分"社交技能训练的最新研究"所述。

2. 社交技能训练对精神病理学的影响

社交技能训练从一开始就是作为一种干预手段发展起来的,旨在解决与精神病有关或无关的社会障碍(Mueser, 1998)。一些精神分裂症压力易感模型假定提高社会能力(如社交技能)将导致较低水平的精神病理学表现和复发易感性(Liberman et al., 1986)。然而,现有的研究并没有发现社交技能训练对精神症状有一致的效果。尽管一些研究表明,社交技能训练可能对精神分裂症患者的阴性症状(如社交退缩、冷漠)有一定的影响(Matousek, Edwards, Jackson, Rudd, & McMurry, 1992;Patterson et al., 2003),大多数研究表明社交技能训练对其他症状的影响很少或没有。

社交技能训练缺乏对精神病理学和复发的影响应该不足为奇。社交技能训练并不是一个独立的干预,而是综合治疗中的一个可能的组成部分,其中包括药物治疗和其他心理治疗或康复策略,如就业援助、家庭心理教育、为持续的精神病症状提供认知行为治疗,以及基本的住房和医疗等服务。本书附录 A 的补充书目提供了有关精神分裂症综合治疗的参考资料。

三、社交技能训练的最新研究

由于对精神分裂症的研究不断积累,研究设计也越来越严谨,在本部分,我们将更新关于社交技能训练的最新对照研究。许多关于社交技能训练的最新研究都集中在将社交技能训练应用于非常具体的问题上,如将研究集中于那些准备出院重返社区的患者、参加职业康复计划的患者或老年精神分裂症患者。我们描述了本书第一版自 1997 年出版以来,关于精神分裂症和严重精神病社交技能训练的研究。

(一) Daniels(1998)

Daniels(1998)的一项研究评估了一种将社交技能训练与团体历程(group process)方法相结合的团体方法的有效性,这种方法被称为互动行为技能训练(IBT)。共有 40 名精神分裂症患者被随机安排参加为期 8 周的治疗课程,一组为每周两次的 IBT 另一组为一般治疗(treatment as usual, TAV)。IBT 注重基本的人际交往技能。治疗结束时的评估显示,接受过 IBT 治疗的患者在整体功能方面有显著改善,在人际关系和社交质量方面也有略微改善,但在总体精神病理学或总体阴性症状方面没有差异。本研究的独特之处在于,它将团体历程中的概念(如普遍性、利他主义、凝聚力、自我表露等)正式纳入了社交技能训练程序。然而,此研究没有随访,因此其结果有其局限性。

(二) Liberman 等(1998)

Liberman 等(1998)对 84 名患有精神分裂症并有持续性症状的男性进行了为期 6 个月(每周 12 小时)的强化社交技能训练或进行了同等强度的职业治疗。训练集中于基本会谈技能、休闲娱乐技能、药物管理技能和症状管理技能。持续两年的随访结果表明,接受社交技能训练的患者比接受职业治疗的患者具有更好的独立生活技能和更低的痛苦水平。这项研究很重要,因为它显示了社交技能训练对患有严重症状的患者的长期结果有非常积极的影响,在项目结束 18 个月后,治疗效果仍然存在。

(三) Kopelowicz,Wallace 和 Zarate (1998)

Kopelowicz,Wallace 和 Zarate(1998)的一项研究调查了 59 名新近入院的精神分裂症或分裂情感障碍患者,这些患者被分配到大约 4 天内进行 8 次社交技能训练或职业治疗。训练的重点是"重回社区技能",包括提供有关精神分裂症及其治疗的基本信息、制定一项病后护理和治疗计划、应对压力、避免药物和酒精滥用。在治疗结束时进行的评估表明,接受社交技能训练的患者比接受职业治疗的患者学到更多的目标信息和社交技能。此外,接受过社交技能训练的患者比接受过职业治疗的患者更有可能参加他们的第一次病后护理和治疗预约。

这项研究具有两项重要贡献。首先,其证明了对新近入院患者进行强化社交技能培训的可行性。尽管患者的症状很严重,但他们还是能够学习到目标技能。其次,研究表明,向患者传授有关精神病管理的基本原则,有助于他们更好地完成第一次出院后的社区护理预约。这一发现很重要,因为精神分裂症患者往往无法遵循门诊治疗建议,包括药物监测和管理,因此,当他们在社区生活时,会增加复发风险。研究表明,对住院患者进行简短的社交技能训练具有重要的意义,训练的目的是教授患者管理其精神病的实用策略,并支持他们积极参与后期治疗。

(四) Tsang(2001);Tsang 和 Pearson(2001)

对许多精神分裂症患者来说,提高职业结果是一个重要的目标。Tsang(2001)、Tsang 和 Pearson(2001)共同发表的一项研究评估了为期 10 周的社交技能训练项目对 97 名精神分裂症患者职业结果的影响。技能训练包括基本的社交技能(如会谈技能)、仪容整洁和卫生技能、获得和保持工作技能,以及解决问题技能。患者被随机分为三组:每月有后续随访的技能训练组、没有后续随访的技能训练组和无技能训练组。干预结束后随访 3 个月的工作结果。结果表明,接受技能训练和随访的患者工作结果最好,单独接受技能训练的患者次之,接受常规护理的患者再次之。这项研究表明,社交技能训练可以有效地帮助患者实现他们的职业目标,适度的后续随访可以帮助患者保持技能,为改善结果提供了额外的益处。

(五) Tauber,Wallace 和 Lecomte(2000)

Tauber、Wallace 和 Lecomte(2000)研究了让患者的支持人员参与社交技能训练的效果,以帮助他们在日常的自然相处中学习和实践新的社交技能。这项研究包括 85 名患者,他们被随机分为两组,一组接受单独的社交技能训练,另一组在接受社交技能训练的同时定期与支持人员会面。这些定期会面的重点是告知支持人员目标技能的性质、使用这些技能的适当情况,以及为患者如何实践这些社交技能制定计划。社交技能训练师和支持人员(如患者的家人或朋友)之间每两周举行一次会议。训练为期 6 个月,训练内容包括基本会话技能、药物管理技能、休闲娱乐技能和症状管理技能。

结果显示,在 6 个月和 12 个月的评估中,接受技能训练并得到支持人员帮助的患者比只接受技能训练的患者拥有更好的人际功能。这项研究有助于理解社交技能训练的工作原理,并强调了在患者的自然环境中规划技能泛化的重要性。具体地说,与那些接受了相同的技能训练方案,但其自然支持人员没有参与技能训练的患者相比,那些拥有了解并参与社交技能训练支持人员的患者在人际交往功能方面表现出更多的改善。尽管长期以来,帮助患者在自然环境中学习和泛化社交技能一直被认为是社交技能训练的重要组成部分,但这项研究首次严谨地证明了让这些支持人员参与改善社交功能的重要性。

(六) Glynn 等(2002)

在社区中实践社交技能被认为是社交技能训练的一个重要组成部分,Glynn 及其同事(2002)进行了关于正式评估这种实际情境强化技能训练(IVAST)效果的第一例研究。63 名精神分裂症患者被随机分为单一的社交技能训练组和 IVAST 组。IVAST 的组成部分包括在社区内进行的基于个体的实际情境训练课程,如去药店或参加社交聚会。提供超过 60 周的社交技能训练,包括药物、症状管理技能,社会问题解决技能和生活技能。IVAST 组的患者还参加了为期两周的实际情境社区参观,以锻炼他们的技能。

两年后的结果表明,两组患者的社会功能都有所改善,但接受 IVAST 的患者的社会功能明显改善得更多。这项研究很重要,因为它表明,提供社区参观,让患者有机会实践他们所学的技能,比仅仅让患者参加基于临床的训练课程对社交技能训练会产生更大的效果。这些发现与社交技能训练从业者的观察结果(以及本书概括的方法)一致,即当训练是在多个环境而非单一环境中进行时,训练最有可能泛化至患者的个人生活中。

(七) Patterson 等(2003)

由于医学和精神服务的进步,美国人口老龄化程度预计在未来几十年里将显著加剧,老年精神分裂症患者和其他严重精神病患者的数量预计也将有不成比例的较大增长(Jeste et al., 1999)。尽管预计到会有这样的增长,但旨在评估这一人群的精神康复效果的研究却很少。Patterson 及其同事(2003)进行了一项研究技能训练干预对中老年精神分裂症患者影响的研究。

共有 32 名慢性精神病患者被随机分为两组,一组接受基于群体的功能适应技能训练(functional adaptive skills training, FAST),另一组接受常规治疗,两组人员都完成了预处理、治疗后及之后的随访评估。FAST 包括每周两次的 24 节课程,重点是训练药物管理技能、社交技能、沟通技能、组织和规划技能、通勤和财务管理技能。结果显示,参与 FAST 的患者在日常生活技能和阴性症状的随访方面明显优于正常接受治疗的患者,但在阳性或其他症状方面没有差异。这项研究是首次对老年精神分裂症患者进行社交技能训练的对照试验,它表明,这些患者可能会从技能训练中受益,方式与年轻患者类似。

(八) Wallace(2003)

患有精神分裂症和其他严重精神病的人在工作中经常会遇到人际关系方面的问题,如与同事、患者和上司的交往,这往往会导致不成功的工作结果(Becker et al., 1998)。长期以来,社交技能训练一直被用来提高与工作相关的人际交往能力(Mueser et al., 1986),但很少系统地去评估关于技能训练对工作效率的影响。Wallace(2003)进行了一项研究,评估关于社交技能训练是否成功地改善了参加"就业支持计划"患者的职业结果。就业支持是一个高端的职业康复方法,帮助患者找到他们感兴趣的领域的工作。通过最少的职业教育前评估、技能训练、提供支持(工作方面或直接提供工作),来帮助他们在工作方面获得成功(Becker & Drake, 2003)。

共有 42 名严重精神病患者参与了这项研究。这 42 名患者都参加了"就业支持计划"。一半的患者被随机分配参加"就业基础"模块,这是一个旨在提高工作场所人际交往能力的社交技能训练团体(Wallace, Tauber, & Wilde, 1999)。该团体每周 2 次,每次 2 小时,为期 3 个月。评估分别在团体开始后 6 个月、12 个月和 18 个月进行。评估结果支持技能训练计划的效果。虽然两组的工作总时数和工资总额相同,但参加"就业基础"模块的患者的总的职业数量更少,对工作的满意度也更高。此外,与只参加"就业支持计划"的患者相比,参加"就业基础"模块的患者对目标技能的掌握程度更高。本研究旨在为接受职业支持及在社区内从事竞争性工作的患者提供一项重点技能训练计划,以提高其与工作有关的技能。

四、社交技能训练的未来方向

社交技能训练的相关研究取得了进展,证明了社会功能的长期改善,以及规划如何将社交技能从治疗课程推广到患者的日常社区环境的重要性。研究者也开始注重技能训练的特殊应用,如为住院患者在出院后与他人合作管理他们的精神病做短暂的准备、协助老年患者、帮助患者提高获得和保住工作的社交技能。此类研究表明，技能训练对于改善精神分裂症和其他严重精神病患者的社会功能具有广泛的适用性。

尽管在社交技能训练方面的研究已经取得了很大的进展，但仍然存在许多重要的问题。如何帮助患者与其他人建立更亲密的关系是一个值得更多研究的领域。许多精神分裂症患者希望有更多的朋友，包括与异性的亲密关系（Davidson，2003）。虽然社交技能训练已被证明可以改善精神分裂症患者的社会功能，但研究尚未开始检验技能训练对提高建立此类亲密关系的能力的影响。

另一个值得研究的领域是精神分裂症患者的休闲娱乐活动。由于精神分裂症发病年龄较早，许多患者缺乏完善的休闲娱乐活动。缺乏这些活动可能会使这些患者的生活显得更空虚、更没有意义，并增加他们利用毒品和酒精的倾向。虽然特定的社交技能已被确定为有助于提高患者建立新的休闲娱乐活动的能力，但此类领域的技能训练对提高患者空闲时间质量的影响尚未确定。

另一个需要研究的领域是有孩子的精神分裂症患者的育儿技能。很多精神分裂症患者，尤其是女性，都有孩子。这些患者的育儿问题很常见。一个不幸的结果是，许多患有精神分裂症的母亲失去了对孩子的监护权，因为她们的育儿技能不佳。虽然教授父母更有效的育儿技能是在普通人群中常见的社交技能训练内容，然而，对于患有精神分裂症且有忽视儿童问题的父母，至今尚无研究调查过技能训练是否能够用以解决这个问题成功地将技能训练应用于患有精神分裂症的父母，这可能会减少儿童福利机构为其子女寻求其他托管安排的必要性。

另一个需要研究的领域是将社交技能训练应用于管理严重精神病患者的愤怒问题。与普通人群相比，精神分裂症患者遭受暴力的风险更高，而难以控制愤怒可能是造成这一问题的部分原因。社交技能训练已应用于改善一般人群的愤怒管理和暴力问题，但尚未评估将技能训练系统地应用于解决精神分裂症和其他严重精神病患者的愤怒管理和暴力问题。以愤怒管理技能为重点的社交技能训练可能具有减少暴力和坐牢的可能，而暴力和坐牢在这一人群中是常见的问题。

除了社交技能训练的具体应用外，还有一些关于如何在与特定患者工作时提高技能训练有效性的研究问题。例如，研究发现，认知障碍越严重的患者学习社交技能的速度越慢（Mueser，Bellack，Douglas，& Wade，1991；Smith，Hull，Romanelli，Fertuck，& Weiss，1999）。图 2.1 总结了一项研究的结果证明了这种效应。这就提出了一个问题：如何最好地帮助有认知障碍的患者获得目标技能。如果在较长一段时间内进行干预，技能训练对这些患者是否同样有效？有认知障碍的患者是否需要额外的机会和提示来学习如何在他们的自然

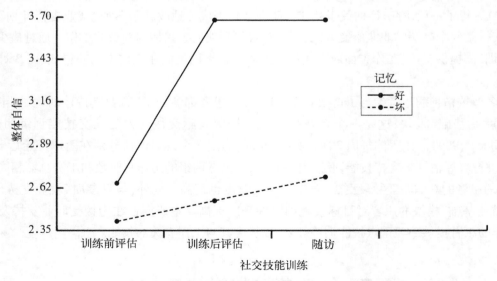

图 2.1 提高整体自信

从社交技能训练前、后，以及为期 1 个月的随访，对记忆力较好和记忆力较差的精神分裂症和分裂情感障碍患者的整体自信进行评估（基于韦氏记忆商数的中位数）（N = 30）。改编自 Mueser，Bellack，Douglas 和 Wade（1991）© Elsevier Ireland Ltd（经许可改编）

环境中使用这些技能？有认知障碍的患者可以通过学习一些策略来弥补这些缺陷吗？对这些问题的研究可能会帮助社交技能训练师更有效地向有认知障碍的患者传授社交技能。

总 结 和 结 论

在许多对照研究中，社交技能训练已被证明能改善社会功能。这些改善可以随着时间的推移而保持，如果努力对患者的自然环境进行系统地技能概括规划，这种改善尤其显著。程序化泛化的例子包括与社交技能训练师一起进行社区参观，让患者有机会在自然发生的情况下练习他们的技能，以及让重要的其他人员参与技能训练，帮助患者记住在适当的情况下去练习技能。社交技能训练似乎并不能改善精神分裂症的阳性症状（如幻觉、妄想）或防止复发，而对阴性症状的影响则更为复杂。综上所述，研究表明，社交技能训练是一种基于实证的实践，可以改善精神分裂症和其他严重精神病患者的社交功能。有必要对社交技能训练方面进行进一步研究，以便评估社交技能训练在特定问题上的应用，如亲密关系的发展、养育子女的技能和愤怒管理。

考虑到社交技能训练一致被证明是能够改善精神分裂症患者社会功能的唯一干预措施，因此，为精神分裂症患者广泛提供这种康复方法迫在眉睫。

第三章

社交技能评估

正如第一章所述,精神分裂症患者在社交技能和社会角色功能方面经常遭遇严重问题。然而,这些问题的确切性质和严重性有相当大的差异。例如,严重精神分裂症患者,症状持续多年,即使是在简短的交谈中也能观察到,他们可能存在广泛的、严重的社交技能问题。一般而言,患有较轻程度疾病的人可能具有相对有效的社交技能,但在某些特定的社交技能领域可能存在困难。因此,在开始社交技能训练之前,进行个人的、系统的技能评估是很重要的。在整个治疗过程中应定期进行重新评估,以确定训练的有效性,并评估是否需要继续治疗和/或修改训练计划。考虑本人对于计划和评估训练的各个方面的观点是很重要的。

评估过程可以定位为首先收集一般信息(这个人在社会角色运作方面有问题吗? 在什么情况下? 它是由社交技能不足还是其他领域的问题造成的?),然后逐步收集更具体的信息,以便详细了解这个人的具体优势和问题领域。更广泛的问题可以通过观察周围的人和重要的人来解决,也可以通过非正式的观察来解决。更详细的评估取决于结构化的评估和系统的观察。本章讨论评估的一般问题、访谈技能,以及使用角色扮演测试进行系统观察的方法。本章还为评估人们在参加社交技能训练时的进步提供了建议。

为了帮助心理健康机构的临床医生进行系统的评估,本章将介绍以下工具,并在附录 B 中附有随时可用的表格。

- 社交功能访谈
- 社会适应功能评估(SAFE)
- 社交技能清单
- 社交技能目标自评量表
- 社交技能目标临床医生评定量表
- 社交技能训练团体进程说明
- 社交技能家庭作业记录
- 社交技能有效性自评量表

以下评估工具,主要用于研究的设置,也适用于精神卫生机构。

- 观察角色扮演测试
- 马里兰社交能力评估

一、一 般 问 题

在评估一个人的社交技能时,临床医生必须从四个问题开始(Belllack & Morrison,1982)。

（1）此人在人际行为中是否表现出一个或多个问题？

（2）人际关系问题发生的具体情况是什么？

（3）问题的可能根源是什么？（这是由于社交技能不足还是其他领域的问题造成的？）

（4）如果这个问题是由社交技能缺乏引起的，那么此人有哪些特定的社交技能缺乏？

这些问题的顺序从最一般到最具体。前三个问题的答案决定了是否需要回答后面的问题，如果需要，则需要获取哪些具体信息。例如，如果一个人有一个问题，若有人不同意其观点，他/她会大声争论，那么这个问题是在什么情况下发生的？如果此人经常和同事大声争论，但很少和家人争论，这是由于社交能力缺乏还是工作压力造成的？如果激烈的争论是社交技能缺乏的结果，那么具体的缺乏是什么呢？例如，这个人可能在以下方面缺乏技能：不同意他人意见而不争吵、提出或拒绝要求、对批评做出反应。

当然，在临床环境中，可能会同时回答两个或两个以上的问题，如一位男性患者报告说，他想与女性见面和交谈，但不知道如何见面。

问题1：此人在人际行为中是否表现出一个或多个问题？

这个问题的答案通常可以通过在大多数精神病学环境中进行的常规临床评估和一般观察来确定。例如，临床医生可能会观察到，在会谈过程中，会谈者会低下头，用极其柔和的声音回答问题。或者，临床医生可能会注意到，当团体成员在访谈开始前坐在等候室时，经常可与他人争论、声音提高、摆出威胁的姿态。人际关系问题越严重和泛化，就越容易回答第一个问题。严重症状较少的人，在休闲或轻松的互动情境中可能不会有困难，然而，在一些特定情况下可能会遇到问题。例如，在社区（如在商店里或在工作）或在压力过大或过于苛刻的情况下（如拒绝借钱给人或回应雇主批评），他们的技能可能就无效了。

问题2：问题发生的具体情况是什么？

和所有其他行为一样，社交技能是根据具体情况而定的。例如，个体可能会变得更加自信或不自信，这取决于情境涉及的是男性还是女性、熟人还是陌生人、敌意的评论还是礼貌的建议（Hersen，Bellack，& Turner，1978）。问题发生的特殊情况自然会因个人而异。对一个人来说困难的社会环境，对另一个人而言可能是容易的。此外，特定的社交技能缺乏不仅会因个人而异，还会因个人的情况而异。

问题3：问题的可能根源是什么？

对于许多精神分裂症患者来说，人际交往困难的根源往往是特定的社交技能缺失，但重要的是要记住，还有其他可能的根源。例如，即使人们拥有足够的社交技能，人际关系焦虑也会抑制社交功能，抑郁会减少社交场合中互动的数量和质量，社交失败的经历可能会使人尽量避免需要人际互动的活动。由于评估的目的是计划治疗，因此必须确定是否存在某种技能缺乏，以便确定社交技能训练或其他干预措施是否是帮助患者的最适当的方法。

应该强调的是，社交技能不足和焦虑、抑郁、不感兴趣等因素并不相互排斥。例如，图3.1显示了一个人可能存在的社交焦虑和社交技能缺乏的四种可能组合，它们具有不同的治疗含义。

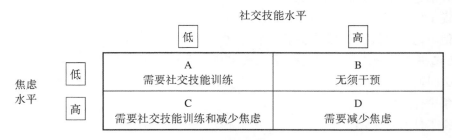

图3.1　不同社交技能和焦虑水平的治疗考虑

框A中表示的是个体社交技能水平较低、焦虑水平较低，因此社交技能训练将是其治疗选择。框B表示的是个体焦虑水平低、社交技能水平高（即没有功能障碍），故其不需要治疗。框C表示的是个体焦虑水平高、社交技能水平低，故其需要进行社交技能训练，以弥补技能不足。然而，尽管技能训练通常有助于通过增加对社交能力的自我效能感来减少焦虑,但这往往是不够的。如果一个人太急于尝试其新的社交技能,就需要一个补充减轻焦虑的策略。框 D 表示个体焦虑水平高、社交技能水平高,有这种情况的人需要减少焦虑的干预。社交技能训练可能是增加个人自我效能感的有用辅助手段,但技能发展不会是治疗的主要重点。

问题 4:此人有哪些特定的社交技能缺乏?

如果① 观察到人际关系问题,② 确定了情境决定因素,③ 该问题似乎与社交技能缺乏有关,那么④ 必须找出这种缺乏的具体参数。这些参数包括第一章详细描述的语言和非语言反应元素,包括表达行为(演讲内容、副语言的特征、非语言行为),接受行为(注意和解释相关的线索、情感识别),交互行为(响应时间、使用社会强化物、轮流),以及情境因素(社会习俗的知识和具体情况的需求)。缺失的参数还包括一个人是否在有效社交表现中需要的一个或多个基本方面存在困难,包括会谈技能、有主见的技能、交友与约会技能、冲突管理技能等。显而易见,这是社交技能评估中最困难的方面,需要对行为进行最详细的分析。虽然前三个问题通常可以通过访谈和非正式的观察技能来回答,但最后一个问题则通常需要在现实生活中,或角色扮演测试中,对参与这个社会互动的人进行系统的观察方能得知。

二、评估社交技能和社会功能

(一) 访谈

访谈是最有用的、有成本效益的评估技术之一。它可以为临床医生提供一个人的即时"快照",提供一个提问的机会,更全面地展示一个人的整体社会功能,并有助于区分社会表现不佳的原因。通过访谈可以获得三大类信息:① 人际关系史、② 非正式观察数据,以及③ 个人环境中重要的他人视角,如家庭成员或社区住所的工作人员。

1. 收集人际关系史

人际关系史是对一个人当前和过去的社会能力、满意度、兴趣和动机水平的回顾。寻找优势和局限是很重要的。特别重要的是个人对影响人际交往能力的情景因素的报告:在何地、何时、与何人在一起,以及在何情况下会出现困难?此外,访谈可以揭示此人是否曾经做过其现在不再做的事情。例如,此人可能在过去有过朋友,或者做过兼职。人际关系史的访谈可以围绕临床医生对患者及其困难的具体了解来进行。

首选的访谈风格包括问一些一般性的问题,然后依次问更具体的问题,最后给出具体的例子。例如,在一个关于管理冲突和避免争论的一般性问题之后,以下两组问题可能会得到有用的答案。

(1)"你还记得上一次你和家人或同住人发生争论是什么时候吗?"
• "那是什么时候?"
• "你能给我描述一下当时的情况吗?"
• "你具体说了什么?"
• "当你和他争论的时候,通常都是这样吗?"

(2)"你还记得最近一次你和不是你家人或同住人争论的事吗?"
• "那是什么时候?"
• "你们在争论什么?"
• "你具体说了什么?"
• "通常都是这样吗?"

2. 社会功能访谈

社会功能访谈(见附录 B)旨在帮助临床医生用表格记录在访谈过程中获得的信息。它包括下列广泛的类别。

- 现在和过去的角色功能
- 对个人来说有问题的社会情境
- 个人目标
- 临床医生在访谈中发现的社交技能的优缺点

社会功能访谈的每一个类别都包括子类别,也可能包括提出一系列问题,来推动进一步的谈话。例如,在"角色功能"一栏下,问题包括:

- "你是在上课还是在自学一些课程呢?"
- "你是兼职还是全职?"
- "你做志愿者吗?"
- "你参加职业训练了吗?"
- "你以前做过什么工作? 你最喜欢哪一个?"
- "你现在对什么职业感兴趣? 你过去对什么职业感兴趣?"

与任何自我报告的数据一样,采访中收集的信息可能是不完整和不准确的。精神分裂症患者除了对原始事件观察不完整、记忆扭曲等问题外,还经常存在社交感知障碍,这可能会模糊重要数据。例如,如果一个人不能识别愤怒的感受,他/她就不能准确地报告这种感受的发生和处理。精神分裂症患者在某种情况下可能也难以认识到自己的不当行为。然而,通过访谈获得的数据仍然有助于发展出关于个人在人际关系中性质问题的初步假设。

3. 结构化社会功能访谈

结构化的评估可以比非正式的访谈更系统地反映一个人的社会功能,并可用于计划社交技能干预和衡量参加社交技能训练时的进展。有一些标准化的工具有助于对一个人的社会功能进行结构化评估,包括以下内容:

- 社会行为时间表(Wykes & Sturt,1986)
- Katz 调整量表(Katz & Lyerly,1963)
- 社会适应量表-Ⅱ,患者和家庭版本(Schooler,Hogarty,& Weissman,1979)
- 生活技能简介(Rosen,Hazi-Pavlovic,& Parker,1989)
- 社会功能量表(Birchwood,Smith,Cochrane,Wetton,& Copestake,1990)
- 独立生活技能调查(Wallace,Liberman,Tauber,& Wallace,2000)
- 社会适应功能评估(SAFE)(Harvey et al.,1997)

应根据哪些功能的哪些特定方面存在问题来选择治疗手段,以及考虑所得到的信息将在多大程度上被用于治疗计划和评估。在确定使用哪个结构化社会功能评估时,考虑实际问题,如成本、时间和可用的员工资源,也至关重要(Scott & Lehman,1998)。

附录 B 中包含的社会适应功能评估(SAFE),最初是为老年精神病患者开发的(Harvey et al.,1997)。SAFE 量表适用于所有年龄层的人,他们都经历过与精神分裂症相关的严重功能问题。它对长期在居住式治疗机构生活的患者特别有帮助。该量表包括 19 个不同的项目,如"沐浴梳洗""穿衣打扮""钱款管理"和"会谈技能"。医生被要求用 5 分制对每个项目在患者过去一个月的典型行为进行评分,从"0(没有损伤)"到"4(极度损伤)"。每一分都有一个行为定义的描述,使临床医生更容易对项目进行可靠的评分。例如,在"穿衣打扮"一项中,"0(无损伤)"的评分被定义为"能够在没有帮助的情况下打扮自己;他/她可以从自己的衣柜中挑选适合这个季节的衣服,如果有资金或机会,他/她能够购买或适当选择衣服。"

建议临床医生在基线(开始)和 3 个月的间隔完成 SAFE 量表,以衡量患者社会功能的进展。要对某些项目进行评分,如"钱款管理",可能需要向个人、工作人员或家庭成员询问更多信息。

4. 非正式观察

与临床医生的访谈是一种非正式的观察形式,可以作为人们如何与他人互动的宝贵数据来源。例如,在访谈中,这个人可能会低着头小声说话,或者说话离题太远,让人难以理解。一般来说,访谈者可以评估自己对此人的主观反应。和此人交谈有多容易?他/她给访谈者的感觉有多舒服/不舒服?和谐能建立吗?有多少困难?这个人会产生积极的反应吗?访谈还提供了此人语言和非语言技能水平及人际关系敏感度的样本。这个人保持眼神交流的能力如何?他/她是否提供社交激励(如微笑)?他/她是否保持适当的人际距离?他/她谈话的时间安排如何(如谈话中的停顿和轮替)?

正如第一章所强调的,社交技能是根据具体情况而定的。访谈中行为的泛化能力可能是有限的。同样,在其他特定的情况下(如当强烈的情绪被表达或当需要自信时),问题可能在访谈中并不明显。然而,社交技能问题越严重,问题就越有可能在各种情况下表现出来。此外,当临床医生观察到此人能够在至少一种情况下做出适当的反应(如访谈),这说明社交技能问题是局部的,不是普遍存在的,因此只需要较少的训练。

临床医生还可以通过观察人们在临床环境、社区住所或医院中如何互动来获得重要数据。这些观察结果不像严格的研究评估,但它们提供了关于人内在的社交技能的有用信息。被观察者通常以一种自然的方式互动,这很可能揭示其社交技能的具体优势和劣势。当人们住在社区住所或医院时,临床医生也有机会观察其在进餐、娱乐活动,以及有组织的参观期间发生了什么。

5. 访谈中的重要他人

关于个人社会功能的另一个信息来源可以通过采访个人环境中的重要人物来获得,如家庭成员、配偶、孩子、室友、住院部工作人员等(如果这些人不是同一个治疗小组的成员,临床医生需要得到他们的许可才能与他们交谈)。在现实生活中,重要的人往往拥有关于此人社交技能的非常有用的信息。此外,与重要的人会面可以给临床医生提供有关个人环境的重要信息,包括支持和冲突的领域。与这些人讨论可以帮助回答这样的问题:此人的环境是否支持改变?环境是否提供积极的社会强化?环境中是否存在适合的行为示范?例如,一个社区住所可能有训练有素的工作人员使用正面强化,而另一个社区住所可能鼓励工作人员使用"严厉的爱"或频繁的批评。在收集重要他人的信息时,临床医生应该寻找具体的报告和描述,而不是主观印象和一般陈述。

(二)直接观察

1. 社交技能清单

本书附录 B 中的"社交技能清单",可用来快速衡量一个人过去一个月的社交技能和社交功能。在社交技能训练干预期间,应在基线(开始)和 3 个月的间隔内完成检查清单。清单上有 12 项技能,包括"说话时看着对方""保持适当的社交距离""发起对话""自信而有礼貌地为自己辩解"等。要求医生检查患者使用每种技能的频率("从不或很少使用""有时使用""经常或大部分时间使用")。一些社交技能行为经常发生,在很短的时间内就能对这些行为有一个"快照"。例如,通过观察一个人在谈话或社交技能小组中的行为,临床医生可能有足够的信息来评估"说话时看着对方"的技能。社交技能较少发生的行为(如"没有争吵地解决冲突")或需要精神健康治疗之外的活动的相关知识(如"保持至少一种亲密关系"),它可能需要更长的时间来发展合适的技能水平。临床医生可能需要更多的机会来观察患者的行为,或者需要从其他来源寻求额外的信息,如患者本人、工作人员或其他重要的人。

2. 角色扮演测试

自我报告和访谈提供了关于社会行为和社交技能的**间接**证据。这样的证据可以提供一个很好的关于个体的总体情况,但客观性和可靠性有限。也就是说,大多数人对自己或他人的观察不够仔细或客观,不足以提供详细、准确的报告。确定一个人在特定情况下做什么和不做什么的最好方法是通过观察此人在实际情境中的表现来收集**直接**的证据。不幸的是,直接的**实际情境**观察在大多数情况下是不切实际的,尤其是当目标行为是很少发生的(如在受到不公平待遇时为自己辩护)或是私密的时候(如约会)。处理这种约束的最佳策略是让人在模拟自然环境的交互中扮演角色。角色扮演测试是评估社交技能最常用和最有效的策略(Bellack, Morrison, Mueser, Wade, & Sayers, 1990)。尽管角色扮演测试比这里描述的其他评估方法更耗时,但它们提供了一个更客观的衡量个人社交技能的方法。角色扮演测试通常是在研究环境中进行的,但是它们可以简化并适应于临床环境。

角色扮演有很多变化,但本质上都有类似的基本结构:

• 用一个简短和清晰的方式向别人描述一个标准的、假设的社会情境。例如,一个人可能会被告知,"你打碎了室友的花瓶。这是一个意外,但你因此受到了责备。"有关各种角色扮演场景的例子,请参见附录 B。

• 此人被要求想象其实际上是在这个情境中与工作人员互动,工作人员将在假设的互动中扮演另一个人的角色。例如,工作人员可能会说:"你打碎了我的花瓶吗?"然后问对方会怎么回答。尽可能保持中立的态度,避免引导谈话。

• 互动持续的时间可能从 30 秒持续到 10 分钟,这取决于评估的内容。

• 在指定时间结束后或固定数量的回应完成后,再要求其以同样的方式在另一个社会情境中进行角色扮演。

• 互动被录音或录像(在得到对方书面同意的情况下),以便稍后对具体行为进行详细的评分。

• 一名中立的工作人员观看或收听录音互动,对此人的行为做出客观的评价。仔细定义目标行为并开发可准确可靠反映个人表现的评估程序是很重要的。有关使用 5 分制评分和使用简单的"发生/未发生"标识评分的示例,请参见附录 B。

3. 马里兰社会能力评估(MASC)

MASC(Bellack & Thomas-Lohrman, 2003)是一个成熟的角色扮演测试,可以用于研究机构,也可以修改后用于心理健康机构。这个角色扮演测试使用一系列的 4 个 3 分钟的角色扮演对话,大约需要 20 分钟来执行。这四个角色扮演场景包括:一个是和一个偶然认识的人开始对话,一个是和一个医护人员讨论,一个是妥协和谈判,还有一个是维护自己的权利。角色扮演可以根据患者的特点进行调整。例如,如果一名临床医生正在与一群糖尿病患者打交道,告知医生坚持推荐饮食的困难可能会有帮助。

在 MASC 中,要注意确保此人清楚地理解其在角色扮演中应该做什么。角色扮演测试旨在测量人们在模拟情境中的行为;它们不是为了让人们承受压力,也不是为了测试他们的记忆或认知处理能力。为了便于理解,每个角色扮演场景的描述都被打印在一张卡片上,要求参与者阅读。然后被测试者再次重听关于情境的描述,可以由工作人员口述,或播放之前录制的录音带。然后问其将在角色扮演中扮演什么角色,以及工作人员将扮演什么角色(如房东、新邻居、老板、医生)。如果此人的回答表明其清楚地了解情况,那么工作人员就可以开始角色扮演,发表开场白或提出开场白问题。例如,在角色扮演中,接近一位主管时,扮演主管角色的工作人员可能会抬起头说:"是的。需要我的帮助吗?"

在角色扮演中,工作人员使用一套标准化的建议提示或指导来应对对方所说的内容。这些提示是开放式的或提供最少的内容,被测试者仍需要承担谈话的重要责任。

工作人员不只限于说出提示中的准确单词,但是建议他/她的互动仅限于一般性评论和问题。例如,在角色扮演的场景中,与房东讨论如何修复天花板上的漏洞,工作人员应该避免就如何解决问题提出建议。否则,工作人员可能无意中引导此人找到其可能无法找到的解决办法。

这些互动将被录像或录音,并根据语言技能(互动的对话内容)、非语言技能(衡量副语言风格、眼神接触和手势)和整体效果(保持注意力和达到角色扮演场景目标的能力)进行评分。每个项目的得分都是5 分,从"非常差"到"非常好"。表 3.1 给出了一个 MASC 角色扮演的例子,包括场景描述和工作人员建议提示。

表 3.1　MASC 示例

【场景描述】上周你打电话给房东,说你的天花板漏水了。他说他会在一两天内赶来修理。但他还没有修好,也没有打电话告诉你他什么时候能修好。到目前为止,漏水已经变得更加严重了。你决定再给房东打个电话。

【工作人员开场白】"你好,_____。你好吗?"

【第一种回应】争辩说你没有足够的时间去解决它。

- "我没有足够的时间。"
- "我没有足够的时间到你那里去修理它。"
- "我是非常忙。我就是没有足够的时间。"

【第二种回应】争辩说你还有其他需要负责的问题。

- "还有很多其他事情需要我负责。"
- "我有很多其他租户也有很多其他的问题摆在我面前。"
- "我有一个清单,你也在清单上,但还有其他更重要的问题。"

【第三种回应】表明你意识到了这个问题。

- "你不需要再打电话了。我已经意识到了这个问题。"
- "你一直打电话来,其实我知道有问题。我能去的时候就去。"
- "我很清楚你的问题。"

【第四种回应】认为这个人可以同时做一些事情。

- "你下面有桶吗?"
- "你就不能在家具上盖一层塑料纸吗?"

【第五种回应】嗯,我不知道我现在能做什么。

- "如果对方提出了一个合理的解决方案,提些问题,但不要拒绝。"

　　如果可能的话,他/她应该用大约相同的时间(约 45 秒)和此人谈论每个话题。工作人员不必使用所有的回应。例如,如果一个人就第一个回应讲了很长时间,工作人员可能不得不跳过第二个或第三个回应,以便在最后有时间产生解决方案。工作人员应该始终在互动结束时留出至少 45 秒的时间,让对方生成解决方案。

　　MASC 从三个方面进行评分：语言技能、非语言技能和有效性。表 3.2 提供了进行评级的准则和样本准则。

三、确定和衡量社交技能目标的进展

　　能够确定和追求个人目标是心理健康恢复的重要组成部分。因此,社交技能评估应该包括确定个人的目标,以及这些目标与社交技能之间的关系。例如,许多人的恢复目标包括改善人际关系和找到有意义的工作。提高社交技能通常是实现这些目标很重要的要素。有关动机增强的文献表明(Miller & Rollnick,2002),越多将干预视为有助于实现个人目标,就会越积极地参与干预。当人们意识到提高他们的社交技能将使他们更能实现对他们来说重要的事情时,他们会从社交技能训练小组中获得更多。第七章提供了更多的细节,关于临床医生如何选择特定的社交技能,以帮助个人朝着他们的个人目标前进。

　　有些精神分裂症患者可能会发现很难确定自己的目标。在直接谈论目标之前,多了解一个人的生活可能会有帮助。本章前面提及的附录 B 中包含的社会功能访谈提供了一些帮助临床医生进行这一过程的问题。例如,临床医生可以问以下问题:

- "你目前住在哪里?""你喜欢那里吗?""关于你住的地方,你有什么想要改变的吗?"
- "你通常和谁一起打发时间?""有没有你愿意花更多时间去陪伴的人?""你想拥有更多亲密关系吗?如果是,那人是谁?"
- "对你来说,普通的一天是什么样的?""有什么事是你希望做的吗?"
- "你在一周内都做了些什么?""这周你有什么想做的吗?"

讨论一个人在患精神分裂症之前的目标也是有帮助的,通过问这样的问题:

- "你年轻的时候,想象自己长大后会做什么吗?"
- "你以前喜欢做什么类型的事情?"

表 3.2 MASC 评级类别

语言技能

1	2	3	4	5
非常糟糕	糟糕	既不糟糕也不好	有一些好	很好

高等级语言能力

此人通过使用语言能够继续或促进对话的语言(例如,提出问题、对工作人员的提示做出适当的反应)来表明他/她能够参与互动。他/她的陈述应该清晰合理,并表明他/她正在跟随场景的内容。问问你自己,他/她说的话是否有意义,是否对解决问题表现出兴趣? 例如,此人是否会停留在修复漏水的主题上?

低等级语言能力

此人通过没有提问阻断继续互动,只有在提示时才说话,并且给出非常简短的回答(是或否)。他/她的回答前后矛盾或含糊不清。此人可能会说一些挖苦人的话,或者表示过分的歉意。他/她可能只会介绍一些与角色相关的话题,含糊其词,或者对正在发生的事情表示困惑。如果你不明白这个人想说什么,他/她应该在这个类别中得到一个较低的分数。例如,如果这个人开始谈论他/她曾经住过的其他公寓,而这与眼前的漏水几乎没有关系,此人应该得到一个较低的评级。

非语言技能

1	2	3	4	5
非常糟糕	糟糕	既不糟糕也不好	有一些好	很好

高等级非语言技能

此人语气、音量、节奏和音调都是坚定的,没有敌意的。此人语气应自信和自力更生的,与表达的内容一致,并听起来有说服力和坚持。他/她的音量应该强调讲话的内容。此人谈话应该清晰、流利,并保持流畅。语言表达也清晰、连贯、温和。在语音单元中很少有停顿或中断。

低等级非语言技能

此人语气可能是好战的、敌对的或愤怒的。你也可能听到沉闷、单调或毫无生气的音调。它也可能是抱怨、傲慢和/或道歉。对于表达不清楚、有压力或费力的讲话,应该给予较低的评级。这包括停顿、咕哝、结巴和重复。注意,真正的语言障碍不应作为评估标准。

有效性

1	2	3	4	5
非常糟糕	糟糕	既不糟糕也不好	有一些好	很好

高等级有效性

为了有效,此人应该能够坚持解决问题直到达成目标,且执行时是坚定的,同时不冒犯他人。这可能包括妥协,但不是"屈服"。"当业主不接受他/她的建议时,他/她应承认业主的意见,并做出修改。"此人能够产生各种各样的解决方案和妥协,除了修改那些没有得到批准的方案。他/她应该能够提供提出此建议的理由。例如,此人可能会建议带一个水管工来。然后,他/她可能会继续解释,这将如何最大程度地减少对天花板的损害,并腾出一些时间来处理其他租户的问题。

低等级有效性

此人是死板的或者不能提出解决方案、妥协或替代建议。当遇到阻力时,他/她可能会一遍又一遍地重复同样的想法,变得具有防御性,或者停止解决问题的过程。或者,此人可以接受房东的建议。例如,当工作人员声明他/她将在几周内无法修复漏水时,该人员回答说,"好的,我将在一个月后再打来,看看您能否修复它。"

- "你想继续上学吗?"
- "你对生活的梦想和希望是什么?"

根据此人的回答,临床医生通常可以通过问:

- "你想在生活中做出什么样的改变?"
- "你想在未来 6 个月内实现哪些目标?"
- "你希望在明年实现哪些目标?"

在不打击雄心勃勃的目标的情况下,临床医生帮助患者将目标分解为一系列较小的步骤是很重要的。例如,如果一个人说他/她想明年结婚,但还没有和任何人约会,朝着这个目标迈出的第一步可能是邀请某人出去约会。如果一个人跟他/她约出去的人谈话感到不自在,第一步可能是在友好的交谈中变得更自在。当然,实现这一目标的步骤将受益于"友谊和约会"这一类别中的一些技能。

与社交技能相关的共同目标包括:

- 至少参加一种形式的娱乐活动。
- 询问招聘情况。

- 上一门课。
- 拒绝借钱的请求。
- 冷静地向室友表达愤怒的感受。
- 增加与兄弟姐妹相处的时间。
- 找一个更好的公寓。
- 结交新朋友。
- 自信地使用公共交通工具。
- 与医生讨论减少用药。
- 在课堂上能够更放松。
- 改善与配偶的沟通。
- 安排一次和全家的愉快的郊游。

在确定与社交技能相关的个人目标后,临床医生可以将其记录在附录 B 中提供的一种或两种形式上:社交技能目标自评量表和社交技能目标临床医生评量表。每个表单都提供了一些空间来记录个人的目标,并提供了一个标尺来评估这些目标已经取得了多大的进展。这些表格的不同之处在于是由患者自己还是临床医生来评估进展。它们可用于最初评估、3 个月、6 个月、12 个月,以及以后的时间,以衡量社交技能训练的有效性,并评估继续治疗和/或修改训练计划的需要。

关于临床医生如何帮助人们设定现实目标的额外建议在本书第五章中提供。

四、评估社交技能训练团体的进展情况

为了评估社交技能是否正在被学习,临床医生定期评估社交技能训练团体中的个人取得的进展是有帮助的。每次小组会议结束后,临床医生可填写进度单,如附录 B 所示的社交技能训练团体进程说明。本表格涵盖七次小组会议,并对于以下资料留有空白:

- 目标
- 团体日期
- 教授的技能
- 角色扮演数量
- 在训练期间的注意力(1~5 分)
- 团体的合作度(1~5 分)
- 技能的表现(1~5 分)
- 家庭作业完成度(1~3 分)
- 简要说明下节课前要完成的具体家庭作业

完成进度记录可以给临床医生提供很多有用的信息。例如,当人们不能在没有提示的情况下在小组会议中执行某个技能的步骤时,这表明他们没有充分学习该技能,需要进一步的帮助。当团体成员无法完成他们的家庭作业时,他们可能需要对技能进行额外的训练,或者帮助克服障碍来泛化技能。本书第七章提供了一些建议关于当团体成员在学习一项技能或在课外练习时需要额外的帮助时该如何进行。

每隔 3~6 个月,进度记录可作为正在进行的社交技能训练干预评估的一部分。这一评估将帮助团体带领者计划在特定技能上花费多长时间,选择未来要教授的技能,并确定需要做出哪些努力来提高角色扮演和家庭作业的参与度。

五、监 察 作 业

设计家庭作业目的是鼓励团体成员实践他们目前在社交技能训练组学习的技能。临床医生会定期给出

一个特定的任务（每节课或每周）在小组之外使用技能,然后询问团体成员是否完成了家庭作业,以及作业的进展。本书第四章给出了分配家庭作业和帮助团体成员完成家庭作业的建议。在附录 B 的"社交技能训练团体进程说明"中已留有空白,可用于记录家庭作业及完成情况。

临床医生也可以要求团体成员在附录 B 的社交技能作业记录中记录他们的家庭作业。

- 作业简介
- 截止日期
- 协助完成家庭作业的工作人员或家庭成员(选填)
- 技能练习的日期、时间和地点
- 简要描述发生了什么
- 效果自评

对于临床和评估目的,社交技能家庭作业记录提供了以下内容:团体成员任务的书面提醒,作业是否完成以及对过程的感受的书面记录,工作人员或家人帮助他/她的家庭作业的一个文档。收集完成的社交技能家庭作业记录,可以帮助临床医生评估社交技能在团体之外被使用的频率,以及个人在使用这些技能时的效率。

六、评估使用特定社交技能的有效性

社交技能训练的主要目标之一是帮助人们在需要使用社交技能的实际情况中更加有效。为了收集有关社交技能有效性的信息,临床医生可以使用本章开始描述过的一些方法来评估社交技能:当他/她在小组中使用教授的社交技能时,对其情况进行采访,在可能需要使用社交技能的情况下对其进行非正式观察,获得重要他人的观点,并观察角色扮演测试。临床医生也可以要求患者定期完成前文已述的社交技能作业记录。

附录 B 中的"社交技能有效性自评量表"可提供额外资料。当在基线(开始)、3 个月、6 个月和 12 个月进行管理时,它可以用来评估一个人在处理需要使用特定技能的情况时的有效性变化。在开始给患者评分之前,临床医生需要填写将在小组中教授的技能的名称,并给出一个可能需要该技能情境的例子。同样,在后续随访中,临床医生将需要填写到目前为止在团体中教授的技能的名称,并给出需要使用这些技能情境的例子。然后要求这些人评估他们在处理这类情境时的有效性。虽然自我评价是不完美的,但它是必要的,以引出人们对自己在使用社交技能时的有效性的看法。如果他们感到有效性低,他们就不太可能有信心使用这些技能,而训练对他们的生活几乎没有任何影响。

总　　结

社交技能训练是一种结构化的学习模式,是临床医生基于仔细的评估为个人量身定制的。本章为临床医生如何评估人们的社交技能提供了建议,既可以在基线(开始)确定他们对社交技能训练的具体需求,也可以定期评估他们在治疗期间的进展。附录 B 提供了多种形式的、可帮助临床医生在评估过程中使用的资料:社会功能访谈、社会适应功能评价(SAFE)、社交技能清单、社交技能目标评定量表(自评版本和临床医生版本)、社交技能训练团体进程说明、社交技能家庭作业记录和社交技能有效性自评量表。本章还介绍了如何使用角色扮演测试,如马里兰社会能力评估,以更系统和客观地评估特定的社交技能。

第四章

教授社交技能

社交技能缺失是精神分裂症患者社交功能障碍中的重要部分。糟糕的技能,如无法开始对话、表达情感和解决冲突,可能是由精神分裂症的多种因素决定的。这些因素包括生物因素、缺乏良好的榜样、由于情绪消沉而丧失技能,以及持续的精神病症状。尽管技能缺乏的原因多种多样,基于社会学习理论的临床技术可以被有效地用来教授患者新的社交技能。

本章将介绍社交技能训练的步骤。技能训练的具体策略是建立在一部分关于学习的理论之上的,本文将首先介绍这些概念。然后介绍教授社交技能的技术,并帮助人们将这些技能应用到日常生活中。

一、社会学习理论

社会学习理论(Bandura,1969)是关于社会行为的自然发展和学习的一套观察和原则。根据这一理论,社会行为是通过结合观察他人和自己行为的自然结果(积极和消极)而获得的。社会学习理论建立在 Skinner(1938,1953)早期工作的基础上,其研究积极和消极后果(operating conditioning,**操作性条件作用**)对行为的影响。从社会学习理论中衍生出来的五个原则被纳入社交技能训练中:即示范、强化、塑形、过度学习和泛化。

(一)示范

示范指的是在观察性学习的过程中,一个人通过观察其他人使用该技能来学习一项新的社交技能。虽然良好的社交技能在许多精神分裂症的个人和团体治疗中都有模型,但社交技能训练的独特之处在于,它强调为患者建立明确而频繁的社交技能模型。在社交技能训练中,治疗师经常在角色扮演中模仿特定的社交技能,直接将参与者的注意力吸引到训练过程中,并讨论所展示的技能的具体步骤。

团体带领者在角色扮演中大量使用示范来展示有针对性的社交技能,然后患者在角色扮演中练习这些技能。因此,通过观察带领者的行为来学习,对社交技能训练的成功至关重要。示范的力量在于,许多患者很难根据他人的口头反馈来改变自己的行为,但他们能够通过观察团体带领者**示范**的技能来改变自己的行为。

(二)强化

强化是指行为之后的积极结果,增加了该行为再次发生的可能性。强化有两种类型:正强化和负强化。正强化包括在行为之后获得的有价值或期望的结果(如口头表扬、金钱)。负强化是指在行为发生后,消除或减少一些不愉快的刺激(如批评、焦虑)。在社交技能训练中,采用带领者和其他团体参与者口头表扬的形式进行积极强化,以激励团体成员的努力和社交技能各个方面的表现。在每一次的社交技能课程中,带领者提供的和其他成员给予的众多关于特定社交技能表现的积极反馈,可帮助每个成员提高自己的技能水平。在社交技能团体中,高强度的积极强化和被严格避免的贬低或批评,使参与团体成为一个愉快的、安全的学习体验。

正强化也可以用来鼓励参加社交技能训练团体。例如,提供茶点或将特权与参加团体联系起来,以促进团体参与度。当患者练习并变得更为自如时,他们对他人的焦虑就会减少,这为他们使用新的社交技能提供了负强化。

(三) 塑形

塑形是指朝着期望目标持续步骤的强化。大多数在社交技能训练中教授的技能都过于复杂和困难,患者无法在一次练习中学会。如果把复杂的技能分解成组成部分,并通过多次试验一次教授一个,那么随着时间的推移,有效的社交技能可以逐渐形成。

精神分裂症患者在社交技能方面的进步往往是小幅度的。针对患者社交技能逐渐变化的塑形,要求带领者关注哪怕是很小的、看似无关紧要的行为变化。如果对这些小的变化提供了特定的强化,就可以进行其他强化,开始处理行为的其他部分。通过采用塑形的方法,社交技能训练师认识到,随着时间的推移,社会行为的变化是逐渐发生的,在前进的每一步都可提供充足的鼓励。

(四) 过度学习

过度学习是指反复练习一项技能,直到达到自动学习的程度。在社交技能训练中,患者在团体内的角色扮演的家庭作业中反复练习有针对性的社交技能。然而,仅仅熟悉特定的社交技能是不够的。带领者的目标是为团体成员提供更多的机会来练习一项技能,以使成员在适当的情况下使用这项技能成为其一种习惯。因此,行为预演和角色扮演在社交技能训练中经常被用来促进过度学习。

(五) 泛化

泛化是指将在一种环境中获得的技能转移到另一种新的环境中。显然,为了使社交技能训练有效,患者必须学习特定的社交技能,并能够在自然发生的交往中使用这些技能。社交技能的泛化是技能训练的终极检验。因此,技能训练方法的设计是为了最大限度地提高团体成员的能力,以将在课程中学到的技能转移到团体之外的情况。

运用两种方法对技能的泛化进行编排。首先,在课程中教授一项技能后,安排成员们家庭作业,以在课程之外的自然环境中练习该技能。然后在随后的技能训练课程中复习家庭作业。

其次,社交技能训练师或其他相关人员可能会提示患者在自然环境中使用目标技能。这种对特定社交技能的**实际情境**刺激可以发生在计划好的行程(如社区郊游)中,也可以在偶然情况下自发进行。规范社交技能的范化是技能训练的一个关键组成部分,而技能训练必须在传统的团体或个人治疗课程之外进行。此外,如后面所讨论的,处理泛化问题通常需要其他人参与患者的直接环境,以确保目标技能在出现时得到加强。

二、社交技能训练的步骤

社交技能训练是一种结构化的人际交往技能教学模式,遵循特定的步骤序列。这些具体的步骤,是在各训练内部或之间例行执行的,以使社交技能训练有别于其他康复方法。要彻底教授一项技能,通常需要多次训练。社交技能训练的步骤见表4.1。

表 4.1　社交技能训练的步骤

---

1. 讲解技能的基本原理
2. 讨论技能的步骤
3. 模仿角色扮演中的技能，并与团体成员一起练习角色扮演
4. 让团体成员在相同的情境下进行角色扮演
5. 提供积极的反馈
6. 提供纠正性反馈
7. 让团体成员在相同的情境下扮演另一个角色
8. 提供额外的反馈
9. 让其他团体成员参与角色扮演并提供反馈，如步骤 4~8 所示
10. 布置家庭作业且在下节课开始时回顾

以下将介绍每一个步骤，已包含在附录 A 中的"社交技能团体形式"。为了便于沟通，我们将介绍有两个带领者的团体形式的技能训练。在本章的后面，我们还将讨论如何对个人、夫妻和家庭进行社交技能训练。

（一）第一步：讲解基本原理

为了激励团体成员学习一项新技能，首先必须为其重要性建立理论基础。一般来说，建立学习新技能的理论基础有两种策略：带领者可以从团体成员引出理论基础，或者带领者可以为技能的重要性提供理由。对于大多数团体来说，两种策略的结合是最有效的。

学习一项新技能的原因可以从团体成员中通过提出有关该技能重要性的主要问题来引出。例如，当教授与陌生人或不熟悉的人开始对话的技能时，带领者可以提出这样的问题："为什么能够与某人开始对话是有帮助的？"或者"能够开始一段对话有什么重要的？"

对这些问题的典型回答有"这是你认识别人的方式。"和"如果你想结交新朋友，你必须知道如何开始对话。"例如，在介绍表达积极情绪的技能时，带领者可以提出这样的问题："为什么能够向他人表达积极情绪是有帮助的？"及"当你对某人的某一特定行为表达出积极的感受时，会发生什么？"这些问题往往会引出诸如"这会让别人感觉良好。"和"如果你让别人知道他们做了你喜欢的事情，也许他们还会再做一次。"的回答。

当从团体成员那里引出基本原理时，询问关于**不使用**特定技能的缺点的问题可能会有所帮助。例如，当你想要给别人一些赞美的理由时，带领者可能会提出这样一个问题："如果你很喜欢某人，但是你从来没有赞美过他，会发生什么？这让他/她有什么感觉？"询问团体成员不使用某项技能的缺点是帮助他们看到学习该技能好处的另一种方式。

在大多数团体中，学习特定社交技能的重要性可以通过向团体成员提出启发性的问题来解决。带领者也可以选择扩大团体成员给出的理由或提供额外的理由。然而，在一些患者群体中，认知障碍可能会限制他们为学习某项特定技能寻找理由的能力。在这样的团体中，带领者可以选择直接提供技能的基本原理，而不是从团体成员引出。

在解释一项社交技能的重要性时，带领者的解释应尽可能简短。然后，为了检查团体成员是否理解，带领者应该提示成员解释理由。正确的理解可以得到加强，错误的认识可以得到纠正，然后带领者就可以进行下一步的技能训练。

第二部分包括各种各样的技能，可以通过社交技能训练来教授。对于每种技能，都提供了特定的基本原理，并列出了组件步骤。

这里提供了一个为"表达不愉快的感受"技能讲解基本原理的例子。

【举例：讲解基本原理】

　　带领者：今天我们要学习"表达不愉快的感受"技能。我说的"不愉快"是指很难或感觉不好的感受。谁能给我举一个不愉快感受的例子？

Bob：生气。

带领者：是的，Bob。生气是不愉快感受的一个很好的例子。（把"生气"写在布告板上，当团体成员添加其他感受时，一并添加到列表中。）还有其他的例子吗？

Juanita：害怕是吗？

带领者：是的，害怕、恐惧或焦虑都是不愉快感受的例子。你能想到其他的例子吗？

Lionel：无聊。

带领者：你说得对，Lionel，无聊是另一种不愉快的感受。其他的例子有吗？

Yoko：就像我想打别人的时候。

带领者：Yoko，当你想打别人的时候，你是什么感受？

Yoko：恼羞成怒。

带领者：对，恼羞成怒是另一个不愉快感受的好例子。你们都举出了一些不愉快感受的好例子：生气、害怕、无聊。当你有一种不愉快的感受，如生气，并且你尽可能长时间地把它憋在心里，会发生什么？

Yoko：你感觉更糟。

Lionel：你会爆炸。

带领者：是的。长时间把不愉快的感受憋在心里通常会感觉很糟糕。有时候，当你把它压得太久，一件小事就能把你压垮，就像压倒骆驼的最后一根稻草一样。

如果你对某件事感到很沮丧，你就会勃然大怒，如大喊大叫，甚至打人，会发生什么？

Bob：麻烦。

带领者：是的，Bob。Yoko，当你无法控制自己的愤怒时，会发生什么？

Yoko：我失去了优化待遇，或者让别人生我的气。

带领者：Yoko，你说得很好。如果你以一种破坏性的或敌对的方式表达你的愤怒，经常发生消极的后果。如果你对某件事有一种不愉快的感受，并以一种**友好**的方式向别人表达出来，会发生什么？

Bob：会更好。

带领者：没错。情况怎么样？如果有人做了让你生气的事，你试图用友好的方式向那个人表达一种不愉快的感受，告诉那个人他/她做了什么让你生气的事，会怎么样？

Juanita：也许他会改变。

带领者：是的，Juanita，让某人知道他/她做了什么让你难过的事，你可以帮助那个人改变他/她的行为，也许这种情况将来就不会发生了。因此，我们可以看到，从不表达不愉快的感受或以敌对的方式表达有很多缺点，但以建设性的方式表达不愉快的感受有很多优势。

（二）第二步：讨论技能的步骤

当建立学习该技能的基本原理后，带领者会介绍并讨论该技能的每个步骤。将一项技能分解成各个步骤的目的是通过帮助成员专注于一次提高一个方面来促进教学过程。技能的步骤应该写下来，贴在房间的显眼位置，以便所有参与者都能看到。对于团体成员来说，拥有一份用大字号排印的关于技能步骤的讲义也很有帮助。

带领者简要地讨论技能的每一个步骤，从团体成员处引出或者直接解释每一步骤的重要性。当讨论一个步骤时，带领者会指向海报或挂图上的同一个步骤。对技能不同步骤的讨论只需要几分钟。

在这里，我们提供了一个讨论技能步骤的例子，仍以练习"表达不愉快的感受"技能团体为例。

┌─────── 【举例：讨论技能的步骤】 ───────────────────────────────┐

　　带领者：当学习如何建设性地"表达不愉快的感受"时，把这项技能分成几个步骤是很有帮助的。"表达不愉快的感受"的第一步是看着对方，用坚定的语气说话。你认为为什么看着对方很重要？

　　Juanita：因为你知道他们在听。

　　带领者：对，你要看着这个人，确保他/她注意到你。用坚定的声音说话有什么重要的？

　　Lionel：那他就知道你是认真的了。

　　带领者：没错，Lionel。如果你对某件事有一种不愉快的感受，并且你用一种温柔、安静的语气表达出来，那么别人可能不会认为你是认真的。下一步就是告诉别人你的烦恼所在。这里重要的是要确保你的说明尽可能具体。为什么这很重要，Bob？

　　Bob：因为你要让别人知道你为何生气。

　　带领者：是的。如果你确切地告诉对方你的烦恼所在，这会帮助他/她更好地理解。下一步就是告诉对方你的感受。我们在这里谈论的是做一个具体的情感陈述，比如，"我感到异常恼火。""我感到生气。"或"我很沮丧。"Yoko，你觉得为什么表达感情是很重要的呢？

　　Yoko：因为你要让那个人知道你的感受。

　　带领者：是的，清楚地表达自己的感受能帮助别人确切地知道他/她的行为对你有什么影响。尽可能具体可以帮助对方更好地理解。"表达不愉快的感受"的最后一步是提出一种防止这种情况再次发生的方法。为什么这是一个重要的步骤？

　　Juanita：这样你就能改变局面了。

　　带领者：对。

　　Yoko：但是如果这个人不想改变怎么办？

　　带领者：如何以一种友好的方式告诉别人改变现状通常会很有效。不过，Yoko，你是对的，不是每次都能成功。我发现，如果你使用这些步骤，很有可能你可以改变这种情况。还有一些其他的策略，我们稍后会讲到，当你和一个不想改变问题状况的人打交道时，你可以使用这些策略。

　　Yoko：好的。

└──┘

（三）第三步：在角色扮演中演示技能，并与团体成员一起回顾角色扮演

　　首先讨论技能的步骤，然后带领者在角色扮演中对技能进行演示。这个演示的目的是帮助参与者了解技能的不同组成部分是如何结合在一起的，一个整体的表现可促进社交互动。演示技能有助于将技能的抽象步骤转化为具体的情境。

　　带领者最好是在课程之前就计划好他们将在团体中演示的角色扮演场景。角色扮演场景应该选择与参与者水平相关、可能经常发生且真实的场景。角色扮演应该简短扼要。许多角色扮演的基本技能，如"表达不愉快的感受""提出要求""和一个新的或不熟悉的人开始对话"，可能只持续 15~45 秒。更复杂的技能，如"妥协和协商""保持对话"或"倾听他人"，角色扮演可能需要更长的时间。如果团体由两名带领者带领，那么两个人都应该参与角色扮演，其中一人演示技能，另一人扮演伙伴的角色。当团体由一名带领者带领时，他/她应该招募一名团体成员在角色扮演中扮演伙伴的角色。在后一种情况中，应该选择一名合作的参与者，并且在角色扮演中能对带领者做出适当的反应。

　　在角色扮演开始之前，带领者告诉团体成员，他/她将演示技能，他们的任务是观察带领者使用了技能的哪些步骤。然后进行角色扮演。角色扮演完成后，带领者立即与团体成员一起回顾技能的不同步骤，并对每一个步骤是否使用进行讨论。在回顾了不同步骤后，要求团体成员提供一个整体的评估，看看在互动过程中带领者是否是一个有效的沟通者。

　　精神分裂症患者有时会在观察或参与角色扮演时感到困惑。这种困惑可能是由于其对角色扮演何时开

始和结束缺乏明确性。为了帮助患者区分团体中假装的和真实的互动,带领者明确指出每次角色扮演的开始和结束,会很有帮助。

带领者可以使用几种策略来表示角色扮演的开始和结束,通常几种策略的组合效果最好。首先,带领者可以做出一个明确的口头声明来开始和结束角色扮演,例如,"让我们现在开始角色扮演。"和"停止,让我们在这里结束角色扮演。"其次,带领者可以用手势来表示角色扮演的开始和结束。例如,用手比一个"T",可以用来表示角色扮演的结束,这在许多职业体育比赛中,用来表示一场比赛的"时间"信号。第三,让角色扮演参与者改变角色扮演在团体中的位置可以帮助明确角色扮演何时开始和结束。例如,两个角色扮演的参与者可以在角色扮演过程中站或坐到中间或前面,然后在角色扮演完成后回到自己的座位上。因此,在团体中预留一个特定的物理空间可用于有活力的角色扮演。改变角色扮演者的定位的策略引入了表演或戏剧元素,具有额外的优势。通过提高角色扮演的戏剧质量,带领者可以吸引不太感兴趣或认知受损患者的注意力。最后,鼓励角色扮演的参与者站起来,在房间里走动,可以让所有的团体成员都充满活力。

我们提供了一个演示技能和回顾角色扮演的例子,如下所示。

【举例:技能步骤演示并与团体成员一起回顾角色扮演】

带领者 A:我们已经讨论了"表达不愉快的感受"的不同步骤,我们想通过角色扮演来演示一下这个技能。在这次角色扮演中,我们要假装我正在看一个我喜欢的电视节目。在看这个电视节目的时候,有人进来换了一个频道看另一个节目。Sandra(带领者 B)将扮演一个进来换电视频道的人。关于 Sandra 换了电视节目,我要向她表达一种不愉快的感受。我想让你们做的是看看我使用了哪些技能步骤。(指向技能步骤的海报。)有什么问题吗?

Juanita:没问题。

带领者 A:好的。(把两个座位挪到观众席中央,在他对面的第三个座位上放一个虚构的电视。)让我们假装我坐在这里看电视。(指着空座位上的电视机。)

假设我在看棒球比赛。Sandra,我想请你进来换个频道。这可以是你的座位(指向旁边的座位)。现在让我们开始角色扮演。(坐在椅子上,假装很专注地在看电视。)

带领者 B:(走向电视。)哦,无聊的体育节目。我想看看有什么新闻。(换频道。)

带领者 A:嗨,Sandra! 你刚刚换了我正在看的电视频道。你不提前和我商量就那样换频道,真让我生气。如果你想换频道的话,请先和我讲一声,这样我会很感激的。那也许我们能解决问题。

带领者 B:对不起。我不知道你真的在看。

带领者 A:嗯,我在看的。我希望你把频道转回到比赛上来。

带领者 B:好的。(转回频道。)

带领者 A:现在让我们停止角色扮演。(转向团体成员。)让我们聊一下你们在角色扮演中看到了什么。(指向技能步骤的海报。)

我的眼神交流怎么样? 我刚才在看 Sandra 吗?

Lionel:是的,你一直在看着她。

带领者 A:好的,那我的语调呢? 我说话的声音坚定吗?

Juanita:是的,你听起来很坚定。

带领者 A:好。我有告诉她我为什么生气吗? 她清楚我为什么生气吗?

Lionel:是的。

带领者 A:Bob,我说了是什么让我真正生气了?

Bob:换频道。

带领者 A:正确。我有告诉她我的感受是怎么样的吗? 我说了感觉吗?

Juanita:是的。

带领者 A：Yoko，我说的具体感受是什么？

Yoko：你很生气。

带领者 A：正确。我有没有提出一种防止这种情况在未来发生的方法？

Yoko：你让她在换频道之前和你确认一下。

带领者 A：没错。总的来说，我是否有效地表达了我的观点？

Bob：是的。

带领者 A：Yoko，我听起来有敌意吗？

Yoko：不，你做得很好。

带领者 A：好。这是一个如何友好地"表达不愉快的感受"的例子。

（四）第四步：让团体成员参与角色扮演

团体成员进行相同技能的角色扮演演练应在特定技能的演示之后立即开展。带领者应解释，他/她希望每个团体成员都有机会练习这项技能。然后与一名团体成员和一名带领者进行角色扮演。为团体成员提供指导，然后进行角色扮演。

当一项技能第一次被教授时，参与者最好使用带领者所演示的相同的角色扮演场景来练习该技能。这些使用原来角色的目的是让参与者熟悉该技能的具体步骤，同时尽量减少在不同情况下使用该技能所需的适应性。因此，此时最好不要过多修改角色扮演场景。不过，也可以做一些小小的改动，如让参与者辨认出一个他/她可以在角色扮演过程中假装在看的特定电视节目。

当让团体成员参与角色扮演时，带领者可以从一个可能更愿意合作、更有技能的人开始。这将使技能较强的团体成员能够成为技能较差的团体成员的榜样，以使这些技能较差的成员在稍后的团体角色扮演中练习技能。我们建议直接要求团体成员扮演一个角色，而不是提出一个开放式的问题"谁想扮演一个角色？"，直接提出要求，如"我想让你扮演一个角色。"，通常比让团体成员自己做决定更具吸引力。

下面提供一个让团体成员参与角色扮演的步骤示例。

【举例：让团体成员参与角色扮演】

带领者 A：我希望你们每个人都有机会在角色扮演中练习这项技能。Juanita，让我们从你开始。我想让你扮演看电视的那个角色。

Juanita：好的。

带领者 A：好。让我们用之前的方法来设置这个角色扮演场景。（帮 Juanita 把她的椅子放在观众席的中央，在一张空椅子上放电视。）假设你在看电视节目。Juanita，你喜欢看什么电视节目？

Juanita：《谁想成为百万富翁》。

带领者 A：好的，让我们假装你在看《谁想成为百万富翁》，Sandra 要进来换频道。当 Sandra 换频道的时候，我希望你像我刚才那样，用技能的步骤向她表达一种不愉快的感受。有什么问题吗？

Juanita：应该没有。

带领者 A：好。**现在**让我们**开始**角色扮演。

带领者 B：（走进房间看电视。）我想看新闻。（换频道。）

Juanita：你为什么这么做？

带领者 B：我只是想看不同的节目。

Juanita：我正在看《谁想成为百万富翁》，你换了频道。换回来！

带领者 B：但是我想看一些不同的东西。

Juanita：你不能这么做。

带领者 A：现在让我们停止角色扮演。Juanita，你的角色扮演做得很好。让我们给你一些反馈。

注意：重要的是结束角色扮演时，要对参与者的表现给出一个简短、积极的反馈。在提供纠正性反馈的步骤中处理角色扮演中的不完善之处。

（五）第五步：提供积极反馈

团体成员进行角色扮演排练后，通常会立即得到关于其具体表现的积极反馈。即使在最糟糕的角色扮演表演中，也必须找到一些真正积极的东西。

虽然鼓励人们努力参与角色扮演很重要，但如果要改变行为，就必须对参与者的表现提供具体的反馈。

积极的反馈可以由带领者从其他团体参与者那里引导得到，也可以直接提供给参与者。为了从其他团体成员那里得到积极的反馈，在角色扮演结束后，询问"刚才那个技能你喜欢的是_____方式？"及"你看到了这项技能的哪些步骤_____在做？"然后，其他团体成员会直接向参与者提供关于技能表现良好方面的具体反馈。团体成员提供的积极反馈可以由带领者提供的额外积极反馈加以补充。

带领者必须保持警惕，确保在此阶段给出的所有反馈都是积极的。应立即打断负面的或纠正性的反馈。在此阶段，反馈的目的是加强团体成员在角色扮演中的努力，并提供一些关于哪些工作做得不错的具体反馈。

团体成员很快就会了解到，积极的反馈总是先于纠正或消极的反馈，这很快就会成为一种团体规范。

积极的反馈应该尽可能的就具体行为给出意见。这些反馈可能与海报上所标识的技能具体步骤有关，也可能与其他特定的非语言和副语言技能有关。如果团体成员的角色扮演表现相当差，并且带领者担心团体成员难以确定角色扮演的哪些方面值得表扬，那么带领者可以引导团队就表现良好的某个具体方面提供反馈。例如，一个带领者可以问，"你喜欢角色扮演中_____的眼神交流吗？"

角色扮演后提供积极反馈的过程通常相对较短，持续时间在 30 秒到几分钟之间。下面是提供积极反馈的一个例子。

【举例：提供积极反馈】

带领者 A：（对大家说）你觉得 Juanita 刚才扮演的角色怎么样？

Lionel：她说出了她的想法！

带领者 A：是的，她似乎确实说出了她的想法。Lionel，你觉得 Juanita 的语气怎么样？她坚定吗？

Lionel：是的，她相当坚定。

带领者 A：那她的眼神交流呢？Yoko，在那个角色扮演中，Juanita 在看 Sandra（带领者 B）吗？

Yoko：是的，她正看着她。

带领者 A：没错。Juanita，你说话很坚定，在刚才的角色扮演中你有很好的眼神交流。Bob，Juanita 有没有说清楚她为什么生气？

Bob：我觉得她有。

带领者 A：她为什么生气？

Bob：Sandra 换了她的频道，她不喜欢。

带领者 A：没错。（对 Juanita 说）你角色扮演得很好。你的眼神和语气都很好，当 Sandra 在你看电视的时候换了电视频道，你清楚地表明了你很在意。

注意：就像反馈必须力求既具体又真实一样，带领者也应该小心避免使用"相当好"和"不错"这样的措辞来作为赞美的方式。

（六）第六步：提供纠正性反馈

在角色扮演之后应立即提供积极反馈，这为接下来提供纠正性反馈打好了基础。纠正性反馈应该是简短的、不带批评的、切中要害的，并且尽可能具体到行为上的。其目的是确定角色扮演交互中最关键的需要改善的方面，以提高整体表现。

与积极反馈一样，可以从其他团体成员处得到纠正性反馈，也可以由带领者提供。有时，带领者单独提供纠正性反馈可能也是可取的，这可最大限度地提高团体成员关注这些重要方面的能力。纠正性反馈不应包括团体成员表现中的所有问题的详尽清单。相反，它应该关注技能的一两个最关键的组成部分。

使用诸如"你的角色扮演会更好……"作为改善角色扮演的建议会有帮助。同样，通过问一些诸如"有什么方法_____可以提高他/她在角色扮演中的技能吗？"

下面是一个提供纠正性反馈的例子。

【举例：提供纠正性反馈】

带领者：你认为 Juanita 在这种情况下如何更好地表达一种不愉快的感受？

Yoko：她听起来有点不友好。

带领者：其他成员怎么想？Juanita 听起来真的很生气吗？

Bob：是的，我想是的。

带领者：Juanita 有没有对更换电视频道时的感受做过具体的口头表达？

Yoko：我不记得了。

Lionel：不，她没有。

带领者：Juanita，我没有注意到你在刚才的角色扮演中表达了感受。当你表达不愉快的感受时，陈述具体的感受是有帮助的，因为它能让别人确切地知道你的感受。

注意：带领者可能提到在角色扮演中 Juanita 的敌意。然而，当人们不通过**语言**表达他们的感受时，他们的声音听起来更有敌意是很常见的。使用"恼怒""生气"和"心烦意乱"等**口头**情感陈述，往往会让人听起来不那么有敌意。因此，带领者决定集中精力教授 Juanita 用语言表达情感，希望这样可以让她听起来不那么充满敌意，也不太可能导致争吵。此外，最好将纠正性反馈限制在几个点上。

（七）第七步：让团体成员在同样的情况下进行第二次角色扮演

明确了在角色扮演中缺乏的社交技能的具体组成部分，就可以自然地在接下来的角色扮演中提出改进的建议。在第七步中，参与者在同样的情况下进行另一种角色扮演，并被要求根据刚刚给出的纠正性反馈做出一两个小的改变。虽然社交技能的许多不同组成部分可能会得到纠正性反馈，但在下一次角色扮演之前给参与者的具体指导仅限于一两个最突出的且团体成员最有可能做出改变的部分。

在向团体成员提供角色扮演表演的反馈时，激发团体成员提出建议的同时，带领者也提出建议。然而，只有带领者可以向参与者提供具体的指导，告诉他们在下一次角色扮演中应该改变哪些社交技能的组成部分。

确保给参与者的关于如何在接下来的角色扮演中提高他/她的表现的指示是清晰的，并且在其能力范围之内。就像让团体成员参与角色扮演一样，第二次角色扮演的指导最好是以请求的形式提出（如"我希望你……"），而不是用问句（如"你介意……吗？"）。

以下提供了一个如何让一个团体成员在相同情况下进行第二次角色扮演的例子。

【举例：让一个团体成员在相同情况下进行第二次角色扮演】

　　带领者 A：Juanita，我想让你再进行一次类似的角色扮演。和之前一样，我想让你练习一下，当 Sandra（带领者 B）在你看电视节目的时候更换了频道，你要表达一种不愉快的感受。然而，这次我希望你做得稍微不同一点，请你做一个具体的口头感受陈述，关于在其更换频道时你的感受。

　　Juanita：我想我当时已经表达得很清楚了。

　　带领者 A：你的语气和面部表情确实表达了一些不愉快的感受。然而，我希望你能更清楚地解释你的感受，用语言来描述你的感受。

　　Juanita：好。

　　带领者 A：如果有人在你看节目的时候更换了频道，你会有什么感觉？（指向不同感觉陈述的布告板。）

　　Juanita：我会很生气的。

　　带领者 A：好。然后我希望你在下一次角色扮演中做出这样的陈述：当有人像那样换台时，你感到很生气。有什么问题吗？

　　Juanita：没有。

　　带领者 A：好的，让我们像之前一样进行角色扮演。（Juanita 和带领者 B 从座位上站起来，站在房间中央。）好了，我们现在开始角色扮演。

　　带领者 B：（走进房间看电视。）我想看新闻。（更换频道。）

　　Juanita：嘿，你换频道了。

　　带领者 B：我想换个节目。

　　Juanita：我在看那个频道。你这样上去换频道，真让我生气。把它换回来！

　　带领者 B：对不起。

　　带领者 A：好。现在让我们停止角色扮演。

（八）第八步：提供额外反馈

　　与团体成员的第一次角色扮演一样，第二次角色扮演之后立即提供积极和纠正性反馈。当提供积极反馈时，最好是先赞扬团体成员在角色扮演之前针对带领者提出的具体建议所做的任何改进。例如，如果在接下来的角色扮演中，带领者要求参与者说话声音更大，并且她成功地提高了自己的音量，那么带领者首先会向参与者提供关于其音量提高的积极反馈。

　　在为社交技能的特定部分提供积极反馈之后，带领者会为其他表现良好的技能步骤提供或激发积极反馈。始终如一的反馈应该是具体的、中肯的、真诚的。如果参与者没有在带领者针对的技能的具体组成部分上表现出改善，那么对其他表现良好的技能组成部分提供积极反馈。第二次角色扮演的纠正性反馈也应该以建设性的方式陈述，并且尽可能具体到行为上。纠正性反馈的提供是精短的，并着眼于进一步提高社交技能在下一个角色扮演的表现，是最有帮助的。纠正性反馈过多会让参与者感到沮丧，他们可能很难记住所有的东西。

　　在社交技能训练的这个关键时刻，带领者必须做出一个决定，是让同一个团体成员进行第三（甚至第四）次相同情境的角色扮演，还是换一个团体成员。在做这个决定时必须考虑几个因素。第一个也是最关键的因素是，两次角色扮演是否有任何改进。如果这两次角色扮演都没有任何改进，那么就没有从示范中学习，所以让团体成员参与另一种角色扮演是至关重要的。额外的教学策略，如辅导，将在本章后面介绍，可在之后的角色扮演中使用，以最大限度地提高团体成员的表现。

　　第二个因素是合作。如果参与者很容易参与角色扮演，并且已经取得了明显的进步，但仍然需要进一步提高，那么他/她可以很容易参与额外的角色扮演，从而获得进一步的收获。第三个因素是是否有足够的时间允许两次以上的角色扮演，同时还允许在两次角色扮演中与其他团体成员保持联系。如果时间允许，团体成员愿意,并且在第二次角色扮演后取得了微小的进步,带领者应该尝试让成员参与第三次角色扮演,甚至可能是第四次角色扮演。

当让一名成员参与一系列角色扮演时,最好先改变技能的其中一个部分,然后再改变技能的第二个甚至第三个部分。当团体成员能够体验到他们的社交技能的表现在逐渐改善,并使用积极反馈来加强这些收获时,参与者往往会因自己的努力而感到被激励,并在学习技能时体验到更大的自我效能感。即使需要几次角色扮演来提高一项社交技能的单一组成部分,参与者通常也不会感到气馁,因为积极的变化得到了应有的注意,并得到了大量的强化。通过反复的角色扮演和反馈的过程,形成了更有效的社会行为。

当一名团体成员进行了最后一次角色扮演,而带领者决定不再进行同样情况下的角色扮演时,可能会给出更多的纠正性反馈,但这是不必要的。给出纠正性反馈的主要目的是针对如何提高社交技能表现提出具体的建议。这些建议,在当他们马上就有机会在角色扮演中再次练习技能时可能会最有帮助。因此,纠正性反馈在最后一次角色扮演中的作用较小。在最后一次角色扮演之后,带领者赞扬他/她在角色扮演中的努力,并指出在角色扮演中所表现出的连续性提高,这对参与者可能是有帮助的。

以下是一个提供额外反馈的步骤例子。

------【举例：提供额外反馈】------

带领者 A：Juanita,我真的很喜欢你在角色扮演中加入具体的情感陈述。Bob,你还记得 Juanita 是怎么说的吗?

Bob：我想她说她很生气。

带领者 A：没错。我想你已经很清楚地表达了 Sandra(带领者 B)更换电视频道时的感受。(转向其他团体成员。)你还喜欢 Juanita 在角色扮演中表达不愉快的感受的其他什么方式吗?

Yoko：她对她为什么生气表达得很清楚。

带领者 A：那是什么?

Yoko：她不喜欢看节目看到一半时换频道。

带领者 A：是的。你还喜欢 Juanita 的角色扮演中的什么吗? 她的语气坚定吗?

Lionel：肯定! 我不会惹她的。

带领者 A：是的,Juanita,你的声音确实很坚定。Juanita 的面部表情怎么样? Bob?

Bob：她看起来很严肃。

带领者 A：是的,我也这么认为,Bob。(转向 Juanita。)Juanita,我想你刚才的角色扮演表现得很好。你表情严肃,说话声音坚定。你很清楚你为什么而生气,并且你做了一个具体的情感陈述。

Juanita：我想是的。

带领者 A：(转向其他团体成员。)对于 Juanita 如何在这种情况下做得更好,有人有什么建议吗?

Lionel：她说:"别惹我!"

带领者 A：我同意,Lionel,Juanita 很清楚她的感受。她结束角色扮演的方式怎么样? 有人记得她说的话吗?

Yoko：她说:"把它换回去!"

Juanita：是的,我告诉 Sandra 把频道调回去。

带领者 A：是的,我也记得。其他成员怎么看? 你认为这是让 Sandra 换台的有效方法吗?

Yoko：我不知道;这可能会激怒对方。

带领者 A：为什么?

Yoko：我觉得她听起来有点不友好,好像在说:"**无论如何关掉它!**"

带领者 A：说得好,Yoko。如果你想要某人改变他/她的行为,有时候提出请求比提出要求更有效。其他人怎么想? 提出请求会更好吗?

Bob：是的。

Lionel：也许吧，但那也可能行不通。

带领者 A：没错，Lionel，但我发现人们对请求的反应往往比要求更积极。（转向 Juanita。）Juanita，我想让你再试一次同样情况下的角色扮演。我希望你像之前那样做，只有一个例外。即在角色扮演的最后，我想请你让 Sandra 把频道换回来，而不是提出要求。好吗？

Juanita：好。

带领者 A：那么你打算在这个角色扮演中做什么呢？

Juanita：表达一种不愉快的感受，不要那么苛刻。

带领者 A：没错。我想让你提出一个要求，让 Sandra 换个频道，而不是强求。

Juanita：对。

带领者 A：让我们再进行一次角色扮演。（Juanita 和带领者 B 就位。）现在让我们开始角色扮演。

带领者 B：（走向想象中的电视。）我想现在想看新闻。（更换频道。）

Juanita：嘿，你换了电视频道，我正在看节目。

带领者 B：所以呢？

Juanita：我看比赛的时候，你换台，这真让我生气。

带领者 B：对不起。

Juanita：我想让你把频道换回我正在看的节目。

带领者 B：好的。

带领者 A：现在让我们停止角色扮演。（转向团体成员。）你们注意到 Juanita 在这次角色扮演上与前一次相比有什么不同吗？

Lionel：她提出了一个要求。

带领者 A：是的，你确实提了一个要求，Juanita。我认为你说得很积极有效。（转向团体成员。）你们还喜欢 Juanita 刚才角色扮演中的什么？

Yoko：我觉得她说得很清楚，而且这次她听起来没有那么有敌意。

带领者 A：我同意，Yoko。（转向 Juanita。）我认为你很清楚地表达了你生气了，但你听起来没有敌意。

Juanita：这样听起来更有礼貌一些。

带领者 A：是的。Bob，你认为 Juanita 清楚她为什么生气吗？

Bob：是的，换频道。

带领者 A：这是很好的反馈，Bob。（转向带领者 B。）Sandra，你是这几次角色扮演的接受者。你最喜欢哪一个？

带领者 B：Juanita，我最喜欢你这一次的角色扮演。你清楚地表达了你的不满，做了一个具体的情感陈述，还就我能做些什么来改变这种情况提出了建议。

Juanita：好。

带领者 A：Juanita，你的角色扮演做得很好。我认为你在这次角色扮演中很有效地表达了你的观点，而且没有表现出敌意。

Juanita：我并不是真的觉得有敌意，也许有点生气。

带领者 A：Juanita，你做得很好。让我们继续，给别人一个练习这个技能的机会。

（九）第九步：让其他团体成员参与角色扮演并提供反馈

在社交技能训练中，首先与一个团体成员一起确立角色扮演的形式，然后再依次与每个成员共同练习。同样的角色扮演原则，针对行为的反馈和对微小进步的大量赞扬，适用于每个团体成员。对于最初的角色扮演，我们建议从比其他人更擅长社交或更善于合作的成员开始。但是，在让后续成员参与进来时，不可依据此标准。总的来说，在一个团体情境中，最好不要遵循特定的顺序来让成员参与角色扮演。

（十）第十步：布置作业，在下节课开始时回顾

在课程结束时，带领者会给团体成员布置一份家庭作业，让他们在下一个技能训练之前练习该技能。家庭作业的重要性无论如何强调都不为过。虽然团体中的角色扮演给成员提供了练习新社交技能的机会，但将这些技能泛化至现实环境对社交技能训练的成功至关重要。因此，在每次社交技能训练课程结束时都要布置练习目标社交技能的家庭作业，一旦出现完成家庭作业的困难，就立即解决。

布置家庭作业时，重要的是参与者要理解作业背后的基本原理，甚至要参与决定自己作业的内容。这可以用一个直截了当的方式解释，如说，"现在，你有机会在团体里通过某些角色扮演练习这项技能，对你来说，在日常生活中自然发生的情况下，自己尝试这项技能是很重要的。这对我也很有帮助，知道哪些步骤是成功的，哪些是有问题的。出于这个原因，我将非常有兴趣了解当你试图在团体之外使用这项技能时，会发生什么。"一旦家庭作业的基本原理建立起来，就不需要在每次团体中重复。然而，当一个团体成员没有完成家庭作业时，带领者应该首先提出问题来评估团体成员对家庭作业基本原理的理解。

为了最大限度地提高完成家庭作业的可能性，作业布置清晰、明了是很重要的，并应尽可能具体，且在个人能力范围内。如果可能的话，个性化的家庭作业可以促进后续工作。例如，让团体成员确定他们可以在什么情况下练习该技能，比用一般的方法指导他们自己练习该技能更有效。最后要考虑的是使用需要书写的材料或其他形式的材料来完成家庭作业。一些社交技能训练师发现，为参与者提供家庭作业表来记录他们完成的家庭作业是很有帮助的。这些作业表在每次训练的结束时分发，团体成员将完成的作业表带回下一次训练。使用作业表，如附录 B 中所提供的作业表，通常适合于那些认知损伤较少的参与者。在工作人员或家庭成员的帮助下，认知受损或症状严重的个体能够更持续地完成作业。

下面是一个布置家庭作业的例子。

【举例：布置将在下节课开始时回顾的家庭作业】

　　带领者：我很高兴你们今天的表现都很好。在我们下次见面之前，我希望你们能够完成一项家庭作业。作业内容是找出至少一种情况，在这种情况下你可以尝试表达不愉快的感受。请记住，技能训练只有在你亲身体验我们在团体练习的技能时才会有效。关于这项作业你们有什么问题吗？

　　Yoko：Sandra（带领者 B）在我们小组中扮演的角色总是很和善、很友好的，但人们并不总是这样。如果我们遇到不同的人该怎么办？

　　带领者：这是个好问题，Yoko。我发现，如果你试着以一种友好的方式表达不愉快的感受，并避免充满敌意，大多数人都会做出积极的回应，并会听你说完。这并不意味着他们总是会按照你的要求去做，但通常这不会使情况变得更糟。

　　Lionel：但如果是呢？

　　带领者：一般来说，当你表达自己的感受时，最好避免和对你有敌意的人发生争执。如果发生这种情况，我们会看看是否有人能想出一些好主意来处理这种困难的情况。

　　Lionel：好的。

　　带领者：我们来谈谈一些情况，在这些情况下，你可以运用"表达不愉快的感受"技能。Bob，接下来几天你可能会在遇到什么情况时，会用到这个技能？

　　Bob：我不确定。

　　带领者：有没有人是你有时会与其发生冲突的，或者与其之间一直存在的问题？如你的室友？

Bob：我的室友有时把收音机开得太大声，会打扰我。

带领者：Bob，这是个很好的例子。关于你的家庭作业，我想让你向你的室友表达一种不愉快的感受，因为他把收音机开得太大声了。Bob，什么时候和他谈谈这件事比较合适？

Bob：在晚餐？

带领者：听起来时间不错。Bob，在我们下次团体治疗中，我很想听听你和你室友的谈话进展如何。

Bob：好的。

带领者：Juanita，你呢？在接下来的几天里，你可能会在什么情况下表达不愉快的感受？……

（十一）回顾家庭作业

除了第一次社交技能训练，所有的社交技能训练课程都以回顾上次课程结束时布置的家庭作业开始。回顾作业有几个目的。回顾家庭作业提供了关于团体成员是否能够确定可以使用目标技能的适当情况，以及他们是否成功地使用了该技能的信息。此外，家庭作业有助于确定可以在团体角色扮演中关于继续学习在团体角色扮演中习得的技能的真实情况。团体课程的总体策略是首先通过使用标准化的角色扮演场景来让成员熟悉技能的步骤。然后，在随后的团体中，成员就已经遇到或期望遇到的实际情况在团体中进行练习。

回顾家庭作业始于带领者询问团体成员尝试使用某一特定技能时的具体情况。在回顾家庭作业的过程中，带领者要评估团体成员是否能够识别出适合他们使用该技能的情况，以及成员有效使用该技能的能力。然后，一个团体成员被指导展示在这种情况下发生了什么（如果他/她试图使用该技能），或尝试练习他/她将如何使用该技能（如果此人忘记使用该技能）。带领者鼓励成员描述足够详细的情况，以确定是否适合使用该技能。更好的做法是避免对情境中发生的事情进行全面的复述，而是把注意力集中在让成员在角色扮演中展示所发生的事情上。角色扮演完成后，给出积极的和纠正性的反馈，如果可以进一步改进，则对该情况进行额外的角色扮演。

当参与者报告他/她成功地运用了该技能，并在角色扮演中表现出良好的技能时，带领者会询问参与者在该情况下的目标是否达到。指出使用该技能的积极结果，并认可团体成员使用该技能的努力。如果团体成员使用了该技能，但没有取得成功，则带领者可以引导简短的讨论，重点是确定在这种情况下可能用于实现目标的其他策略。

在回顾家庭作业时，带领者有时会遇到团体成员没有完成作业的问题。指导这些团体成员的目标是帮助他们确定他们已经遇到或可能在不久的将来遇到的适当情况，在这些情况下他们可以使用该技能。然后，这些情况被用来设置角色扮演，在角色扮演中，成员在团队中练习技能。在团体课程结束布置下一项家庭作业时，带领者会和那些没有完成家庭作业的成员一起探索完成家庭作业的障碍，并制定一个排除这些障碍的计划。

下面的例子介绍了如何回顾家庭作业及基于家庭作业如何组织团体角色扮演。这个例子与前一个例子都是发生在同一次团体课程中，回顾关于上节课介绍的"表达不愉快的感受"技能的家庭作业练习。

【举例：回顾作业】

带领者：我想先看看你的家庭作业完成得怎么样了。我要求你们每个人都试着找出至少一种情况，在那种情况下，你可以运用"表达不愉快的感受"技能。

Yoko：我和我妈妈吵了一架。

带领者：听起来这是一个很好的运用这个技能的情况。你能多告诉我们一些发生了什么吗？

Yoko：我妈妈一直说我们要出去吃午饭，但是每次约会的时候，她都打电话来取消了。她总是说，"我临时有事"。

带领者：在这种情况下表达不愉快的感受是非常合适的。你有没有试图向你母亲表达一种不愉快的感受？

Yoko：我试过了，但是效果不太好。

带领者：让我们对这种情况进行角色扮演，看看发生了什么。Yoko，谁适合扮演你妈妈？

Yoko：Juanita。

带领者：好。Juanita，我想让你扮演 Yoko 的妈妈。Yoko，这个情况发生在哪里？

Yoko：通电话。她昨天 11 点半打电话给我，说她不能如约和我一起吃午饭了。

带领者：好的，在这个角色扮演中，你的妈妈，由 Juanita 扮演，她会打电话告诉你她不能和你吃午饭了。Yoko，我希望你能像昨天你妈妈打电话给你一样回答她。有什么问题吗？

Yoko：没有。

Juanita：没有。

带领者：我想让你们两个假装在打电话。Juanita，你先给 Yoko 打电话，告诉她你不能如约和她一起吃午饭了。（建立角色扮演。）现在让我们开始角色扮演。

Juanita：（假装在打电话。）你好，Yoko。对不起，我今天不能和你吃午饭。我有事。

Yoko：你又要取消午餐？你似乎总有事。为什么我从来都不能指望你？为什么你不能想到别人而只是你自己？

Juanita：Yoko，对不起，这个世界不止你一人。

Yoko：但是我是其中一个！

带领者：好的，我们现在停止角色扮演。让我们给 Yoko 一些反馈。你喜欢 Yoko 处理那种情况的方式吗？

Lionel：（对 Yoko 说。）我还以为你会直接告诉你妈妈你不开心的事呢。

带领者：没错，Yoko，你有说到这些。Bob，你觉得 Yoko 的语气怎么样？她听起来坚定吗？

Bob：是的。

带领者：是的，我认为你听起来很坚定，Yoko。这个角色扮演和当时发生的情况相似吗？

Yoko：有点类似，但当它真正发生的时候，我更疯狂。

带领者：你妈妈有什么反应？

Yoko：她更生气，我就挂了她的电话。

带领者：我明白了。我注意到，在角色扮演中，当你妈妈取消午餐约会时，你并没有对你的感受做一个具体的描述。

Yoko：我想我从来没有说过我的真实感受。但她知道我很生气。

带领者：Yoko，我想让你对这种情况再做一次角色扮演，这次你需要非常清晰地陈述你对你妈妈取消午餐约会的感受的陈述。

Yoko：好的。

带领者：Juanita，你准备好再演一次角色了吗？

Juanita：是的。

带领者：好。现在让我们开始角色扮演。

Juanita：（假装在打电话）Yoko，我打电话来是想告诉你我不能和你一起吃午饭了。我得重新约时间。

Yoko：妈妈，你这样取消我们的午餐约会真让我生气。

Juanita：对不起，Yoko。我有事。

Yoko：这让我很生气。

Juanita：对不起。

带领者：现在让我们停止角色扮演。你注意到 Yoko 两次角色扮演的表现有什么不同吗？

Bob：她说她很生气。

带领者：没错，Bob。（转向 Yoko。）当你妈妈取消你们的午餐约会时，你向她表达了你的感受。我觉得你很好地表达了你的感受。我希望你再试一次这个角色扮演，Yoko，这次再做一个小小的改变。当你对某一情况有不愉快的感受时，有时可建议他人避免这种情况再次发生，也就是这个技能的最后一步。在下一次角色扮演中，我想让你给你妈妈提个建议，关于如何防止这种情况再次发生。

Yoko：好的。

带领者：好。当你在这次角色扮演中向你的妈妈表达一种不愉快的感受时，要像以前一样清晰地陈述你的感受，并提出如何防止这种情况再次发生的建议。准备好了吗，Juanita？

Juanita：是的。

领导：好的，我们现在开始角色扮演。

Juanita：（假装在打电话）Yoko，亲爱的，很抱歉我今天不能如约和你一起吃午饭了。

Yoko：妈妈，你老是这样取消我们的午餐约会，我真的很生气。

Juanita：对不起，Yoko，刚才出了点事。

Yoko：我还是很生气，妈妈。下次我想找个不会被打扰的时间聚一聚。

Juanita：Yoko，听起来是个好主意。午餐时间总是很忙。也许我们应该一起吃晚饭。

Yoko：我很乐意。

带领者：现在让我们停止角色扮演。你做得很好，Yoko。你们喜欢 Yoko 最后一次角色扮演中的哪些方面？

Lionel：她试图解决这个问题。

带领者：没错。我认为和你妈妈讨论如何防止这种情况再次发生是很友好的。这个技能的其他步骤呢？Yoko 说话的声音坚定吗？

Bob：是的。

带领者：她说得清楚吗？

Bob：是的。

带领者：她清楚是什么让她心烦吗？

Lionel：她不喜欢她妈妈取消午餐约会。

带领者：没错。Juanita，你觉得 Yoko 上一次角色扮演怎么样？

Juanita：我觉得她听起来很严肃，而且她传达了她的信息。但与此同时，她并没有闪躲，她似乎想要改变现状，我很喜欢。

带领者：是的。Yoko，我同意 Juanita 的观点。你让人感受到你对这件事很不开心，但你试图采取措施防止它再次发生。干得好，Yoko。Bob，上节课我们给你布置了一项家庭作业，你要你向你的室友表达一种不愉快的感受，因为他把收音机开得太大声了。我想知道事情的进展……

注意：当团体成员根据他们所遇到的实际情况进行角色扮演时，带领者可允许他们彼此参与角色扮演，而不是与其中一个带领者一起。这种方法的一个优点是，它允许成员在组织角色扮演时有更多的灵活性，因为这些角色扮演与他们所经历的实际情况相似，他们可以选择团体中任何能让他们想起相同情况下的另一个人。缺点是，当涉及两名团体成员而不是一名团体成员时，带领者对角色扮演的控制较少。带领者在决定是否允许成员一起参与角色扮演时，必须进行临床判断。当角色扮演涉及两名团体成员时，带领者可以指导第二名团体成员如何应对这种情况。

三、社交技能训练的节奏

在社交技能训练过程中，并没有黄金法则来决定每种技能教授时间的长短。在决定什么时候最适合介绍一项新技能时，必须考虑几个因素。首先，重要的是，所有或大多数团体成员都要表现出在社交技能方面的一些进步，这也是训练的核心。其次，需要考虑成员对于持续学习一项技能的兴趣。如果团体成员在学习某项技能时开始感到焦虑不安，但已经取得了一定的进展，即使还有一些改进的空间，那么也可能是时候继续前进了。第三，团体成员的整体能力水平与每项技能的花费时间有关。严重认知受损者通常需要更多的时间和练习来获得有针对性的社交技能。

大多数团体成员都能从至少两到三次针对某一特定社交技能的训练中获益，有些人可能需要更多的训练。在团体开始学习新技能之后，应定期审查旧技能，以确保所取得的成果不会消失。此外，当团体成员出现问题时，应审查技能。例如，如果已经发生了几起激烈的争吵事件，对于团体带领者来说，即使原计划是教授关于"与陌生人或不熟悉的人开始一段对话"技能，此时教授"表达愤怒的感受"技能可能更有帮助。

四、系统地遵循社交技能训练模型

为了使社交技能训练取得最佳效果，系统地遵循本章描述的模型至关重要。刚开始组织社交技能训练团体的带领者可能会发现，组织材料、遵循组织团体的步骤，以及保持积极的沟通方式是有挑战性的。即使是经验丰富的带领者可能也会发现自己无意中省略或偏离了管理团体的系统化原则。附录 A 提供了两份核对清单，以帮助团体带领者获得反馈，了解他们在多大程度上遵循了开展社交技能训练课程的步骤。两份清单包含总体组织与积极参与技能（如"营造了一个温暖、友好的氛围"和"为参与提供了充分的积极反馈"）和一系列社交技能训练步骤（如"制定了使用技能的基本原理"和"与团体成员讨论了技能的步骤"），由带领者进行自评："完全没有""部分地"或"全部地"。其中一份清单由客观观察者填写（"社交技能团体观察清单"），另一份清单由团体带领者填写（"社交技能团体带领者自评清单"）。这两份清单都促进了关于社交技能训练步骤和如何坚持基本原则的有价值的讨论，这对于团体带领者和督导来说非常有用，可以帮助他们将优势和问题纳入讨论重点。每三个月完成一份或两份核对清单，将有助于团体带领者领导社交技能训练团体的能力。但是，应当指出，清单并不是用来研究的工具，也不可用来比较不同团体带领者的表现。

五、额外的教学策略

到目前为止，我们已经介绍了如何使用示范、角色扮演排练、积极和纠正性反馈，以及家庭作业共同来教授社交技能。这些策略是社交技能训练的核心。然而，当口头指导在行为改变方面无效时，额外的教学策略可以帮助团体成员学习技能。为了促进技能发展，应尽可能频繁地使用这些策略。

社交技能训练的主要目标是确保在每个社交技能训练课程中都有一些社交技能的改进。以下讨论了四种不同的教学策略：补充示范、区别示范、辅导，以及提示。

（一）补充示范

示范是团体带领者可用的最强大的教学工具之一。除了进行示范以演示将介绍的技能外，还可以在整个团体课程的任何时候提供**补充示范**。初始示范和补充示范的主要区别在于，后者是为单个成员提供的，带领者在角色扮演中扮演该成员的角色。

当仅用口头指导来改善特定的社交技能部分未能达到预期效果时，通常会使用补充示范。带领者不是依靠额外的口头指导，而是向团体成员解释，他/她想要通过角色扮演中展示他/她的意图。团体成员被要求密切关注角色扮演中所展示的技能的具体组成部分。

带领者解释其将在角色扮演中扮演团体成员的角色。当角色扮演完成后,带领者得到参与者关于所演示的特定技能组成部分的反馈。紧接着,团体成员在角色扮演中练习技能,并特别注意目标技能的组成部分。当团体成员完成角色扮演后,像往常一样提供积极和纠正性反馈。

下面是一个补充示范的例子,其中成员 Bob 参与。他刚刚完成了他第二次"表达不愉快的感受"技能的角色扮演。在这次角色扮演之前,带领者指导他在角色扮演中明确口头表达自己的感受。然而,Bob 忘记在第二次角色扮演中陈述这种特定的感受。在 Bob 技能表现出色的方面,带领者给予了积极反馈。该示例首先由带领者向 Bob 提供纠正性反馈,然后使用补充示范为其演示该技能。

【举例:补充示范】

带领者 A:Bob,我在你的角色扮演中注意到,当 Sandra(带领者 B)换了电视频道时,你并没有表达你的感受。

Bob:我想我忘了。

带领者 A:是的,有时会这样。我想让你们看看我所说的表达感受是什么意思。在这个角色扮演中,我将扮演你的角色,Sandra 将扮演她之前扮演的角色;也就是说,我正在看电视的时候她要换频道。我希望你们能在这个角色扮演过程中看着我,特别注意我的感受表达。有什么问题吗?

Bob:没有。

带领者 A:在这次角色扮演中,你需要仔细观察什么?

Bob:看看你能不能表达你的感受。

带领者 A:没错!好的,让我们开始这个角色扮演。(为了扮演 Bob 的角色,和 Bob 交换位置;椅子被相应地重新摆放,角色扮演开始了。)

带领者 B:我想我现在要看新闻。(换电视频道。)

带领者 A:对不起,我在看电视节目。你在我正在看节目的中间换频道,真让我生气。如果你能在换频道之前先跟我确认一下,我会很感激的。

带领者 B:好的,很抱歉。

带领者 A:好的,我们现在停止角色扮演。(带领者离开自己的位置。)

带领者 A:Bob,你注意到我在角色扮演中表达感受了吗?

Bob:你说你很生气。

带领者 A:好!这是正确的。那这项技能的其他步骤呢?我的语气和眼神交流好吗?

Bob:是的。

带领者 A:我说清楚我为什么生气了吗?

Bob:是的,换频道。

带领者 A:我有没有提出如何改变这种情况?

Bob:是的,你让她先跟你确认一下。

带领者 A:正确。现在,Bob,我想让你进行一次角色扮演,像刚才我在这个角色扮演中做的那样,清楚表达你的感受。(Bob 和带领者 B 回到团体中央,角色扮演开始了。)

(二)区别示范

区别示范强调两次角色扮演中有差别的部分,其中一次角色扮演紧接着另一次角色扮演,从而突出社交技能的某个组成部分。除了突出要特别示范的部分外,角色扮演是相同的。这个部分在第一次角色扮演中表现得很差,而在第二次角色扮演中表现得很好。团体成员被要求观察角色扮演,并注意哪些技能组成是不同的。

当与团体成员讨论社交技能的特定组成部分时,区别示范是一个有用的策略。当团体成员难以根据带领者或其他团体成员的口头反馈修改技能的某个特定部分时,也可以使用它。除了要求团体成员识别两次角色扮演中技能的不同组成部分外,还可以要求团体成员判断这两次角色扮演哪次更有效。

区别示范也可以是一个非常有效的方法,用于强调如眼神接触和音量等特定非语言和副语言的重要性。通过夸大这些技能组成部分的糟糕表现,与良好表现形成对比,所有团体成员可以很容易地领会技能的价值。区别示范也可以用来突出技能的语言步骤,但它对非语言和副语言最有效。

【举例：介绍区别示范】

带领者：我们已经讨论了语音语调和声音轻响是如何成为社交技能重要组成部分的。我们想通过几次角色扮演来说明这一点。我们将在同样的情况下进行两次角色扮演。

我们希望你能注意到我在这两次角色扮演中的行为有何不同。当我们完成这两次角色扮演后,我们会要求你解释它们有何不同,以及我在一次角色扮演中的沟通是否比在另一次角色扮演中更有效。

在这段介绍之后,带领者首先在角色扮演中表现出很糟糕的声音语调——说话非常小声、温顺。然后,在第二次角色扮演中,带领者尽力用一种强烈、清晰、自信的语气说话。

在两次角色扮演完成后,领导者可以通过问一些问题来激发团体成员之间的简短讨论,如"我在两次角色扮演中有什么不同?""我在一次角色扮演中比在另一次角色扮演中更有效率吗?""为什么?你觉得我在第一次角色扮演中给人的印象如何?""第二次角色有什么不同?""你更喜欢哪次角色扮演? 为什么?"对这两次角色扮演的讨论不需要延伸。通常几分钟就足以强调所讨论的技能组成部分的重要性。

（三）辅导

辅导是指在角色扮演过程中,对参与者使用口头提导来实施社交技能的特定组成部分。当角色扮演之前的口头指导不能产生预期的社交技能变化时,辅导是最常用的。带领者不是简单地提供额外的口头指导,并希望参与者在下一次角色扮演中能做得更好,而是通过提供必要的口头辅导来帮助参与者完成角色扮演。

当团体成员在角色扮演中明显忘记了社交技能的一个步骤时,辅导可以自然地进行。在角色扮演过程中,带领者可以通过在他/她耳边轻声提示使用特定的技能。在团体成员完成角色扮演后,像往常一样提供反馈。然后参与者在同样的情况下进行另一次角色扮演,这次没有辅导(或者减少辅导的数量)。辅导的基本目标是使团体成员在有帮助的情况下完成技能练习,然后减少在后续角色扮演中提供的帮助。

第一次使用辅导时,团体成员可能会表现出一些惊讶,也可能会引起其他团体成员的轻笑。然而,成员们很快会习惯辅导,并感激他们在练习技能时得到了帮助。最好是在口头指导本身没有导致行为改变**之后**再进行辅导。否则,过度依赖辅导可能会对评估成员执行技能造成干扰。此外,症状严重者可能不是一个很好的辅导候选人,因为对着他/她的耳朵说话会产生偏执反应。

这里提供了一个如何辅导的示例。在这个例子中,Lionel 正在练习"表达不愉快的感受"技能。在第一次角色扮演中,Lionel 忘记了表达自己的感受。带领者在第二次角色扮演之前指导 Lionel 陈述感受,但是 Lionel 忘记了这个陈述。这个例子开始于第三次角色扮演之前。

【举例：辅导】

带领者 A：Lionel,我想让你在这种情况下再进行一次角色扮演。在这次角色扮演中,我想让你特别注意表达你对电视频道被更换的感受。当你在看节目时,有人更换频道,你会有什么感受?

Lionel：我不知道。我想这让我很困扰。

带领者 A：好。在这项角色扮演中，我想让你告诉 Sandra（带领者 B），当她换频道时，你会感到困扰。好吗？

Lionel：好的。

带领者 A：（Lionel 和带领者 B 来到房间中央，椅子也相应地被重新摆放。）现在让我们开始角色扮演。

带领者 B：我想我现在要看新闻。（假装换电视频道。）

Lionel：嘿，你为何那么做？

带领者 B：我想看新闻。

Lionel：你不能这么做，我正在看我的节目呢。

带领者 B：我想看看别的东西。

Lionel：你不能这么做。

带领者 B：为什么不呢？

Lionel：因为我在看节目。（带领者 A 在 Lionel 身边蹲下，在他耳边小声说："这让我很困扰……"）你换频道的时候我很烦。

带领者 B：对不起。

Lionel：你能把它换回去吗？

带领者 B：好的。

带领者 A：现在让我们停止角色扮演。Lionel，我真的很喜欢你在最后一次角色扮演中清晰的口头陈述。你告诉 Sandra，她那样换频道让你很困扰。我想让你再试一次角色扮演，这次我不打算给你辅导。我想让你记住在这次角色扮演要陈述你的感受，就像你在上一次角色扮演中所做的那样。有什么问题吗？……

（四）提示

提示是指在角色扮演中使用非语言信号来提高社交技能的一个组成部分。提示对于改变一项社交技能的非语言和副语言特征，如眼神交流和音量，是最有效的。

提示与辅导不同，除非在角色扮演之前讨论过，否则团体成员可能不清楚特定信号的含义。因此，在角色扮演之前，带领者会讨论其将在角色扮演中使用的具体提示，以及团体成员应该如何回应。

一个常见的提示手势是带领者用手指着其眼睛，表示团体成员在角色扮演过程中应该增加眼神交流。另一个常见的提示手势是拇指向上移动，表示团体成员在角色扮演过程中应该大声说话。在整个角色扮演过程中，这两种手势都应根据需要提供，带领者在角色扮演中直接站在与团体成员互动者的后面。和辅导一样，在角色扮演中，提示被用来帮助演示，然后在随后的角色扮演中逐渐减少。下面的对话提供了一个如何使用提示设置角色扮演的示例。

【举例：提示】

带领者：Bob，我注意到有时候你在角色扮演中很难大声说话。

Bob：是的。

带领者：就下一次角色扮演，我想安排一个帮你记住大声说话的提示。在角色扮演过程中，我将站在 Sandra（带领者 B）的身后，你可以看到我。每当我想让你大声说话的时候，我都会竖起大拇指，直到你的声音足够大为止。（演示手势。）如果你的声音又变弱了，我就用同样的手势。明白了吗？

Bob：我明白了。

六、不同的训练形式

到目前为止,在本章中,我们已经介绍了如何以团体形式进行社交技能训练。虽然团体形式有明显的优势,但也可以使用其他形式的技能训练。针对个人、夫妻或家庭进行的社交技能训练是补充或加强团体社交技能泛化的很好的方法。下面将讨论使用其他社交技能训练形式的一些考虑事项。

(一) 个人模式

个人的社交技能训练可以用来补充团体训练,也可以单独进行。它也可以与其他治疗技术结合使用,如心理教育和压力管理训练。有时患者不愿意参加社交技能训练团体,而有限的个人技能训练课程可以帮助他们为参加团体做好准备。在这种情况下,如果临床医生不是团体带领者,早期参加一些患者的团体课程是有益的。这种策略可以逐渐让患者放松下来,以最小的压力融入团体。

在长期进行个人技能训练时,可能需要对技能训练步骤进行若干修改。为了避免带领者总是重复与患者进行角色扮演,让另一个人偶尔帮忙参与角色扮演是很有用的。与带领者一起到社区实践社交技能的行程也可能为训练步骤提供必要的变化。

使用个人模式时的另一个考虑事项是会谈的内容。在团体社交技能训练中,课程专门用于训练特定的社交技能。在个人技能训练中,课程可能侧重于技能发展,但也可能涉及其他主题。例如,技能训练课程可以涉及诸如精神病教育、管理压力的策略(如放松技能)、应对持续症状的方法或休闲娱乐活动等主题。因此,社交技能训练既可以是提供治疗的主要形式,也可以是临床医生技术库中的一种策略。

(二) 夫妻或家庭模式

为夫妻或家庭提供社交技能训练是改善沟通和减少压力的有效策略。众所周知,精神分裂症患者非常容易受到来自家庭成员的批评和情感交流的负面影响("表达情感";Butzlaff & Hooley, 1998)。更有效的沟通技能可以通过技能训练来教授,从而减少家庭中每个人的压力。

一些治疗手册描述了夫妻和家庭的基本社交技能训练(Falloon, Boyd, & McGill, 1984; Mueser & Glynn, 1999)。通常,与家庭有关的技能训练方法强调"冲突管理",以及"表达积极的感受"和"提出要求"技能。与社交技能训练团体使用相同的步骤时,重点是培养更有效的沟通技能。家庭技能训练通常与心理教育等其他治疗技术相结合。

当与家庭打交道时,重点是**所有**的家庭成员,而不仅仅是患者。由于家庭技能训练课程通常每周举行一次或更少,参与者习得技能的速度往往较慢。因此,以家庭为基础的社交技能训练通常不能替代更密集的以团体为基础的社交技能训练。然而,夫妻和家庭训练可以为团体训练提供有益的补充。此外,当家庭成员回顾在团体训练中教授的技能时,他们可以提示并加强患者在日常交往中对这些技能的使用。定期与家庭成员及其他重要人士会面,检查团体所教授的技能,是一项有效的策略,有助于将社交技能推广至日常生活环境。

总　　结

社交技能训练是一系列教学策略,旨在系统地帮助个人发展与他人互动的更有效的技能。技能训练技术是基于大量的学习原则,包括**示范**(观察学习)、**强化**(口头表扬社交技能的有效成分)、**塑形**(循序渐进地强化接近目标的行为)、**过度学习**(反复练习技能直到它变成自动)和**泛化**(通过家庭作业练习将技能从团体课程转移至其他环境)。

社交技能可以通过多种形式教授,包括团体训练、个人训练、夫妻或家庭训练。社交技能训练按以下步骤进行:① 讲解学习技能的基本原理,② 讨论技能的步骤,③ 示范(演示)技能,④ 团体成员参与角色扮演,⑤

提供积极反馈,⑥ 提供纠正性反馈,⑦ 团体成员进行另一次角色扮演,⑧ 提供额外反馈,⑨ 其他团体成员参与角色扮演并提供反馈,⑩ 布置作业,在下一节课开始时回顾。

技能训练师可以利用一些额外的教学策略来帮助患者获得更好的社交技能,包括**补充示范**(通过额外角色扮演为患者示范技能)、**区别示范**(通过角色扮演示范突出表现好和不佳的技能的差异)、**辅导**(在角色扮演中向患者提供口头指导),以及**提示**(在角色扮演中向患者提供非语言提示)。

社交技能训练以结构化的教学模式实施一套不同的临床策略。这些策略可以用来教授精神分裂症患者各类技能,同时确保学习过程是愉快的,这对患者和临床医生都是有益的。

第五章

建立社交技能训练团体

如第四章所述,社交技能训练采用了一种结构化的形式,适用于个人、夫妻、家庭和团体。以团体形式为精神分裂症患者提供社交技能训练有几个优势。例如,他们可以从团体带领者和同伴实践所教授的技能中看到各种示范,还可以从带领者和同伴处获得支持和反馈。团体训练的另一个优势是,它可以鼓励患者与他们的同龄人交往。这对精神分裂症患者尤其重要,因为他们的症状往往会使他们很难与他人互动。参加一个团体治疗可以帮助培养患者之间的社会意识,从而减少许多人都会感到的社会孤立感,并为发展团体之外的友谊提供机会。此外,社交技能团体训练是一种有效及经济的康复方法,因为几个患者可以参加由两名带领者带领的团体。本章将提供建立一个社交技能训练团体的实用建议。

一、规划团体时的实际考虑

为团体做准备的重要性怎么强调也不过分。在任何项目的规划阶段,都必须首先澄清创建项目的基本原理。规划社交技能训练团体亦是如此;重要的是要弄清楚为什么需要这样一个团体及其目标是什么。认真关注团体前的任务和注意事项将大大增加小组成功的可能性。当规划社交技能训练团体时,考虑以下问题是很重要的。

(1)谁将参加这个团体?有相同技能缺乏的患者还是有不同技能缺乏的患者?是医院里的患者还是社区里的患者?是更高功能的患者还是更低功能的患者?患者是否有物质滥用问题?

(2)团体的目标是什么?患者参与其中会得到什么益处?

(3)这个团体将进行多久?它是否有时间限制?

(4)团体中有多少患者?团体将在哪里举行?团体多久开一次会?每次课程持续多长时间?

(5)你希望一个带领者具有什么样的特点和背景?谁将带领团体?带领者的职责如何分配?

(6)将使用哪种筛选成员和参加一个团体的程序?使用这些程序的理由是什么?

(7)患者将如何准备参与团体?带领者将如何向患者阐明团体目标?患者如何设定个人目标?团体带领者在会议开始时将制定哪些基本规则?

(8)将采用哪种评估程序?哪种后续手续?

(9)其他机构中的人员将如何参与加强小组教学的技能?他们如何鼓励将技能推广到团体之外?

这些问题的答案将取决于许多因素,包括团体的组成、规模、设置、频率、持续时间和组织。本章的其余部分将提供处理这些问题及其他与建立团体相关问题的指南。

二、团 体 组 成

当团体成员功能水平相似时,通常更容易进行社交技能训练。在评估过程中,团体带领者应该尽一切努力找出有类似技能缺乏的患者,因为当团体成员专注于相似的目标时,团队会运行得更顺畅。

然而,通常不可能在技能水平和/或需求上匹配所有患者。即便如此大多数患者仍然可以从与不同功能水平的成员组成的团体中获益。因此,重要的是带领者要学会如何平衡团体中所有成员的需求,不管他们的技能水平如何。例如,在团体中进展缓慢的患者可以向技能更高的患者学习,并被激励。技能更高的患者往往会体验到帮助他人克服困难的满足感,这可以提高他们的自信,并得到在与他人互动中实践技能的宝贵机会。第七章和第八章将讨论进一步的策略,以使该团体满足其所有成员的具体需要,并就特定人群存在的疑难问题提供解答。频繁使用毒品和酒精的患者存在独特的问题,因此往往在专门关注药物滥用的团体中表现得更好。第九章详细说明了如何组织此类团体。

(一) 团体的规模

一个团体的理想规模是有 4~10 名患者,规模主要取决于患者功能受损的程度(如阳性或阴性症状的严重程度、独立生活的水平)。小规模的团体可以使带领者提供更专注的教学,包括更多关于角色扮演、示范和角色扮演排练指导,以帮助那些因症状或认知缺乏而难以集中注意力的患者。然而,如果团体主要由受损程度较轻的患者组成,那么最多可以有 10 名患者。团体规模的限制因素是,团体带领者必须确保所有患者都有足够的机会实践目标技能,并从观察各种示范中获益。

(二) 团体的时间

决定一个团体应该进行多长时间、是有时间限制的还是持续的,需要团体带领者考虑几个因素。首先,必须考虑外部限制,如工作机构的类型、患者是在医院还是住在社区、患者空闲时间的长短,以及他们的功能水平。此外,团体带领者需要确定团体关注的内容。本团体旨在提高患者一般社交技能,还是专注于一个特定的目标,如提高交友技能。

例如,在长期住院病房中,开展团体的带领者可能拥有更大的灵活性,可以致力于提高广泛的社交技能。然而,在日间医院的旨在提高患者"有主见的"技能的短期团体,不能覆盖太多技能。此外,患者功能的水平将影响带领者在一系列能力上的表现。与严重功能水平受损患者打交道的带领者需要专注于一些基本技能,如"倾听他人""提出要求""表达积极的感受"和"表达不愉快的感受",而与受损程度较轻的患者打交道的带领者则可以自由地教授更多技能。

(三) 团体的次数及时间

在决定每周举行多少次团体时,团体带领者要再次问自己以下问题是很重要的:团体的重点是什么? 团体是有时间限制的还是持续性的? 团体成员的受损程度如何? 一般来说,有时间限制的团体最好一周进行两次或两次以上。这可为团体成员提供充分的机会来实践所教授的技能。患者在团体中练习这些技能的时间越多,他们将这些技能融入团体并在团体外使用它们的可能性就越大。持续性的团体也可提供每周多次的训练课程,或者在某些情况下,他们可能会把每周的训练作为一种维持或增强策略。

每次团体持续时间的长短主要取决于团体成员的受损程度。与症状较轻的患者相比,症状严重或认知受损的患者的团体时间应该更短。例如,由症状严重患者组成的团体可能只持续 20 分钟,而由症状较轻患者组成的团体可能持续 1 小时或更长时间。在一个由不同程度症状患者组成的团体中,团体带领者必须在每一次团体中对个人的需求保持敏感,并可以安排 1 个小时,但如果必要的话可以缩短。

三、组　　织

在规划社交技能训练团体时,需要考虑的主要组织问题包括团体的设置和时间。

(一) 设置

一般来说,在自然形成的团体环境中进行训练比较有效,如住院部、日间治疗计划或有组织的居住式治疗。团体成员已经在课程地点,而不需要协调任何额外的支持服务,如交通和通勤。此外,在这些熟悉的环境中,患者通常会更加放松和舒适。

当团体在患者会待很长时间的地方进行时,带领者还可以将这个地方纳入角色扮演场景。在熟悉的环境中练习角色扮演也可以增加患者将团体中所学知识与相同环境中发生的外部事件联系起来的机会。角色扮演得越接近真实生活,患者就越有可能在团体之外使用这些技能。

选择一个有利于学习社交技能的房间是另一项任务,需要团体带领者有一定的远见。房间应远离人流密集的区域,如医院的休息室,以使团体成员免受干扰。理想情况是,房间与其他设施隔开,而且应该足够大,让团体成员能够参与角色扮演,而不会感到被关在房间里或局促不安。

(二) 时间

在决定开展团体课程的时间时,重要的是,团体带领者选择的时间不能与患者参与的其他预定活动相冲突,尤其是娱乐活动。社交技能训练应用于提高患者参与其他活动的技能。需要鼓励患者参加团体以外的活动,这样他们就可以实践他们所学到的东西。此外,对许多患者来说,清晨通常不是好时机。

一旦选择了地点和时间,最好不要改变它们。对一些患者来说,频繁地改变地点和时间会让他们感到困惑和压力。团体需要通过提供一种结构感和连续性来提高这些患者的舒适度,这可能使他们更充分地参与到团体中来。

四、激　励　参　与

如果带领者不能让患者参与这些团体,那么所有投入规划团体的时间和精力都将毫无价值。因此,在规划团体时,建立患者参与的激励机制是一个重要的考虑因素。一些已经成功使用的激励措施包括为定期参加团体者提供特权,每月举办一次比萨聚会,或为积极参加团体者安排特别的娱乐活动。可以在每次团体结束时提供咖啡、软饮和饼干,作为持续的奖励。带领者可以根据团体成员的需要和愿望来调整激励措施。

五、选择团体带领者

团体带领者可以来自不同的临床背景,如已成功完成了带领社交技能训练团体的咨询师、活动治疗师、职业治疗师、个案管理员、社会工作者、护士、心理学家和精神病学家。团体带领者的正式学位和职位似乎没有其他特征重要,这些特征包括热情、临床经验和对患者的兴趣等。

团体带领者采用高度结构化的教学方法。带领者通过示范所教授的技能,与团体成员一起扮演角色,并向团体成员提供反馈,从而在整个团体中扮演积极的角色。带领者不会把他们的注意力集中在团体历程上,或是鼓励大家分享自己的感受,除非他们与所教授的技能有直接的联系。团体社交技能训练的重点是通过体验式学习和团体反馈帮助患者发展新技能。

成功带领一个团体所需要的素质可以分为两类。第一类包括不是特定于社交技能训练,而是任何与精神病患者合作者都必须具备的素质,如温暖、同理心、热情、灵活性、良好的社交技能、愿意倾听,以及遵循治疗议程和强化的能力。

第二类素质包括针对精神分裂症患者进行社交技能训练的特殊技能。带领者的作用更像是老师或教练,而不是心理治疗师。他们必须适应遵循治疗议程。最重要的是坚持专注于小的行为单元而不丧失耐心的能力。这些其他具体技能包括:

(1)基本行为准则知识。

(2)精神分裂症知识,包括精神分裂症的特征症状和相关障碍。

(3)能够以易于理解的形式呈现材料。

(4)能够计划和呈现角色扮演场景。

(5)让团体成员参与行为预演的能力。

(6)能够激发其他成员关于语言内容、角色扮演的非语言和副语言元素的特定反馈。

(7)在指导和激励患者在角色扮演中做出期望的改变方面,具有积极主动和指导性的能力。

(8)能够根据患者的个人需求分配作业。

(9)管理团体中可能出现的问题行为的能力。

六、协助带领者

社交技能团体最好由两名带领者来领导,因为一个人要持续地教授技能、设定节奏并保持对团体的控制是很有挑战性的。此外,使用协助带领者可以极大地促进新技能的演示和示范,以及在角色扮演期间帮助指导患者。

开展社交技能训练是一项艰巨的任务,要求带领者完成多项任务。表5.1提供了带领者在团体中需要完成的任务。这些任务可以分为两个特定的方面:团体促进者任务和角色扮演协助任务。通常,不使用"促进者"角色的带领者负责组织和调整团体节奏、介绍所教授的技能,并布置家庭作业。协助角色扮演的带领者负责与团体成员一起参与角色扮演,并对团体进行概述、回顾团体规则和期望,并介绍新的团体成员。带领者们应该在每次团体前开会,就任务达成一致,并讨论带领特定小组的策略。带领者常发现,在这两个角色之间(在团体期间或团体之间)转换有助于避免无聊和倦怠。

表5.1　带领者的任务

1. 回顾团体规则和期望
2. 提供团体的基本原理和形式
3. 介绍新的团体成员
4. 介绍要教的技能
5. 安排会议的结构和节奏(如设置角色扮演场景、收集角色扮演表现的反馈、监控团体参与和破坏行为等)
6. 为团体成员示范技能,并作为搭档参与角色扮演
7. 布置家庭作业

七、带领者训练

书面材料和说教式的展示对训练未来的带领者很有帮助。然而,带领者训练的另一个重要组成部分是与有经验的治疗师一起观察和共同领导小组的直接经验。虽然建议未来的带领者在训练期间接受督导,但这可能不太现实。

因此,未来的团体带领者应该熟悉本书中提供的信息,这样他们就可以把书中的许多建议纳入他们的技能库源中,并把本书作为参考指南。

八、为团体选择成员

几乎所有在人际关系中表现出困难的患者都是潜在的社交技能训练对象。要确定哪些患者能够成功参与团体中，带领者需要考虑几个问题。首先，重要的是患者的症状要尽可能稳定。正在经历幻觉发作或妄想的团体成员可能会分心，尤其是如果这些症状暂时加重的话，更难以遵循团体中所教授的内容。如果患者的症状特别令人痛苦，他们甚至可能失去判断力或具有破坏性。其次，患者最好能够在团体中进行互动，而不是自言自语、踱步、捣乱或表现出其他问题行为。最后，如果患者能够使用简单的句子进行交流，注意力可至少集中几分钟而不中断，并能遵循简单的指示，那是最好的。

然而，有些患者无法满足参与团体的要求。由于精神分裂症是一种以周期性症状恶化为特征的疾病，长期病情稳定的患者出现症状反复发作并不罕见。在此期间，团体带领者有责任将患者个人的需求与整个团体的需求进行权衡。如果一个有症状的患者变得非常具有破坏性，以至于需要一个或两个带领者集中精力管理其行为，而无法完成当天的团体目标，那么应该要求患者休息，直到症状得到更好的控制。在大多数情况下，个人和团体的需要都能得到满足。例如，一名患者变得焦躁不安，无法保持坐姿，但却很安静，他可以留在团体中。带领者可以通过安排好座位，使激动的患者按照其需要来回走动，而不会影响整个团体。然而，一个妄想症患者很容易爆发，需要更密切的监督和频繁的指导，因此，不太可能留在团体中。

九、为患者参与团体做准备

重要的是，团体带领者要在团体开始前与未来的成员会面。此次带领者会面的目标是引导患者接受社交技能训练，帮助他们为团体设定个人目标。此外，团体带领者可以利用这次会面作为一个机会，与个别患者建立融洽的关系，并筛选出那些可能不准备参加团体的患者。因为建立融洽的关系对协同带领的双方都很重要，所以最好双方都出席与患者的初次会面。

团体带领者应该计划花 15~30 分钟的时间与所有患者会面。如果患者在这段时间内难以集中注意力，可以安排两个较短的团体。团体开始的几分钟可以用来闲聊，以便患者放松，并开始建立融洽的关系。然后，带领者可以描述技能训练的基本原理。附录 A 提供了带领者想要传达的一些信息的例子。带领者应该记住，在介绍团体时并不是所有的患者都能吸收相同数量的信息；带领者必须能够衡量需要向每个患者提供多少信息，以及其语言应该达到什么水平。

在描述了基本原理并确信患者已经理解之后，带领者应帮助患者一起为团体设定目标。在团体之前，社交技能训练应该熟悉之前对每位患者的功能评估，特别是关于人际关系和表达缺乏的评估。有了这些信息，带领者就可以很好地指导患者选择合适和现实的目标。如表 5.2 所示的问题可以用来指导带领者制定目标。

并不是所有的患者都能确定具体的目标。因此，在与患者会面之前，团体带领者应该根据他们对患者行为的观察，向机构员工或家庭成员咨询他们将设定的目标，并回顾患者病历记录中治疗团队已经设定的任何目标。对于团体带领者来说，在头脑中列出与大多数患者相关的共同目标是有帮助的，如独立生活和拥有更多的钱。

然而，其他患者可能会设定非常有野心的目标，如找女朋友、找一份有技能的工作、结婚、买房，所有这些都计划在即将到来的一年之内完成。在这种情况下，带领者的工作是帮助患者将目标分解为可管理的步骤，如评估"对话"和"友谊"技能，并确定患者在实现这些目标之前需要改进的领域。重要的是，带领者不能阻止患者追求他们的目标，即使是那些目标非常有野心。然而，带领者需要警惕那些看似虚幻的目标，如成为一家大公司的首席执行官或摇滚明星。带领者必须善于善意地引导患者远离那些妄想的目标，同时帮助他们将更远大的目标分解为可管理的步骤。

表 5.2　个人目标的评估

姓名：_____

日期：_____　年龄：_____　性别：_____

教育程度(最高完成程度)：_____

当前职业：_____

工作历史：
_____

你每天或每周都参加哪些活动？
_____

有哪些活动是你目前没有参加但想参加的？
_____

你大部分时间和谁在一起？
_____

是否有一些人你目前没有花时间和他们在一起,但你想和他们在一起？
_____

确定两个你想在未来 6 个月内实现的目标(短期目标)：
_____

确定两个你想在明年实现的目标(长期目标)：
_____

　　偶尔,带领者会遇见还没有准备好参加团体的患者。当发生这种情况时,带领者应与患者保持联系,直到患者病情稳定,能够从团体治疗中获益为止。定期联系可以采取在团体课程期间与患者进行简短、非正式对话的形式。团体带领者还应与定期和患者接触的工作人员、精神卫生服务人员或家庭成员保持频繁的联系,以便能够了解患者参加团体的进展情况。

十、与其他精神卫生专业人员合作推广技能

　　社交技能训练的主要目标之一是让患者将在团体中学习到的技能推广到团体之外的情境。对于那些认知和注意力有明显缺陷的精神分裂症患者来说,这是一项特别困难的任务。对于这些患者来说,单独参与团体不足以使技能在团体设置之外得到推广。为了获得最优的技能,需要在日常环境中帮助患者确定目标技能。要做到这一点,必须将其他参与患者护理的人员纳入更大的社交技能训练团队,如精神卫生专业人员、家庭成员和其他支持人员。

　　精神分裂症患者在团体之外往往难以独立识别他们可以使用新技能的情境。其他经常与患者接触的精神卫生专业人员,如个案管理者、住院机构工作人员、就业顾问和社区住所的其他工作人员,可以帮助患者确定适合使用特定技能的情境,并帮助他们重复所学到的知识。因此,服务患者的员工需要了解团队中所教授的技能。要做到这一点,与专业人士和机构建立合作关系是至关重要的,这些专业人士和机构负责处理参与社交技能团体患者的日常事务。

　　与其他专业人士建立联系是一项有益但并不总是那么容易的任务。这需要带领者的耐心、灵活性和投入。在许多情况下,将社交技能训练融入医院环境、日间治疗计划或有监督的生活环境,需要对训练项目的工作人员进行正式的训练。对于任何新的治疗干预措施,工作人员出现一些抗拒或怀疑的情况并不罕见。带领者必须直接处理工作人员中可能出现的任何不适或担忧,并努力建立他们对社交技能训练方法的热情。

　　带领者应该解释社交技能训练和相关技术不仅有助于解决患者的技能缺乏,而且有助于帮助工作人员应对患者的问题行为。这也有助于团体带领者了解工作人员目前在与患者合作时遇到的问题,然后能够解释如何使用技能训练来具体解决这些问题。社区住所的工作人员面临的一些常见问题包括患者之间经常发生争吵、拒绝做家务或服用处方药。这些问题虽然普遍,但会加大工作人员的工作压力,在处理这些问题方面提供的任何帮助通常都很受欢迎。

　　有很多方法可以让团体带领者引导工作人员适应社交技能训练的理念和原则。附录 A 提供了一个关于

社交技能训练的书面概述的例子。此外,补充阅读有关行为原则和社交技能训练的资料也很有帮助;然而,这些不应是用来确定工作人员方向的唯一手段。研习班也是概述行为训练和社交技能原则,为工作人员提供互动和有效资讯的方法。通常最有效的方法是将指导性的研讨会与书面材料结合起来。附录 A 提供了补充阅读资料列表。

团体带领者应通过定期召开的会议与工作人员保持联系。团体带领者可以利用这些会议作为一种方式来监督工作人员如何将团体内教授的内容与团体外发生的事情很好地结合起来。重要的是,带领者从一开始就应设定工作人员与患者一起练习技能的要求。这些会议还可以用来告诉工作人员团体讨论的主题及团体中发生的其他工作人员可能感兴趣的行为。此外,这些会议可以用来让工作人员提出他们可能经历的任何与社交技能训练有关的问题,或如何处理他们所处环境中出现的问题。表 5.3 提供了结构化工作人员会议的模式。

带领者会发现,他们与其他专业人士建立的关系类型,往往能够决定一个团体的成败。发展和维持与其他专业人员的合作关系是社交技能训练方法的一个关键组成部分,因此在规划团体和管理团体上应给予同样多的时间和精力。

表 5.3　工作人员会议

---

1. 讨论患者在上周的团体中所学到的技能。确定每个患者表现的积极方面,并提出改进的建议
2. 回顾**实际情境**实践的必要性,以帮助患者概括他们在团体中学习的技能。讨论激励情境,如果相关情境不是自发产生的,如何设置角色
3. 在下次员工会议之前讨论将要教授的新技能。分发技能步骤的副本,并设计一个使用该技能的例子。描述工作人员自己如何示范技能
4. 讨论练习新技能的机会。从工作人员那里获得关于何时可以在患者的环境中使用该技能的想法。如果有,在团体角色扮演中工作人员如何提示患者使用特定的技能,并在患者使用该技能时提供积极的反馈
5. 给工作人员发下一周的作业,让他们和患者一起完成
6. 讨论工作人员在过去一周中遇到的一般问题。在工作人员的协助下,确定可以使用社交技能模型解决问题的方法
7. 就患者在未来团体中需要用到的进一步的社交技能提出建议

总　　结

本章我们讨论了与建立社交技能团体有关的问题。我们讨论了在规划团体时需要考虑的实际问题,在选择团体带领者时需要注意的重要细节,并提出了选择患者和为团体参与做好准备的指南。最后我们以围绕与其他精神卫生专业人员发展合作关系的重要性的讨论作为本章结束。

第六章

为社交技能训练团体设计课程

在本章中,我们将讨论社交技能团体的课程设计。与其他团体心理治疗方法相比,社交技能训练采用事先计划好的课程和教学辅助手段(如海报和黑板)。因此,课程的选择和新课程的开发是团体社交技能训练成功的关键。在本章中,我们首先关注社交技能训练中构建其他技能模块的基本技能。之后也提供了基于哪些技能制定短期和长期课程计划的指南,以及课程菜单示例。虽然本书第二部分提供了基本社交技能训练课程,但团体带领者往往需要开发额外的技能来帮助患者解决具体问题和实现目标。为了促进额外技能开发的进程,我们介绍了为社交技能训练团体编制新课程的程序。此外,我们还将讨论"解决问题"技能训练的重要性及如何在团体的设置中教授这些技能。最后,我们将探讨与教学相关的各种问题,包括社会文化差异的敏感性、平衡语言和非语言/副语言技能的训练,以及社会感知技能的训练。

一、使用现有的课程

本书第二部分提供的社交技能训练课程分为九大类:四项基本社交技能、会谈技能、有主见的技能、冲突管理技能、公共生活技能、交友与约会技能、维护健康技能、职业/工作技能,以及毒品与酒精使用的应对技能。这些技能不需要按照特定的顺序来教授。我们鼓励团体带领者教授与团体成员治疗目标和技能水平最相关的技能。但是,不管患者的个人目标是什么,我们认为一些基本社交技能对所有患者都是有帮助的。这些基本社交技能包括"倾听他人""提出要求""表达积极的感受",以及"表达不愉快的感受"。这些技能通常是按照这个顺序来教授的,最难的技能是"表达不愉快的感受",可在患者学习了其他技能并对团体过程有了更多的经验之后再教授。这四项基本社交技能是其他社交技能的基础,因为它们为患者提供了掌握一些更复杂社交技能所必需的基本练习和工具。例如,"倾听他人"技能对于成功掌握更复杂的技能是至关重要的,如"妥协和协商"和"不同意他人意见而不争吵"。同样,掌握"提出要求"技能也有助于患者学习一些技能,如"询问信息"和"请求约会"。此外,带领者可以利用这些基本社交技能帮助患者熟悉社交技能训练的过程。表6.1介绍了四项基本社交技能及其步骤。

表6.1 四项基本社交技能

四项基本社交技能	技 能 步 骤
倾听他人	1. 看着对方 2. 通过点头,或者说"嗯。""对。""我知道。"等,让对方知道你在听 3. 向对方重复其所说的话
提出要求	1. 看着对方 2. 准确地说出你希望对方做什么 3. 告诉对方你对此事的感受

（续表）

四项基本社交技能	技 能 步 骤
表达积极的感受	1. 看着对方 2. 准确地告诉对方这件事让你很高兴 3. 告诉对方你的感受
表达不愉快的感受	1. 看着对方。说话时要冷静且坚定 2. 准确地说出对方所做何事使你不愉快 3. 告诉对方你的感受 4. 建议对方如何避免以后再发生这种事

二、使用课程技能表的指南

　　本书第二部分中介绍的每个社交技能都有单独的技能表,可以作为该技能教学的指导。课程技能表旨在提供一个教授技能的框架,而每个团体情况不同,因此,团体带领者可以根据团体成员的具体需求进行调整。表6.2为本书第二部分中一个技能表的示例。

表 6.2　"冲突管理"技能——"妥协和协商"技能表

技能：妥协和谈判

【基本原理】
　　通常,人们会发现彼此的意见并不一致,即使他们想一起做一些事情。在这种时候,做出妥协是有帮助的。在妥协中,每个人通常都会得到一些他/她想要的,通常也不得不放弃一些东西。目标是形成一个你和对方都能接受的解决方案。

【技能步骤】
1. 简要解释你的观点。
2. 倾听对方的观点。
3. 重复对方的观点。
4. 建议一个妥协方案。

【角色扮演中使用的场景】
1. 你想和朋友去比萨店吃午饭。他/她那天不想吃比萨。
2. 你的个案管理员要求你把预约时间定在周三下午两点。你计划在那个时候外出参加日间项目。
3. 你和朋友想去看电影。你想看动作片,你的朋友想看喜剧。
4. 在社区住所计划郊游时,咨询师建议打保龄球。你宁愿出去吃冰激凌。
5. 你想下周末去拜访你的家人。他们有别的计划。

【教授此项技能时的特别注意点】
　　不是所有的来访者都能理解协商和妥协的意义。因此,在开始角色扮演之前,团体带领者很有必要花时间去解释这些概念。例如,为了协商某件事,双方都必须说明他们想从互动中得到什么。一旦所有的愿望都列出来了,双方必须审查清单并做出妥协。妥协通常发生在双方都得到他们想要的东西的时候。

　　如表6.2所示,技能表分为五个部分。第一部分为确定处理问题的特定社交技能(即"妥协和协商")。

　　第二部分为教授该技能的基本原理。基于这个基本原理,带领者可以就技能的重要性进行讨论,这样团体成员就能理解为什么学习技能能够帮助他们实现个人目标。团体带领者应该利用这一部分来帮助团体成员识别使用技能处理他们生活中发生的情况和事件的相关性。例如,在讨论"妥协和协商"技能的基本原理时,可能会提出这样的问题："为什么'妥协和协商'会有帮助？""你能想出一个最近的例子吗？"和"你是否曾经和一个人有过你们无法解决的争执？发生了什么事？"当团体成员能够理解新技能与当前影响他们生活问题或事件之间的关系时,他们就会积极学习新技能。但是,应该指出,在这一部分上花费的时间长短取决于团体成员的功能水平。在有严重症状患者的团体中,应该少花时间解释一项技能的原理,因为他们往往难以保持注意力。社交障碍较少的团体成员可以围绕他们的个人目标对技能进行更深入的讨论。

　　第三部分为技能步骤。我们鼓励团体带领者与成员一起回顾每一个步骤,并征求参与者对每一个步骤的重要性的看法。例如,"妥协和协商"技能的第一步(表6.2)指导简要解释其观点。带领者可以问团体成员一些问题,如"为什么解释你的观点很重要?""为什么简明扼要是有帮助的?"在对每个问题给出合理答案后,带领者继续进行其他步骤,并重复提出问题、给出答案的步骤。第四部分为带领者在示范或设置角色扮演时可以使用的场景示例。在带领团体时,没有必要使用技能表上提供的特定角色扮演场景。这些示例是为了给带领者提供角色扮演的想法,以及一个通过使用角色扮演练习技能的起点。随着团体成员越来越精通使用技能,带领者可以定制场景,这样他们可以通过团体成员直接体验相关的情境(见第四章和第七章)。技能表的最后一部分为教授技能时的特别注意点,包括如何处理在教授技能时可能出现的问题的建议。在开始一项新技能之前,带领者熟悉技能表上提供的信息是很重要的,这可预测在团体中可能出现的问题,以便在教授技能时能更有把握。

三、开发课程菜单和制定课程计划

开发课程菜单和制定课程计划是技能训练团体的重要组成部分。课程菜单和课程计划都能帮助带领者制定策略,以实现长期和短期的团体目标。课程菜单是与技能训练团体重点关注的基本主题领域相关的特定技能列表。计划长期团体目标时,使用愤怒管理、应对物质滥用、管理阳性症状和职业维持等的课程菜单是有帮助的。

表6.3为社交技能训练团体提供了课程菜单和其他课程菜单的示例。带领者可以选择通过组合不同的技能来开发其他社交技能课程菜单,将课程菜单放在一起(例如,交友和发展浪漫/亲密关系),或者为特定的课程菜单开发额外的技能(本章稍后讨论)。

表 6.3　课程菜单示例

课　程　菜　单	课　程　计　划
愤怒管理	表达不愉快的感受 离开有压力的情境 回应不实的指责 表达愤怒的感受 不同意他人意见而不争吵 回应不实的指责
应对物质滥用	提供毒品和酒精使用的替代方法 要求家人或朋友阻止你使用毒品和酒精 离开有压力的情境 妥协和协商 解决问题
利用休闲和娱乐时间	寻找共同爱好 提出要求 拒绝要求 要求隐私 妥协和协商 询问信息 倾听他人 与陌生人或不熟悉的人开始一段对话 把你的观点讲清楚
管理阳性症状	倾听他人 核实你的想法 离开有压力的情境 让别人知道你感到不安全 电话预约医生 询问与药物有关的问题 抱怨药物副作用 回应不实的指责

（续表）

课 程 菜 单	课 程 计 划
职业维持	倾听他人 遵循口头指示 回应上司的批评 征求工作表现的反馈 在工作中加入正在进行的对话 不同意他人意见而不争吵 询问信息 寻求帮助 解决问题
发展浪漫/亲密的关系	表达赞美 接受赞美 表达积极的感受 请求约会 表达爱意 拒绝不当的性挑逗 妥协和协商 要求伴侣使用避孕套

鼓励带领者在开始社交技能训练团体之前制定课程计划，并为完成团体具体任务制定一个暂定时间表。这些课程计划可能包括指导团体的建议，如教授技能的顺序、将花费在每种技能上的大致时间，以及可能进行的角色扮演的例子。课程计划可帮助带领者根据团体的功能水平修改课程菜单中确定的技能，并为监督团体在实现其目标方面的进展提供框架。例如，为一组目标为提高愤怒管理技能相关的高功能患者制定的课程计划与为一组目标相似的低功能客户制定的课程计划是不同的。课程计划会因每个团体在某项技能上花费的课时数量及角色扮演场景的难度而有所不同。

表 6.4 和表 6.5 为将愤怒管理作为目标的团体提供了课程计划示例。可以看出，与由社交损伤较轻的患者组成的团体（表 6.5）相比，由严重症状患者组成的团体（表 6.4）为每项技能分配的课时更多。此外，应对低功能患者团体的带领者可能会决定在学习课程计划中的技能之前有必要去复习一些更基本的技能，如"倾听他人"和"把你的观点讲清楚"。

表 6.4　针对由严重症状患者组成的团体的"愤怒管理"部分课程计划

课程 1：做一个列表，列出人们通常经历的愤怒的早期预警信号（例如，心跳加速、肌肉紧张、咬紧牙关、想要摔东西等）。让团体成员讨论列出的内容。
课程 2：列出大多数人容易产生愤怒情绪的情况。让团体成员讨论列出的内容。
课程 3：列出一份应对愤怒情绪的策略清单。让团体成员讨论列出的内容。
课程 4：介绍"离开有压力的情境"技能。带领者们示范该技能，然后与每个团体成员使用相同的角色扮演场景进行练习。
课程 5：继续学习"离开有压力的情境"技能。带领者与每个团体成员一起练习技能，并开始根据团体成员所经历的具体情况来调整角色扮演场景。
课程 6：继续学习"离开有压力的情境"技能。团体成员可以通过角色扮演互相练习。
课程 7：以"离开有压力的情境"技能结束。团体成员可以使用与他们经验相关的角色扮演场景互相练习。
课程 8：介绍"表达愤怒的感受"技能。带领者示范该技能，然后与每个团体成员使用相同的角色扮演场景进行练习。
课程 9：继续学习"表达愤怒的感受"技能。带领者与每个团体成员一起练习技能，并开始根据团体成员所经历的具体情况来调整角色扮演场景。
课程 10：继续学习"表达愤怒的感受"技能。团体成员可以使用相同的角色扮演场景开始互相练习。
课程 11：以"表达愤怒的感受"技能结束。团体成员可以使用与他们经验相关的角色扮演场景互相练习。

请注意：带领者们继续以同样的速度教授课程菜单上列出的其他"愤怒管理"技能。

表 6.5　针对由社交损伤较轻患者组成的团体的"愤怒管理"部分课程计划

课程 1：做两个列表，分别列出团体成员经历过的愤怒的早期预警信号，以及通常会引发愤怒的情况。让团体成员讨论两个列表上的内容。
课程 2：列出一份应对愤怒情绪的策略清单（鼓励团体成员列出他们个人使用过的策略）。让团体成员讨论列出的内容。

（续表）

课程 3：介绍"离开有压力的情境"技能。带领者示范该技能,然后与每个团体成员一起练习,根据特定经验定制角色扮演场景。
课程 4：继续学习"离开有压力的情境"技能。团体成员可以使用与他们经验相关的角色扮演场景互相练习。
课程 5：以"离开有压力的情境"技能结束。带领者与每个团体成员一起练习技能,同时增加角色扮演场景的难度。
课程 6：介绍"表达愤怒的感受"技能。带领者示范该技能,然后与每个团体成员一起练习,根据特定经验定制角色扮演场景。
课程 7：继续学习"表达愤怒的感受"技能。团体成员可以使用与他们经验相关的角色扮演场景互相练习。
课程 8：以"表达愤怒的感受"技能结束。带领者与每个团体成员一起练习技能,同时增加角色扮演场景的难度。
课程 9：介绍"回应上司批评"技能。带领者示范该技能,然后与每个团体成员一起练习,根据特定经验定制角色扮演场景。
课程 10：继续学习"回应上司批评"技能。团体成员可以使用与他们经验相关的角色扮演场景互相练习。
课程 11：以"回应上司批评"技能结束。带领者与每个团体成员一起练习技能,同时增加角色扮演场景的难度。
课程 12：介绍"回应不实的指责"技能。带领者应该树立一个使用这种技能的榜样,然后与每个团体成员一起练习,根据每个成员的具体经历来调整角色扮演场景。

请注意：带领者们继续以同样的速度教授课程菜单上列出的其他"愤怒管理"技能。

虽然灵活是很重要的,但建议带领者提前 1~3 个月计划团体课程需要提前的时间取决于带领者对团体成员的了解程度以及带领者在团体中的作用。如果患者的症状很严重,或者他们的功能差异很大,那么很难预测教授一项特定技能需要多长时间,以及接下来需要什么技能。在这种情况下,提前 1 个月计划具体的课程通常就足够了。如果团体由社交损伤较轻患者组成,或者带领者非常了解团体成员掌握新技能的能力,那么 3 个月的课程计划是可行的。当然,所有的课程计划都必须灵活;最好是教授与患者更相关的技能上,而不是仅仅因为某项技能是按计划进行的就坚持下去。

四、将技能添加到现有的课程计划中

带领者需要时刻保持警惕,监控患者对为团体设计的具体课程计划的反应,并随时准备修改。通过观察患者在团体课程内外的行为,并定期从了解患者群体外部社会行为的重要他人(如工作人员、家人)处得到反馈,带领者可以增加一些技能,以满足团体成员的持续需求。通常,在团体中发生的互动会提示团体成员需要学习哪些特定的技能来解决问题。例如,如果团体成员在团体中反复争吵,教授"不同意他人意见而不争吵"或"妥协和协商",可能是有益的。如果带领者们注意到,除了简单的问候之外,团体成员之间很难进行交谈,他们可以教授"保持对话"的相关技能。如果观察到团体成员相互提出要求,带领者可能会考虑回顾"提出要求"。

在选择教授相关技能时,团体成员的自我报告也很有用。团体成员可能会报告说,他/她对一个非常邋遢的室友感到心烦意乱,这可以通过回顾"表达不愉快的感受"技能来解决。如果相关信息不是自发的,带领者可以从团体成员那里得到反馈,询问他们目前正在经历的问题。例如,如果几个团体成员报告说,他们社区的新住户要求他们把个人物品借给他,带领者可能会决定把"拒绝要求"作为一项技能在不久的将来教授。

参与团体成员治疗或生活情况的工作人员也是一个很好的信息来源。他们可能会描述一些团体成员的问题行为,如在非指定区域吸烟或拒绝接受医疗预约。如果工作人员不主动提供信息,带领者可以通过询问具体的问题来进行调查。例如,工作人员可能会报告一些情况,如团体成员互相指责对方偷东西,在这种情况下,带领者可以教授"寻找遗失物品",以及"如果你认为别人拿了你的东西该怎么办"技能。

五、问 题 解 决

有些情况下,患者无法充分利用社交技能或社交技能的组合来解决问题。例如,许多患者需要就一些复杂的问题做出决定,如他们将住在哪里、如何解决法律问题,或者如何与家庭成员重建关系。在这种情况下,循序渐进地解决问题是很有帮助的。教授解决问题的方法比教授课程中的其他技能要复杂得多。

解决问题的方法有六个步骤：① 定义问题；② 使用头脑风暴生成可能的解决问题的方案；③ 确定每个可能的解决方案的优点和缺点；④ 选择最好的解决方案或解决方案的组合；⑤ 计划如何实施解决方案；⑥ 跟

进计划。学习并完成这些步骤需要高度集中注意力、循序渐进的思维，以及客观谈论问题情境的能力。然而，这值得团体带领者付出额外的努力来教授这一技能，因为患者提高解决问题的能力可能会获得显著益处，对他们管理日常生活挑战和实现个人目标的能力产生深远的影响。

即使是在团体之外难以泛化这一技能的患者，也可以从使用团体中学习的方法来处理团体外的冲突或目标。

由于技能的复杂性，"解决问题"最好是在团体成员掌握了基本社交技能，并对一些更复杂的技能（如"妥协和协商"）有了经验之后再教授。

虽然技能的正式教学通常是在社交技能训练团体的后期进行，但是团体带领者可以从训练开始就使用这种方法，无论对象是患者还是其他工作人员。例如，团体带领者可以使用"解决问题"，帮助患者克服障碍来参加团体（例如，弄清楚交通方式、如何将团体治疗融入他们的时间表等）和处理发生在团体里的危机（例如，两名团体成员在一次激烈的争论之后如何恢复对团体安全的信心）。

带领者在团体中不断强化解决问题的能力，在这个过程中尽可能多地让团体成员参与进来，并指出他们将在以后学习这一技能。通过展示如何循序渐进地解决问题或处理危机，团体带领者就像一个强大的榜样，帮助激励团体成员学习该技能的步骤。根据同样的强化原理，团体带领者可以很早就开始与其他工作人员一起示范如何使用该技能。例如，带领者可以利用"解决问题"技能来帮助工作人员制定策略来提高特定患者的出勤率。

在教授"解决问题"技能时，带领者要遵循与教授其他技能相同的模式，首先要讨论这种技能在团体成员生活中的重要性。在"解决问题"技能的整个教学过程中，带领者选择解决对团体成员来说重要的问题，并从相对容易解决的问题开始。带领者首先在一个课程中示范"解决问题"的步骤，这样团体成员就可以看到技能的整体使用过程。随后，带领者花上几节课的时间来教授这一技能的六个步骤。对于那些有严重症状的患者，带领者可能要花一些时间来专注于一些更困难的技能步骤。随着团体成员对"解决问题"越来越熟悉，他们可以在一节课程中一起去解决问题。

在由社交损伤较轻的患者组成的团体中，设置一名主席负责系统地指导团体成员完成步骤是有帮助的。主席通过向团体成员大声朗读每个步骤的说明、征求团体成员的意见并使讨论集中在任务上来实现解决问题这一目标。设置一名秘书或记录员也很有帮助，他可记录下每一步的结果，并保存一份记录，供其他团体成员参考。在进行"解决问题"训练时，团体带领者会发现使用预先印制的《问题解决与目标实现工作表》是有帮助的（参见附录A）。

在向团体成员教授"解决问题"技能的同时，向工作人员传授解决问题的方法是很有帮助的。通过使用这种循序渐进、专注于解决方案的方法来应对团体成员的问题，工作人员可以成为团体成员的宝贵榜样。对工作人员来说，"解决问题"是一项特别有用的技能，因为它的重点是帮助团体成员制定自己的问题解决方案，让团体成员对解决问题和实现个人目标承担更多的责任。这减轻了工作人员的压力，使他们不必总是回答问题，而是可为团体成员提供一些急需的经验，以决定如何处理问题。

六、开 发 新 课 程

在某些情况下，团体带领者可能会发现现有课程不能解决问题。当这种情况发生时，带领者可以设计新的技能来解决特定的问题。我们发现以下步骤对开发新的社交技能课程很有帮助。第一步为讨论和澄清尚未解决的问题。一旦问题被确定和澄清，并得到每个人的认可，带领者就进入第二步，即决定哪种基本技能可以解决问题。第三步要求带领者为学习该技能制定一个基本原理。第四步是集思广益该技能的可能步骤。在选择步骤时，重要的是要记住，如果技能有三到四个步骤是最好的，且每个步骤都应相对简短。第五步是开发角色扮演场景来练习这项技能。一旦这些步骤完成，带领者就会进入第六步，即在团体中尝试新的技能。在对技能进行试验之后，带领者可以进行任何必要的修改（第七步）。然后，带领者可以设计一个技能表，添加到所教授的课程中（第八步）。

我们以一个社区住所为例说明开发新的技能课程的过程。工作人员报告说,团体成员因为互相诬告对方偷窃财物而发生争吵和打斗。该住所的工作人员向带领者解释说,在大多数情况下,被指控的团体成员往往只是把相关物品放错了地方。

在回顾了他们的社交技能训练课程后,团体带领者认为目前的课程没有充分解决这个问题,需要新的技能来帮助团体成员处理遗失物品的问题。为了满足这一需求,带领者们开发了两项新技能:"寻找遗失物品",以及"如果你认为别人拿了你的东西该怎么办"。每个技能的步骤及相应的角色扮演场景都得到了开发。一旦带领者对自己所掌握的技能感到满意,他们就会在自己的团体中试用这些技能,然后询问工作人员,这些技能是否能够解决所确定的问题。工作人员的反馈表明,这两项技能都成功地解决了这些问题。如果工作人员通知带领者,新的技能没有有效地解决问题,那么团体带领者就需要进一步分析问题,修改技能或发展其他可能更成功的技能。表6.6概述了开发新课程所涉及的步骤摘要。

表6.6　开发新课程所涉及的步骤摘要

步骤1:澄清没有被处理的需求
步骤2:确定一项能够满足需求的技能
步骤3:为技能制定一个基本原理
步骤4:决定如何最好地将技能分解为清晰和简洁的步骤
步骤5:设计角色扮演场景来练习这项技能
步骤6:在团体中试验该技能
步骤7:根据需要修改技能
步骤8:用与其他技能相同的格式记录新技能,并将其添加到现有课程中

七、特殊注意事项

(一) 社会文化问题

社交技能是在特定的社会环境中被社会认可的人际行为,因此受特定社会文化特征的影响。在本部分中,**社会文化因素**指的是社会规范、角色、价值和信仰,这些社会规范、角色、价值和信仰确定了特定种族或民族群体、亚文化或社会经济阶层的成员身份。这些因素可能会影响一些技能,如一个人如何使用或不使用眼神交流、一个人与另一个人的距离、一个人的自信程度,以及一个人的声音中包含了多少情感。

正如我们早些时候所强调的那样,在一个特定的社区中能够察觉和遵守特定的社会规范是社会能力的一个关键组成部分。带领者在组织社交技能团体时可能犯的一个主要错误是,假定不同的文化群体使用相同的语言和非语言社交模式。当带领者的沟通方式与他们应对的团体成员的沟通方式不匹配时,往往会出现问题。在一些或一种环境中适合的或具适应性的技能可能在另一些或另一种环境中是不适合的的或不具适应性的。患者从不符合他们特定社会文化群体的细微特征的示范中学习,或者患者的不具适应性的行为得到强化,他们就不可能发展出在其社区内生活所必需的有效的社交技能。带领者需要对其团体成员的相关社会文化因素敏感,并且必须能够修改所教授的技能,以便适应生活方式、价值观、社会规范和偏好方面的差异。对社会文化因素敏感将增加患者使用所学技能的可能性,并使他们在这些技能上获得成功经验。

有几种方法可以帮助带领者提高他们对影响社会文化因素的理解。他们可以通过围绕社区生活的讨论,从团体成员处获得关于社会价值和规范的信息。带领者还可以寻找资源,帮助他们识别团体成员的特定社会文化需求。寻找经常与团体成员接触的人,如工作人员和家人,以及与团体成员有相同背景的同事进行坦率的讨论,都是有帮助的。此外,参加有关多元文化问题的训练课程或研习班,或向博学者咨询,都是有帮助的。

(二) 社会感知训练

社会感知障碍在精神分裂症患者中很常见(Bellack 等, 1996; Mueser 等,1996)。这些人经常误读社会

环境中的语言和非语言暗示。带领者需要意识到其团体成员能够通过阅读他人的面部表情、肢体语言或语音语调，准确地感知他人的感受。因为准确的社会感知是社交技能的一个重要组成部分，带领者应该在每一次团体课程中组织社会感知训练。

社会感知训练包括教授个体识别伴随不同情绪的行为成分。诸如眼神交流、声音质量、面部表情和肢体语言等行为为一个人的感受提供了重要线索。通过指出在群体角色扮演过程中出现的非语言和副语言行为，并通过讨论这些行为在互动中的作用，带领者使用真实的示范来说明人们提供的广泛的行为线索。例如，当教授"表达愤怒的感受"技能时，带领者可以从团体中引出许多行为，这些行为可以表明一个人感到愤怒或不安。带领者可以问这样的问题："如果一个人生气了，他/她的面部会是什么样子？""你注意到他/她的肢体语言有哪些特点？""他/她的声音听起来怎么样？"及"他/她可能会表现出哪些不同类型的行为？"根据团体成员的功能水平，带领者可询问每个成员，当他们感到愤怒时，他们注意到自己的哪些行为变化（如用更大声或更愤怒的声音说话）。团体带领者可将团体成员对这些问题的回答列在黑板或挂图上，以便在整个课程中展示和参考，这是很有帮助的。然后，带领者和团体成员可以使用这个列表，向通过角色扮演练习该技能的成员提供有用的反馈。

那些社会感知能力非常差的团体成员可以从团体的训练中受益，帮助他们一次专注于一个非语言或副语言的组成部分。例如，在进行角色扮演之前，带领者可能会指导一名成员在角色扮演过程中仔细倾听另一名成员的声音语调，以确定它是否传达了一种消极的情绪。然后，在角色扮演后，带领者可以立即询问团体成员角色扮演者的声音语调是否传达了一种消极的情绪。如果该团体成员的观察与其他团体成员一致，则对准确的社会感知给予表扬。如果该团体成员的观察与其他团体成员的观察有显著不同，则给出纠正性反馈，并指示该团体成员在另一个角色扮演中观察相同的行为。通过给团体成员个人分配特定的任务来处理特定的社会感知行为，带领者能够为那些最需要社会感知技能的团体成员提供更有针对性的训练，同时继续向整个团体传授其他技能。

总　　结

在本章中，我们讨论了如何规划社交技能训练团体课程。我们讨论了如何组织本书第二部分中提供的技能表，并介绍了如何将不同的技能组合到课程菜单中，以处理基本主题领域，如"冲突管理""药物与酒精滥用的应对""交友与约会"技能。我们讨论了如何根据团体成员的功能水平制定具体的课程计划；为开发第二部分未涉及的新的社交技能提供了步骤。我们还提供了进行"解决问题"训练的策略。最后，我们讨论了如何在社交技能训练团体中教授社会感知技能。

第七章

根据个体需求定制社交技能

精神分裂症患者所面临的具体问题和个人治疗目标有很大差异。同样,他们在社交技能方面具有不同的优势和缺陷。一些患者的社交技能不足,可能只需要在少数领域提高技能就可弥补,而另一些功能受损较严重的患者,则需要长期接受广泛的社交技能训练才能有所改善。虽然社交技能训练是按照示范、角色扮演、反馈和家庭作业的标准化结构进行的,但社交技能训练团体的内容和形式是可以根据个人的具体需要进行调整的。

使用本书第三章所介绍的社交技能评估方法,团体带领者可以识别社交技能训练团体中每位成员的具体能力和缺陷。一旦确定了主要缺陷,量身定制个人方案的最有效的方法就是直接与他/她合作,制定具有个人相关性的具体目标。如果有团体成员觉得社交技能训练是无关紧要的或无趣的,他们就不会有积极参与的动力,甚至可能完全停止参加团体。然而,考虑到每个团体成员的个人能力、缺陷和目标,团体带领者可以调整技能训练的顺序,以满足每个人的需要。在本章中,我们将介绍如何定制社交技能,以解决精神分裂症患者常见的各种问题。

一、评估在设定个人目标中的作用

在第3章中,我们介绍了社会功能访谈、社会适应功能评估和社交技能清单。如果确定团体成员存在因社会功能障碍而产生的人际问题,就必须确定社交技能的具体缺陷。了解技能缺陷的性质,如在什么情况下会出现技能缺陷明显的情况,将有助于团体带领者针对具体的行为进行修正。

表7.1介绍了带领者在评估过程中经常发现的一些社交技能缺陷的例子,以及与解决这些缺陷有关的一些可能目标。在一些例子中,这些目标可能会根据个别团体成员及其情况分为更小、更具体的方面。

表 7.1　与特定社交技能缺陷有关的目标

社会功能中的问题	社交技能训练的可能目标
没有朋友,在社会上被孤立	定期开始有规律的对话(如每日)
对休闲活动缺乏兴趣	至少参加一项娱乐活动
对不合理的要求让步	拒绝不合理的要求
生气时变得有攻击性	适当地表达愤怒(即口头)
说话单调	改变说话的语气和表情
言语是妄想和离题的	停留在对话主题上
频繁地提出要求	向别人提出请求

制定社会技能训练的目标是一个合作过程;团体成员应该在制定所有目标时发挥主导作用,尽管许多目标的实现可能需要团体带领者的帮助。重要的是,团体成员要确定他们希望实现的目标,且这些目标对他们

是有意义的。团体成员的目标差别很大,可从"出院"到"参加大学课程"。如果团体带领者能够帮助团体成员理解社交技能训练可以帮助他们实现自己的目标,他们将更积极地参与团体,更有可能在团体外去实践他们学习的技能。技能训练的过程必须让团体成员感到是与其相关的,以便他们愿意付出参加团体所需的努力。当已协助来访者阐明其目标,带领者在设计和开展团体时需牢记这些目标,那么团体成员参与、积极参与和受益于社交技能训练干预的可能性要大得多。如本章末尾所述,应在整个治疗过程中定期评估团体成员在实现其目标方面的进展。

表 7.2 提供了如何将目标分解为具体的可实现的步骤的示例。当然,根据个别团体成员的能力和功能,实现目标的具体步骤和时限将有所不同。此外,确定可以实现的目标非常重要。患有精神分裂症的团体成员往往有多种未能实现个人目标的经历,可能会放弃追求自己的抱负;至关重要的是,社交技能训练要帮助团体成员扭转这种自我放弃的态度,帮助团体成员在实现目标方面取得进展,并增加提高生活质量的可能性。

表 7.2　将目标分解为更小的步骤

目　　标	实现目标的可能步骤
交友	在工作中开始与一个人交谈 参加在救助中心举行的下一次社交活动 向某人自己介绍
独自购买衣服	选择并购买一件衣服 在家人的帮助下购物 知道所需的尺码、大约的价格 选择要购买的物品
有效地回应上司的批评	在收到监督反馈时,请使用在倾听时思考 提出问题以澄清、获得更多信息 要求关于改进的建议
使用公共交通工具抵达所有地点	获取附近公交车的时刻表 选择不需要换乘公交的相对近的目的地 第一次出行请朋友陪同

二、使用团体成员的目标设计社交技能训练团体

在社交技能训练团体的每个阶段,带领者都需要牢记团体成员的能力和目标。在设计团体的时候,每个团体成员的具体目标尤其重要,这将涉及关于具体教学技能、分配角色扮演的决定,以及对家庭作业的期望。

(一)选择合适的社交技能来教授

带领者必须尽可能根据其成员的需要和目标,为社交技能训练团体选择课程。然而,几乎所有正在接受社交技能训练的团体成员都可以从学习最初的某些非常基本的技能中受益,这些技能可以作为核心课程,再添加其他技能。如第六章所述,这四项基本技能是"表达积极的感受""提出要求""倾听他人"和"表达不愉快的感受"。

在团体的开始阶段教授这一核心课程至少有三个目的。首先,通过教授基本而不是过于复杂的技能,可使团体成员更容易适应团体的形式。许多团体成员过去参加过一些团体,这些团体形式是完全不同的,因此他们需要时间来适应团体的期望。学习基本技能的过程也更有可能给来访者一个机会,让他们在团体中拥有成功的经验。其次,基本技能是以后学习更复杂技能的最佳基石。例如,"表达积极的感受"技能在会谈、交友和公共生活相关技能方面非常有用。"表达不愉快的感受"技能有助于学习"冲突管理"和"有主见"的技能。第三,教授这些基本技能为带领者和团体成员提供了共同的词汇,来说明社交技能训练的基本方面。

在某些情况下,如在带领有严重社交功能受损患者的团体时,最有效的办法可能是不增加其他技能,集中

关注四项基本技能。对于一个团体成员社交功能严重受损的团体,带领者们可能会在每一种技能上花费一个月的时间,然后再次逐一教授。尽管技能是重复的,但带领者可以改变角色扮演和作业的主题和复杂性,让团体成员参与进来。在最初的训练之后反复教授这些技能是有利的,因为这促进了技能的持久性和技能在现实生活中泛化,这对有持续症状或认知困难的低功能患者来说尤其重要。

在大多数团体中,带领者可以通过增加与团体中个人目标有关的技能,在核心课程技能的基础上更上一层楼。掌握相关技能过程的关键是能够将个人目标与特定的社交技能联系起来。通过先前的经验,带领者应将问题转化为目标,并将目标与具体技能联系起来。例如,如果团体成员难以与室友相处,带领者可帮助其建立"减少争吵"的目标。可以通过学习四项基本技能("表达积极的感受""表达不愉快的感受""提出要求"和"倾听他人")及后续技能("表达赞美""妥协和协商"),来促进实现这一目标,这意味着即使不同意对方的意见也不与其争论,并找到符合双方共同利益的解决方法。

表 7.3 提供了一些可以选择用来帮助团体成员实现特定目标的技能示例。

从表 7.3 可以看出,许多类型的目标都可以与学习四种基本技能相匹配。此外,不同的目标可以匹配相同的社交技能。因此,可以在同一团体中包含目标不同的团体成员,因为他们的目标是通过学习相同的技能来达成的。技能的实际步骤以同样的方式教授,但角色扮演和家庭作业将以不同的方式进行调整。

表 7.3　将个人目标与社交技能相匹配

目　　标	技　　能
交友	表达积极的感受 表达赞美 接受赞美 与陌生人或不熟悉的人开始一段对话 寻找共同爱好 通过提问保持对话 通过提供事实信息保持对话 倾听他人 结束对话
与医生交谈减少药物治疗	询问关注的与健康有关的问题 倾听他人 表达赞美 提出请求 不同意他人意见而不争吵
申请志愿者岗位	求职面试 倾听他人 专注于他人设定的话题 询问信息
增强有主见	提出请求 表达赞美 询问信息 拒绝要求 表达不愉快的感受 表达愤怒的感受 道歉 离开有压力的情境

(二)安排角色扮演

构建角色扮演的主要考虑因素之一是团体成员的功能水平。如果团体成员功能水平较好,有很好的专注力和关注细节的能力,他们可受益于复杂的角色扮演,这可能涉及对特定场景相对详细的描述,并可能要求团体成员对其一直在学习的技能做出一些修改。例如，为了练习"拒绝要求"技能，带领者们可能会要求一个高功能团体成员进行角色扮演，并说："我希望你告诉我，你会如何拒绝你的朋友 Humberto 的要求，他想要借你的新蓝色毛衣在救助中心的活动上穿。请记住，虽然你喜欢 Humberto，并希望帮助他，但你真的不想借你的毛衣。"

如果团体成员的功能水平相对较低，最好保持扮演更基本的角色，对场景进行简单的描述，并提供关于使用技能步骤的简单说明。例如，带领者可能会要求一个低功能团体成员扮演拒绝要求的角色，指示其："我希望你练习说'不'，当我问你，'我是否可以向你借一整包香烟'时，记得看着我，并使用一个坚定的、清晰的声音说'不'。"

一般情况下，带领者会安排角色扮演、示范一项新的技能、演示如何完成家庭作业，并在不同的情况下示范如何改变技能。为角色扮演选择的主题必须与团体成员的实际情况相关。例如，如果团体成员几乎都是兼职工作者，则角色扮演的主题可能与在职情况有关，如如何开始与新同事的对话或如何征求工作表现的反馈。如果团体成员是精神病院的住院患者，关于病房可能发生的情况的角色扮演会更有相关性，如如何回应另一个患者想要吸烟，或者如何向忙碌的护士提出要求。

除了安排角色扮演的多样性外，带领者还必须时刻记住角色扮演应与团体成员的特定目标相符合。例如，假设带领者意识到团体成员在与朋友一起计划活动时遇到了困难，在教授"妥协和协商"技能时，可以建议一个角色扮演："假设你正和 Sally 谈论你们周六晚上去哪里。她想去看电影，你想去吃比萨。我希望你用这个技能的步骤来解决这个问题。"来访者会更有动力在这个角色扮演，而不是扮演一个似乎与其目标无关的角色。

带领者还可以从团体成员那里得到角色扮演的想法。问成员们这样的问题，"当你需要别人帮助的时候，最近几天出现了什么样的情况?"可以为"提出要求"的角色扮演提供大量相关的主题。家庭成员和工作人员还可以提供团体成员遇到的各种情况，这些情况将有助于角色构建。带领者对团体会议问题的观察也会提供相关的角色扮演。例如，如果一个团体正在学习"表达不愉快的感受"技能，而带领者观察到两个成员在争论的是一个人坐得离另一个人太近，这种情况可以被用于角色扮演。带领者可以给出指示，如"Humberto，我注意到你似乎对 Joe 把椅子移近你的位置感到不安。我希望你能用'表达不愉快的感受'技能，让他知道你对他所做之事的感受"。

表 7.4 介绍了带领者可以建议的角色扮演的例子，以使技能与团体中的个人更加相关。

表 7.4　选择与个人目标相关的角色扮演

正在教授的技能	个人目标	角色扮演
表达赞美	独立购物 增加自我表达	服装店的女士给的衣服尺寸不对 快餐店的人给你安排错了序号
倾听他人	改善与室友的关系 增加病房特权	请室友告诉你其一天发生的事情 向医生咨询有关更高级别的特权的要求
表达积极的感受	建立亲密关系 在社区住所增加休闲机会	赞美你的约会对象其做得很好的方面 告诉工作人员你有多享受最后的宾果游戏
用餐礼仪	在工作中获得晋升 与朋友出去喝咖啡感觉很舒服	和主管一起吃饭时，你的脸上有番茄酱 和一个新朋友出去的时候，你发现你的咖啡很烫，但你很想喝

（三）布置家庭作业

社交技能训练的最终目标是使团体成员能够在自然发生的互动中进行更有效的沟通。要想让一种技能帮助团体成员实现他们的目标，他们必须能够在团体之外进行练习。当家庭作业的目的是帮助团体成员实现他们的目标时，家庭作业是最有效的。虽然一个团体中的所有团体成员可能都在使用相同的技能，但他们都可以根据自己的个人能力和目标选择不同的家庭作业。

带领者可以改变家庭作业的设置和复杂性。对于刚开始学习技能的功能较低的团体成员来说,最好从熟悉的环境中与他们已经认识的人一起开始练习。当团体成员表现出能够执行简单的任务,带领者可以使增加任务的复杂性,包括引导团体成员到不太熟悉的环境,并要求他们与他们不认识的人互动。例如,在教授"表达赞美"技能时,家庭作业可能要求团体成员首先对工作人员表达赞美,然后对其他团体成员,最后再对其经常购物的商店的店员表达赞美。

对于在团体中表现出一定技能的高功能团体成员,带领者可以布置涉及不熟悉环境或与陌生人接触的家庭作业。逐渐增加家庭作业的复杂性会使功能较高的团体成员感受到挑战,也会使他们持续参与技能训练的过程。例如,在高功能团体成员学习"提出要求"技能的过程中,家庭作业可能先是要求他们与工作人员更改约会时间,然后是要求室友关掉音响,再是要求一家快餐店的工作人员为顾客提供更多的餐巾纸和打包盒。

布置家庭作业的例子见表 7.5。

表 7.5　与团体成员目标相关的家庭作业

技　能	目　标	作　业
提出要求	改善与工作人员的关系	请工作人员帮助编制预算
	交友	询问同一个救助中心的患者,是否可以和其坐在一起用餐
	在工作中获得晋升	向上司要求一个更难的任务
	在当地商店购物	向店员询问物品的价格
表达愤怒的感受	改善婚姻关系	如果配偶忘了去接你,告诉她或他你很生气
	避免爆炸性的愤怒	告诉室友,由于不平等的家务琐事,你感到愤怒
妥协和协商	增强对家庭生活的享受	就你多晚可以听收音机提出妥协建议
	增加自我表达	就去哪里集体出游提出妥协建议
	推脱工作中不喜欢的任务	就任务分配提出妥协建议

三、管理技能水平的范围

通常情况下,由具有相似注意力、症状,并能够遵循角色扮演指令能力的来访者组成的团体是有帮助的。然而,在大多数情况下,团体成员之间存在一系列技能水平、目标和动机的不同。通过牢记个体差异,带领者们仍然可以通过规划课程、角色扮演和家庭作业来克服重大障碍。此外,带领者在分配团体任务时应使用相应的策略以分别满足社交技能训练团体中较低功能成员和较高功能成员的需求,这也是很有帮助的。

(一)共同带领者之间的分工

一个常见的问题是,一个团体中会出现一些团体成员的功能处于相当高的水平,而另一些团体成员则难以集中注意力或出现侵入性症状。在划分管理团体的责任时,带领者可以考虑到这一点,本书第五章对此做了说明。一个带领者可以专注于教授技能和设置角色扮演,而另一个带领者可以专注于指导那些可能会分心的来访者。指导带领者可以使用"辅导"技能(见本书第四章)来帮助团体成员将注意力集中在团体中正在发生的事情上。"辅导"包括使用语言提示来执行社交技能的特定组成部分。例如,带领者可以坐在团体成员旁边,悄悄地说话,类似"Alice 正在进行角色扮演,练习'表达积极的感受'技能,让我们来看看她如何做到这一点的"。

(二)满足团体内低功能团体成员的需求

较低功能团体成员通常更难以集中注意力、专注于团体,并执行有关角色扮演的指令。如果简化了指令和角色扮演,他们如果与较高功能团体成员学习相同的技能同样会获得不少益处。带领者可以在整个团体回顾技能的所有步骤,但指导较低功能团体成员时一次只关注一个或两个步骤。带领者还可以选择简单的角色扮演,让较低功能团体成员能够练习技能,以便他们不会因细节太多而混淆自己的角色。

"辅导"也有助于帮助较低功能团体成员执行技能的具体步骤。例如,带领者可以坐在团体成员旁边,悄悄提醒他/她"看人",同时在角色扮演时"表达积极的感受"。这使得较低功能团体成员能够与其他团体成员一起成功地进行实践。本书第八章提供了更多与低功能团体成员合作的策略。

（三）满足团队中高功能团体成员的需求

较高功能团体成员可能会抱怨其所在的团体没有足够的挑战性,或与他们的需求无关。尽管他们常常抱怨,但事实上他们仍可通过掌握所教授的社交技能来获益。带领者们可以提醒较高功能者学习这些技能的基本原理,以及与他们的目标与此有何直接关系。带领者们还可以设计更具挑战性的角色扮演,要求更复杂的应对措施,并更直接地与他们的具体目标相关。家庭作业可以有更多的选择性,期望较高功能团体成员在更困难的现实生活中能使用该技能。如本书第五章所述,许多较高功能团体成员在与其他来访者进行角色扮演的时候通常作为示范和伙伴,因为这向他们提供了一个对自己能力感到自豪的机会。

四、让所有团体成员都参与到团体进程中

虽然团体的重点通常是角色扮演者,但在整个过程中,让不参加角色扮演的团体成员参与团体的某些方面是很重要的。由于注意力不集中和症状的干扰,许多团体成员往往会因未直接参与角色扮演而被排除在外。当发生这种情况时,他们就不再从团体进程中受益,事实上,他们可能会逐渐分心,不再注意周围发生的事情。为了防止出现这种情况,带领者必须了解每个团体成员的参与程度。当一个成员在相当长的一段时间内没有参与时,带领者可以尝试以下策略。

（一）分配具体的任务

带领者可以直接将任务分配给团体中的个人。例如,带领者可以要求团体成员阅读技能的步骤,或者在角色扮演中作为伙伴;还可以给个别团体成员分配具体的任务,告诉他们在角色扮演期间要看什么或听什么。比如,一个带领者可能会说:"Juan,我希望你在这次角色扮演中,看看 Jennifer 在和 Paul 说话的时候是否看着他。"角色扮演完成后,带领者可以问:"Juan,你留意到 Jennifer 看着 Paul 了吗?"

（二）检查理解程度

由于各种原因,如注意力障碍,有时团体成员可能不了解团体中发生的事情。为了提高对这些团体成员的理解,带领者通过提问定期检查团体成员的理解程度是有帮助的。当来访者参与角色扮演或观察他人角色扮演时,这一点尤其重要。

带领者可以检查团体成员是否了解自己的角色扮演,首先要求他们重复说明(如"请告诉我,我要求你在这次角色扮演中做什么?")。带领者也可以问有关角色扮演的问题,如"我们在这次角色扮演中正在练习什么技能?""你会和谁一起扮演角色?""角色扮演首先会发生什么?""接下来会发生什么?"检查理解的好问题是"你在这次角色扮演中的目标是什么?"和"你想完成什么?"这些问题的答案将揭示很多团体成员的理解情况。

带领者还应该检查团体成员在观察别人角色扮演时,是否理解自己应该做什么;可以要求团体成员重复这些说明,也可以问"谁在进行角色扮演?""角色扮演是关于什么的?""Samuel 和 Tamika 在角色扮演时,你看到了什么?""Samuel 在这次角色扮演中的目标是什么?"等问题。

（三）使角色扮演生动活泼

有时,带领者们可能会观察到没有参与的团体成员,他们有的看天空,不看角色扮演,有的甚至可能打瞌睡。

当分配具体的任务和检查理解程度并不能改善情况时,带领者可以尝试让角色扮演发挥更大的吸引力。

使用一些其他的技能,包括引入幽默、增加活动、"夸张",以及使用时事或流行文化的元素,可使角色发挥更有趣。

为了在练习"不同意他人意见而不争吵"技能的角色扮演中引入幽默,带领者人可以故意在角色扮演中弄混一些基本的常识,如称赞一名著名的橄榄球运动员在击球(棒球中的技术)方面的技能,或者也可以说Bill Cosby(美国著名喜剧演员)是美国有史以来最好的总统。在成员是了解一些时事的团体中,带领者可以在角色扮演中使用专题例子,如要求成员们互相讲述他们最近在报纸上阅读的内容,作为练习"倾听他人""表达积极的感受"技能的一种方式,如考虑对目前流行的电视节目的明星给予支持。

为了给"开始一段对话"技能的角色扮演增加活动,带领者可建议团体成员站起来,走出房间,假装进入一个聚会,然后他/她会和站在餐桌附近的人进行对话。为了在介绍"用餐礼仪"技能时放松,带领者们可以使用"区别示范"(见本书第四章),先介绍一个没有跟随技能步骤的幽默例子,如狼吞虎咽地进食或者在交谈时嘴巴里都是食物。在练习"寻找共同爱好"技能时,带领者可以建议团体成员询问对方他们小时候喜欢的电视节目,甚至可以会问他们是否记得自己喜欢的节目中的主题曲。当带领者让这个角色扮演变得有趣和引人入胜时,即使是被症状分散注意力的成员,也更容易关注,并参与其中。

为了让社交技能团体更活泼、更愉快,团体带领者偶尔可使用鼓励社会交往的游戏和活动。例如,"打开记忆"(Shelley & Wheeler,2000)——一款纸牌游戏,可以用来鼓励共同经历的交流;"比手画脚"(Milton Bradley Company,1990)——一款简化的猜谜游戏,可唤起非语言沟通的注意(不要计时器或游戏板)。本书第八章中的几个年长者可以购买的游戏的例子,也可以应用于任何社交技能团体。

五、持续评估团体取得的进展

本书第三章介绍了有关评估精神分裂症患者社会功能和社交技能的信息。团体带领者定期评估社交技能训练团体中个人取得的进展也是有帮助的。即使带领者没有定期评估的资源,每3~6个月进行全面的评估,有助于带领者评估成员是否正在学习这些技能,以及他们是否在团体外使用这些技能,这些技能是否有助于成员实现他们的目标。这些问题的答案有助于带领者规划在具体技能上花费的时间、选择教学技能,并确定需要做出哪些努力来增加对角色扮演和家庭作业的参与。从定期评估中收集到的信息也可以帮助带领者向其他参与治疗的工作人员反馈。例如,如果社区住所的团体成员没有在团体以外使用技能,带领者可能会利用这些信息鼓励工作人员花更多的时间积极协助他们练习这些技能。

如本书第三章所述,带领者可以使用附录 B 中介绍的几种形式来帮助评估团体取得的进展:社交技能目标临床医生评定量表、社交技能目标自评量表、社交技能训练团体进展说明,以及社交技能家庭作业记录。

(一)团体成员在学习技能吗?

随着技能的教授,重要的是要评估团体成员是否真的在学习这些技能。当团体成员在不提示的情况下无法在团体中执行技能步骤时,表示他们没有充分了解该技能,需要进一步的帮助。带领者必须首先确定是否有足够的机会让来访者实践;也许这个团体需要更多的课程来专注于技能,才能学习。如果带领者们花更多的时间在技能上,但发现尽管有足够的练习机会,学习并没有发生,他们可以尝试其他策略,如积极辅导个别团体成员修改角色扮演,让他们更有相关性,让一些团体成员有额外的机会在团体中进行角色扮演,或者增加更多的家庭作业。

在某些情况下,团体成员很难学习一项技能,因为它太复杂。技能可能需要细分为更易于掌握的部分。例如,如果低功能团体成员在学习"妥协和协商"技能方面有困难,带领者可以尝试分解步骤,并在三个不同的团体对话中进行如下练习:步骤 1(简要解释你的观点);步骤 2 和步骤 3 一起(听听对方的观点、重复对方的观点);步骤 4(建议一种妥协方案)。

在团体成员显示出单独执行步骤的能力后，带领者可以要求他们练习完整技能。如果团体成员仍然无法在没有提示的情况下完成技能，带领者可以回到更基本的技能，如"倾听他人"技能。

（二）团体成员是否在团体外使用技能？

社交技能训练是否成功在于技能从团体环境向外部环境的转移。带领者可以通过多种方式确定团体成员是否在团体外使用该技能：直接询问团体成员使用该技能的实例、查看他们的家庭作业，以及询问其他有机会观察到团体成员的人，如家庭成员、日间治疗工作人员或社区居所工作人员。如果团体成员在团体中学会了执行技能的步骤，但不能在其他地方使用，带领者可以尝试调整角色扮演和家庭作业，以便更准确地描述团体成员在环境中发生的各种情况。

尤其重要的是角色扮演经常发生的、对团体成员重要的情境。现实生活中的例子更有可能促发团体之外的实践。例如，在教授"提出要求"技能时，社区的团体带领者发现，居住在其社区的团体成员在团体之外没有使用该技能；事实上，他们经常因为要求获取生活费用的态度不当而与工作人员发生争执，这让工作人员很不愉快。团体成员们因这些争执而感到失望，继而感到压力。带领者们可要求练习一个角色扮演，让团体成员礼貌地提出支出要求，并在团体中反复练习。然后，在实际社区住所情况中，进行技能练习。随后，工作人员报告说，成员在团体外"提出要求"的能力有了很大提高。

（三）技能是否有助于团体成员实现目标？

如果团体成员正在学习特定的技能，并在团体之外使用这些技能，那么这些技能是否有助于他们实现个人目标的问题就会持续存在。因为实现目标是来访者参与团体的最强烈的动机之一，如果技能不能帮助团体成员进步，他们往往会失去兴趣。为了确定这些技能是否在促进团体成员实现目标，必须审查在初步评估期间确定的目标（见本书第三章、第五章），以及是否已完成了一些步骤，从而逐渐实现这些目标。

有时有必要询问一下这项技能本身是否有帮助，或者是否需要额外的技能来使它有帮助。例如，团体成员 Richard 的目标是能够要求他的医生改变他的药物治疗方案，当他实际在与医生交谈时发现很难使用"提出要求"技能。然而，当带领者教授"询问关注的与健康有关的问题"技能时，Richard 能够将其作为有效提出其药物调整要求的一种方式。

当使用技能在实现目标方面进展甚微或没有进展，带领者还可能需要确定团体成员是否可能具有其他干扰其实现预期目标的行为。例如，如果一个以交友为目标的团体成员正确地使用了"与陌生人或不熟悉的人开始一段对话"技能，但打扮得非常差，他/她在与人们交谈方面几乎没有什么成功经验。努力改善团体成员的仪容整洁，可能会使其增加在使用会谈技能时实现其交友目标的成功率。

在其他情况下，可能需要修改技能本身，使其更具体地满足来访者的目标。这可能意味着添加一个步骤或一个关键短语。例如，一个住在城市贫困地区的团体成员确立了拒绝向乞讨者捐款的目标，她发现仅仅使用"拒绝要求"技能并不能解决问题。然而，加上"我没有多余的钱"或"我不能给任何人钱"这样的短语，提高了其拒绝的能力。

总　　结

虽然社交技能训练是一种结构化的方法，但可以调整顺序，以满足个别团体成员的需要。一旦团体成员确定了其目标，团体带领者可以帮助他们将目标分解为更小的步骤，并确定有助于实现这些步骤的社交技能。在设计一个团体时，带领者可以根据团体成员需要学习的技能来选择课程、安排角色扮演，并根据来访者相关情况分配作业。带领者还可以根据团体成员的功能水平，使角色扮演和作业或多或少具有挑战性。

在某些情况下，带领者可以为具有需求和功能水平类似的团体成员设计一个团体课程（例如，为正在工作并希望提高与同事沟通技能的高功能团体成员设计一个团体课程)。然而,一个团体中的成员往往有不同的技能水平、目标和动机。个性化的角色扮演和家庭作业有助于使不同功能水平的团体成员克服不同的困难。此外,带领者可以将具体的任务分配给团体中不同的成员,如大声阅读技能的步骤或观察角色扮演中的某一特定步骤,以使他们保持参与。

根据个人需要量身定制社交技能训练是一个持续的过程。带领者需要定期留出时间评估团体成员的进展情况,提出"团体成员在学习技能吗?""团体成员是否在团体外使用技能?""技能是否有助于团体成员实现目标?"这些问题的答案将帮助带领者了解如何帮助每个团体成员实现其个人目标。

第八章

故障排除——常见的问题和具有挑战的团体成员

与任何临床干预一样,社交技能训练要求带领者熟悉如何预防或处理社交技能干预中可能出现问题的战略。通过仔细规划团体和根据个人需要量身定制治疗方案,可以预见和防止社交技能训练中的许多分歧。在规划阶段所做的努力有助于为训练过程奠定坚实的基础,并在整个干预过程中无数次获得回报。

然而,即使有了最佳的团体规划,社交技能训练团体也可能出现问题。本章介绍了解决一些常见问题的策略,以及与具有特别挑战的团体成员合作有关的特殊问题,这些团体成员包括:

- 严重症状者
- 社交障碍较少者
- 年长者
- 轻度智力迟缓者
- 涉及刑事司法问题者
- 年轻的成年人

通过使用本章介绍的策略,带领者可保持他们的团体平稳有效地运行。

一、一 般 问 题

本章包含特定的策略,针对可能会对社交技能训练团体带领者带来挑战的团体成员分组。然而,至关重要的是,团体带领者应根据团体成员不同的需求和能力,对所有团体的内容和做法进行分析。根据团体成员的不同,相同的基本社交技能内容领域可以呈现不同程度的复杂性和对团体成员表现不同的期望。例如,团体中一个成员有智力障碍,带领者在教授"与一个新的或不熟悉的人开始一段对话"技能,可以专注于如何说"你好"的基本步骤,说出自己的名字,然后说"再见"。角色扮演排练可以是简短而简单的,带领者可以将反馈限制在基础上,比如,"你好吗?"和"那个人说出了他的名字吗?"相反,在向一群没有智力障碍的年轻人教授相同技能时,带领者们可能会教授更复杂的会谈技能包括用"我"开头的语句就音乐团体或体育赛事进行闲聊,寻找继续对话的方法,等等。角色扮演排练可能会更长,带领者可能会通过引进困难使情况更具挑战性,如让成员表达对带领者所选择的闲聊话题缺乏兴趣。反馈可能包括其他因素,如声音的变化、手势的使用,以及社会强化。内容也可以根据团体成员的认知能力和他们在社区中应该做什么来调整、取消。例如,独立生活的年轻人可能会被教授"约会"技能和"求职面试"技能,而生活在短期护理机构中的老年人可能会专注于加强与子女、孙辈、同住者和提供护理者之间的关系技能。

二、进行社交技能训练团体时常见的问题

（一）遵守团体规则

在参加社交技能训练之前，大多数精神分裂症患者都会接受其他团体治疗，这些团体治疗的方法不那么系统，更倾向于内省，患者们常被鼓励"自由地表达自己的感受"。当第一次参加社交技能训练团体时，人们可能会对其结构和教学方法感到惊讶。由于以前的经历，有些人可能会认为社交技能训练团体的目标是在情感出现时表达感受，并讨论他们脑海中的任何问题。因此，他们可能很难在第一时间遵守团体规则。

为了防止将社交技能团体视为以内省为导向的治疗团体的倾向，带领者应在初次访谈中对社交技能训练团体的形式进行明确的描述和解释（见本书第五章）。带领者们可以具体说明社交技能训练团体与其他类型团体的不同。例如，带领者可以解释在社交技能训练团体中练习"表达不愉快的感受"技能（如愤怒）可以使成员在现实生活中体验到这些感受时更容易地表达这些感受。许多带领者发现，在最初介绍的讲义中简要描述技能训练的形式是很有用的。附录 A 包含了此类讲义的示例。

然而，即使有了良好的准备，一些人也很难遵循团体的形式。在这种情况下，带领者在每次团体开始时提醒团体成员注意团体规则将会很有帮助。他们可能会说这样的话：今天我们将会集中关注"赞美"技能。首先，我们将讨论为什么给予赞美很重要，然后我们将讨论技能的步骤。之后，我们将展示一个如何给予赞美的例子，然后团体中的每个人都将有机会练习"赞美"技能。在整个过程中，带领者可以随着团体的进展直接指出每个阶段的规则和要求。例如，带领者们可能会说："现在，每个人都有机会练习'赞美'技能。Steve，如果你能先练习会很棒。"

当成员偏离了团体形式，带领者可以温和而坚定地将他们重新引导到手头的任务上（"现在我希望你们在看 Steve 进行角色扮演的时候保留你们的意见。"）。表扬在遵守团体规则方面取得进展的团体成员也是有益的。例如，一个以前中断角色扮演的人，现在已经开始安静地观察角色扮演，带领者可以说，"Miguel，我喜欢你的这种方式——等到 Steve 完成他的角色扮演之前，你再给出反馈。"

通常团体成员可以在几次课程后遵守团体规则。然而，如果困难持续存在，简单的讲义、列出步骤可能会有帮助。表 8.1 介绍了可与团体成员一起使用的讲义示例。简单讨论一个社交技能训练团体的典型步骤和每个步骤的理由可能会很有帮助。该规则的副本也可以张贴在团体教室，团体带领者可以在必要时参考。

表8.1 社交技能训练团体的步骤

1. 回顾上一个家庭作业
2. 确定将在团体中练习的技能，并讨论使用该技能的原因
3. 讨论技能的步骤
4. 观看带领者使用这个技能的角色扮演
5. 向带领者反馈其是如何使用技能步骤的
6. 每个团体成员使用该技能进行角色扮演
7. 每个团体成员都会收到有关其如何使用技能步骤的反馈
8. 每个团体成员都有机会在另一次角色扮演中提高自己的表现
9. 分配家庭作业

（二）不愿意角色扮演

和许多普通人一样，有些团体成员在别人面前讲话会感到不舒服或尴尬，从而可能不愿意进行扮演角色。首先，重要的是带领者要认可此人的感受，即其不适是可以理解的。要让他们知道，很多人在第一次尝试角色扮演时都感到害羞，但即其在逐渐习惯后，他们甚至可能会享受角色扮演，这是很有帮助的。可以提醒他

们,角色扮演非常简短,团体中的每个人都会参加。有些人则会担心他们会受到批评或戏弄。带领者可以指出,技能训练的重点是提供积极的反馈和建议,以帮助人们更有效地使用技能。在团体中应避免负面的评论和批评。

第二,检查角色扮演的理由很重要。最常见的理由是,"人们需要练习他们正在学习的技能,这样他们才能真正知道如何使用这些技能。这就像学习弹钢琴或打篮球。你必须练习才能变得熟练"。带领者们可以补充说,通过角色扮演,人们通常会在现实生活中出现需要使用技能的情况时感到更熟练。鼓励团体成员识别他们生活中特定技能可能有用的情况,会有帮助。

第三,让害羞的人观察其他团体成员的角色扮演,这样他们就能看到角色扮演其实很简短,不会受到批评。如果一个人决定拒绝做角色扮演,他(她)可以通过先向其他团体成员提供反馈来积累角色扮演的经验,或者有些人可能会觉得首次在角色扮演中作为搭档更舒服。部分参与阶段可以持续到此人在独立尝试短暂的角色扮演后为止。在让他们观察其他团体成员的角色扮演后,带领者可鼓励其尝试一下,通常是在一个简短的角色扮演中,有时只是最初的一部分。无论一个人做什么努力,都应该得到表扬,如"我真的很喜欢你看Bernice 的方式。"或"你用了平静的声音,真好。"带领者们可以保持简短的互动,然后转移到下一个人,首先可以说类似"谢谢你尝试了第一步,去观察别人,你做得很棒。"在以后的角色扮演中,带领者可以逐渐增加步骤,要求他们去做。

(三) 难以提供适当的反馈

当人们第一次参与社交技能训练团体时,互相反馈要么是批评的,要么是模糊的。这并不奇怪,因为大多数人过去都会收到这样的反馈。此外,很多人发现批评比表扬更容易,学习如何提供有益的反馈需要时间。然而,通过实践,几乎任何人都可以学会提供积极和具体的反馈。带领者可以通过多种方式达成目标。

在团体早期,带领者们可以介绍社交技能训练团体将如何给予反馈,尤其是对技能步骤的反馈,从积极的评论开始,并提出建议(一次一个)来改进。如本书第四章所述,带领者可以提供适当反馈的简要例子。在解释了所需的反馈规则后,带领者将作为重要的榜样。因此,在给予反馈时,带领者必须意识到,在角色扮演之后,总是需要从积极的反馈开始。团体成员将学会期待这种反馈,并能模仿带领者。带领者也可以重新思考,通过说一些话,如"Rosalita,我希望你给 Robin 一些反馈,她在这个'接受赞美'技能角色扮演做得怎么样。记得从她做得如何好开始讲。"

如果一个人开始严厉批评团体中的某个人,带领者需要尽快打断。因为精神分裂症患者可能对批评非常敏感(Bellack et al.,1992),最好将批评扼杀在萌芽状态。带领者可以说一些话,如"Rosalita,我们暂停一下。首先我想让你告诉我 Robin 做得很好。稍后我们可以提供改进建议。"如果在一些积极的反馈之后出现温和的批评,带领者可以尝试立即将批评反馈转换为建设性的建议,如"在接受赞美的时候,你会建议 Robin 记得先感谢这个人吗?"同样重要的是,要表扬那些之前反馈中在批评后开始发表积极评论的人。例如,带领者们可能会说:"谢谢,那是非常有用的反馈。你真的注意到 Robin 做得很好。"

在提供具体的反馈时,带领者也充当了榜样。从"做得好!""干得好!""好!"等一般性评论开始,是一个好的开端,但带领者需要遵循更具体的反馈。比如,带领者们可能会说:"干得好,Robin。我特别喜欢你做第二步的方式。""你可以说'谢谢你的赞美',这是一个非常真诚的方式。"带领者还可以直接辅导或指引团体成员,使其更加具体。这可以通过提问来实现。比如,轮到 Rosalita 给出反馈的时候,带领者可能会问她:"Robin 在第一步做得怎么样,她看着这个人了吗?"如果 Rosalita 对第一步有点肯定,带领者们可以提示她说:"是的,我也认为 Robin 做得很好,但你能说得更具体吗? 她直接看着说话的人吗?"当一个团体成员给出具体反馈时,带领者们可以赞扬他/她的努力。比如,"告诉 Robin 她说话的时候看着 Joe,这是很具体的。这是非常有用的反馈。"

通常在团体开始数周后会产生凝聚力,团体成员会更加支持对方的努力。他们可能会自发地开始提供积极的反馈,甚至可能为完成了过去对他们来说是非常困难的事情的团体成员鼓掌。如果几周后适当的反馈还没出现,要回顾什么是建设性的反馈,并提供书面材料给团体成员,并张贴一份副本在团体教室。有关此类讲义的示例,请参阅附录 A 中的"提供建设性反馈的指南"。

（四）完成家庭作业困难

要想让成员从社交技能训练中获得最大的利益,就必须在团体之外练习技能。因为练习通常不会自发进行,所以布置家庭作业是很重要的,以便在现实生活中使用一种技能。第四章介绍了如何布置和检查家庭作业,以及如何根据家庭作业来构建团体中的角色。附录 B 中介绍了一个家庭作业记录的样例。

即使成员理解完成家庭作业的原理,家庭作业也记下来了,他们往往很难坚持到底。带领者需要给出明确的信息,即家庭作业很重要,必须完成。每次团体的一开始都需回顾上一节中布置的家庭作业。带领者应表扬任何完成家庭作业的努力,即使做得并不完全成功。当成员报告他们遇到了困难时,带领者可以要求他们提供更多的细节,并帮助他们解决如何克服具体障碍的问题。

布置家庭作业时最好从相对简单的任务开始,这样就很有可能成功。在他们可以完成基础的家庭作业后,可以逐渐增加家庭作业的难度。他们感兴趣并与个人目标有关时,也更倾向于把精力投入到家庭作业中。如第七章所述,带领者可以考虑到这一点来定制个人目标。例如,如果一个人的目标是赚取更多的消费资金,他的任务技能就是"提出请求",可能是问他公寓的经理,有没有什么工作是他可以去做并获取报酬的。团体成员也应积极参与决定自己任务的细节。例如,对于"赞美"技能,带领者可以问团体成员:"家里有你想赞美的人吗?"

记忆力有困难的人和动力不足的人可以找人提醒协助他们完成任务。例如,如果是住在家里的团体成员,可以要求一个家庭成员对他说"现在是两点,你之前说你想想在这个点做家庭作业。那让我们一起来看任务分配表"。

家庭成员也可以作为训练的参与者参与完成任务。例如,对于"提出要求"技能,作业可以是向已同意参与家庭作业的一个兄弟姐妹提出要求。在居住式治疗机构中,带领者向特定工作人员说明作业任务,也能促使成员更有效地练习技能。之后,由该工作人员负责发起任务和记录结果。这种将家庭作业分配给家庭成员和工作人员的方法在提供关于如何提示和强化使用社交技能的指导情况下最为有效(关于工作人员训练的详细信息,见本书第十章)。例如,当一名工作人员或家庭成员参与完成家庭作业时,应该当场表扬该团体成员的努力,因为即时、具体的表扬是非常有效的。工作人员和家庭成员也有一个优势,就是能够利用各种家庭内情况和社区出游作为机会,帮助成员练习技能。

"作业"这个词对一些人来说有负面的含义,有各种各样的原因。对一些人来说,作业让人回想起过去在学校中不佳的表现;对其他人来说,做作业有被"降格"的感觉,因为作业是"只适合孩子"的东西。对于那些对"作业"一词感到不舒服的人来说,带领者可以换成另一种提法,如"练习"或"家庭任务"。例如,带领者可能会说:"我希望你们在我们下一次团体训练前练习'赞美'技能。我已经在这张纸上写下了练习的细节,帮助你记住。"

表 8.2 汇总了在开展社交技能训练团体时遇到的常见问题的策略。

表8.2　针对社交技能训练团体常见问题的策略

【总则】
1. 根据每个人的能力鼓励他/她的参与
2. 设定明确的期望
3. 表扬每一次进步

具 体 问 题	策　　　略
遵守团体规则存在困难	在团体开始时,提醒成员规则 随着团体的进展,点明每个阶段 当成员偏离话题或打断别人时,不断地重新定向。如果问题持续存在,提供书面讲义或规则海报

具 体 问 题	策 略
不愿意角色扮演	认可害羞的感情 让其参与观察他人的角色扮演 让其参与提供反馈 从缩短版本角色扮演开始 逐渐增加角色扮演中的执行步骤数量
提供模糊或负面的反馈	持续示范适当的反馈 通过询问有关具体步骤进行指导 打断批评的评论 将批评转化为建设性的建议 如果问题持续存在，提供有关反馈的讲义或海报
难以完成家庭作业	写下家庭作业 从简单的任务开始 帮助计划，在何处、何时及与何人完成家庭作业 在每次团体开始时检查之前的家庭作业 解决在完成作业时遇到的问题 持续布置和跟进家庭作业 请家属或工作人员协助完成家庭作业 为个人量身定制家庭作业

三、与症状严重的团体成员有关的问题

（一）出勤率差

带领者在与有严重精神分裂症症状者一起进行社交技能团体训练时遇到的最根本的问题之一是让他们参加团体，或者让他们完成整个课程。这个问题并不是社交技能训练所独有的，大多数与有严重精神病症状者合作的专业人员都报告说，参加任何形式的课程对他们来说都是一种持续的挑战。造成此问题的原因有几个。许多阳性的症状，如听觉幻觉和妄想，往往是迫害性质的，导致他们怀疑任何新的人或活动。精神分裂症患者往往会受环境过度刺激，这会干扰参与。精神分裂症的阴性症状，如冷漠（缺乏兴趣）和快感缺失（难以体验快感），也会干扰团体治疗的出勤率。最后，人们可能不愿意参加社交技能训练团体，因为过去的团体治疗缺乏结构化，更注重情绪，并不适合精神分裂症患者。

带领者从第一次接触开始就对参与社交技能训练表示热情和积极的期待是有帮助的。带领者需要传达这样的期望，即团体将帮助他们实现个人目标，他们将快乐地参加。对于那些表示极度不情愿、注意力集中时间短或在其他治疗中出勤记录较差者而言，最好为首次出勤设定一个小目标。例如，对于第一次团体训练，带领者可能会要求一个人尝试10分钟，在这10分钟内对其提出的要求很少。那些体验过这10分钟团体的人通常会感到放心，更愿意参加这个团体。随着在团体中感到更舒服后，带领者可以逐渐提高此人团体参加时间的期望。

重要的是为参加该团体的所有努力提供积极的支持。即使一个人只参加几分钟，带领者也要表扬他/她，说一些"谢谢你今天来，我希望你周四能够再来"的话。大多数人对真诚的表扬和鼓励反应很好，这些表扬和鼓励可以来自多方面，包括带领者、其他治疗人员、家人和朋友。其他强化物，如金钱、食物、增加特权（在住院部中）、娱乐机会，或与最喜欢的工作人员在一起的时间，也有助于为提高出勤率提供动力。一些社区住所制定了奖励制度，每月制定出席和参与的目标，并邀请实现月目标的人参加聚会。这些出勤的目标进展都会记录在社交技能训练团体房间的图表上。聚会上可能会有比萨和互动游戏。

有时，当某个人不参加团体活动时，带领者可能会感到沮丧。然而，重要的是不要放弃。在鼓励下，即使是没有参加任何其他治疗项目的人，也可能参加社交技能训练团体。我们经常看到这样的情况，强烈抵制参加社交技能训练团体的人数月后终于试图参加团体了。这种突破可以有很多不同的原因。一个原因是，即使是患有严重疾病的人，其精神病症状也会波动。症状短暂缓解的人，当他们能够思考得更清楚或感觉不那么多疑时，可能更愿意尝试来到一个社交技能训练团体。一旦尝试参加，他们再来的机会就很大。

成员可能在很长时间后开始参加团体的另一个原因是，与团体带领者发展信任关系需要时间。因此，带领者，特别是那些不是正式工作人员或来自另一个机构的带领者，必须与他们希望加入该团体的人建立关系。例如，带领者可以定期问候不参加团体的人，说很高兴见到他们，并拓展话题，如体育、音乐、时事、书籍、电影或电视节目。同样重要的是，要在同一天和同一时间持续地开展团体活动。保持规律可以帮助人们认为这个团体将持续进行。带领者应避免在与其他活动有关的时候安排社交技能训练团体，特别是在休闲和娱乐活动或吸烟休息时。

在由内部工作人员进行社交技能训练团体的居住式环境中，可以利用与成员的现有关系，鼓励他们参加团体活动，并争取同事的帮助。指派一名额外的工作人员协助每个社交技能训练团体也是有益的。协助人员可以提前提醒人们定好的团体时间，并可以将人召集或护送到团体训练教室。出席的通知和要求应该是乐观和友好的，并传达了出席的期望。当提醒一个人关于团体训练的时间，最好直接提出要求，说一些类似"离社交技能团体还有 5 分钟；如果你现在能和我们一起坐在客厅里，我会很感激的。"或者"如果你能加入我们的社交技能团体，我会很感激的。如果你今天参加会很棒。"然而，用"是"或"否"回答的问句的形式提出请求，如"你要去社交技能团体吗？"极易导致"不"的回答，而且很难反驳。除了召集成员外，工作人员还可以参加团体，即使他们不是作为带领者，因为在房间里有值得信赖的工作人员时有些成员会感到更安全。团体训练总是欢迎工作人员在角色扮演中担任同盟，并协助带领者设计与个人自然环境有关的角色扮演。

（二）认知障碍

精神分裂症常见的认知障碍，如注意力分散、注意力不集中、执行功能受损和记忆问题，可能会妨碍一些人从团体中受益的能力。社交技能训练模型中内置的重复、过度学习和行为演练可以帮助弥补其中一些认知困难。其他一些策略也可以用来治疗认知障碍。

团体教室应尽量减少干扰，并安排在安静区域。房间的布置应便于与带领者进行眼神交流，海报、时间表和标志等视觉提示可用于帮助有记忆障碍者。对于严重认知障碍者，有时需要更小的团体和更短的训练时间。

在团体中，不是主要带领者的临床工作人员应该不断地扫视整个团体，并不显眼地向那些看起来心不在焉的人发出信号，温和地提醒他们把注意力集中在带领者身上。可以直接向那些看起来心不在焉的人提问，防止他们从团体训练中分心。如果人们在注意角色扮演方面有困难，带领者应该让他们观察特定的目标行为。例如，带领者可以说："我想让你在角色扮演结束时报告一下 Tony 的眼神交流。"

团体带领者应该定期提醒成员团体的目标，以及他们正在从事的任务。他们应该经常要求成员重复指令，并且应该问一些旨在确认对团体材料理解的问题。例如，带领者可以问，"Dan 在角色扮演中扮演什么角色？""Yolanda 的角色是什么？""这项技能的目标是什么？"如果理解能力较差，技能或技能组成部分应进一步简化。例如，在一次社交技能训练团体中，一位成员表示有兴趣扮演一个角色来给予赞美。不过，她说她有一个问题。她问："什么是赞美？"当带领者解释说，赞美是在告诉人们你喜欢他们的一些东西时，她的脸亮了起来，然后她开始热情地参与角色扮演。

一般来说，在带领者以清晰、简单的方式讲话并检查理解后，成员对问题或要求仍有延迟反应时，这意味着他们存在认知困难。例如，当带领者问一些团体成员一个能得到反馈的问题时，他们可能需要很长时间来回答，看上去他们似乎缺乏必要的知识。然而，这些人往往会在带领者转移到另一个话题几分钟后主动提供适当而准确的反馈。类似的现象也发生在角色扮演中。例如，当带领者第一次要求团体成员参与角色扮演时，他们一开始甚至连第一步都跟不上，但是，当后来因为其他原因被要求角色扮演时，他们则会开始扮演之前的角色。对于团体带领者来说,意识到许多精神分裂症患者需要额外的时间来处理信息和得到答案是非常重要的。如果给他们一些额外的时间或允许他们稍后轮流发言,几乎所有的团体成员都能做出反应。

（三）处理精神病症状

许多精神分裂症患者会持续出现幻觉或幻听等精神症状。对一些人来说,听到的可能是低背景噪声;对另一些人来说,可能是大声和命令。然而,不管听到的声音水平如何,许多人都觉得这些声音是在与现实生活中的对话竞争,让他们很难完全注意到别人在说什么和做什么。

为了帮助提高理解能力,带领者可以从团体相对较短的时间开始,30~40分钟不等,以更好地匹配团体成员有限的集中注意力的能力。确保交流简短且切中要点也很有帮助。过多的细节或讨论使人很难找出要点。当一个人看起来很困惑,在听完角色扮演的指令后问:"我要做什么?",这通常是一个信号,表明带领者需要更简洁、更短的句子说话。他们可能还需要简化要求做的事情。带领者需要定期检查成员是否理解,如"你能重复一下我说的话吗?"或者"告诉我你在这个角色扮演中要做什么?"

清晰地描述团体的不同阶段也有助于让人专注于团体中正在发生的事情。如宣布:"现在是时候就Maria和Clinton刚才所扮演的角色给出反馈了。"或者"现在轮到Alice练习请求吸烟了。"渐渐地,即使是有严重症状的人也能理解团体的形式和对他们的期望。除了明确团体所处的阶段外,明智地缩短社交技能训练团体的某些阶段也会让带领者受益。例如,花更少的时间在解释技能上,直接进入更活跃的示范和角色扮演阶段,能更好地吸引他们的注意力。

有些时候,症状会导致成员很难让别人理解自己。例如,当一个团体成员Lyle对某些话题感到兴奋或激动时,他会加快语速,发音不清楚,让人难以理解。带领者发现后让Lyle放慢语速,用短句说话是有帮助的。

带领者还需要通过提问和重复所听到的来检查他们是否正确地理解了某个人。一个检验理解的例子是,带领者说:"让我看看我对你的理解是否正确。你的意思是你觉得有人坐了你的位子,所以你很生气?"对成员说的话表示出兴趣是很重要的,即使它们不易理解。然而,带领者必须避免花太多的时间在一对一的互动上,这会将团体的其他成员排除在外。个人对话可以在团体结束后进行。

（四）注意力分散

对一些人来说,集中注意力是很难的,尤其是当他们的症状在争夺他们的注意力时。为了帮助团体成员保持注意力集中,将其他干扰因素降到最低是很重要的,如街道噪声、人们在房间里进进出出、电话铃响及有人被叫出团体。在团体中保持沟通的简洁明了也很重要。带领者自己必须避免冗长的解释,并且必须引导其他发言时间长或措辞模糊的团体成员。"一张图片胜过千言万语",尤其是对于那些已经被症状分散注意力的人来说,这点尤为重要。所以更为有效的方式是通过展示一个简单的例子来说明意思,而不是给出一个冗长的解释。

为了在团体活动中保持成员的注意力,带领者可以设计一些简短、生动的角色扮演,包含反映人们真实情况的场景。带领者也可以像老师一样站在团体前面,解释技能的步骤,提供理论依据,并为技能示范。他们也可以要求团体成员站着看角色扮演,这帮助他们认识到在团体活动中应该听谁说话,看谁说话。为了获得更多注意力,带领者还需要用一种令人愉快、充满活力和足够响亮的声音讲话。说话太轻或没有权威会失去团体成员的注意力。

有些团体成员在参与角色扮演时可以保持专注,但在其他人发言或角色扮演时就会分心。因此,带领者将特定的任务分配给观察角色扮演的团体成员是很有用的。这些观察任务可以从需要少量的注意力(注意语调)到大量的注意力(注意第三步中"表达不愉快的感受"的具体建议)。当经历精神病症状的人不从事特定的任务时,竞争性刺激的吸引力会变得更强,他们的分心程度也会增加。

（五）破坏性

当成员受到症状的困扰时,他们可能会对团体其他成员做出具有高度破坏性的行为。例如,如果一个人听到有声音说外星人试图伤害他,他可能会大喊:"我需要帮助! 有人想伤害我!"或者一个有幻视的人可能报告说看到有火从窗户进来。有妄想症的人可能会指控这些带领者是黑手党成员。带领者应该理解并同情这些基于症状的干扰,但也应该认识到,这些干扰会让团体的其他成员感到困惑和分心,必须加以解决。

当人们出现与症状相关的情绪爆发时,他们通常会对自己正在经历的事情感到害怕或惊慌。在一个人明显心烦意乱的情况下,带领者的首要目标是让他/她放心。当带领者提醒他们这个团体是一个安全的地方时,许多人会感到放心。带领者可以说一些话来表示此人在团体中是受欢迎的,如"我们很高兴你今天和我们在一起。"下一个目标是用一种友好但坚定的方式引导此人,提醒他/她团体的重点,并给此人分配一个具体的任务。例如,一位带领者可能会说:"我们现在在团体中所做的就是集中精力去赞美别人。我想让你听听 Dorothea 对 Tito 的赞美。注意她说话时是否看着 Tito。"

在某些情况下,带领者可以通过建议此人密切关注团体来转移他/她的注意力。带领者可能会说:"我很抱歉你觉得有人想偷你的珠宝。我不认为这会发生在这里。把你的注意力从这个话题上移开,集中在我们在团体里做的事情上,这会是一个好主意。今天我们要讨论的是'提出要求'。"在其他情况下,带领者可以省略"把你的注意力从主题上转移开"的提法,而只是建议集中精力在团体的主题上。或者在其他情况下,这种情绪爆发实际上与团体讨论的话题有关,可以通过练习表达自己的担忧。例如,在一个团体,Barbara 冲 Joe 大吼是因为觉得他是被雇来监视她的,带领者能说一些诸如"这听起来像你担心 Joe 对你有意图,你想他离你远一点。因为我们今天要学习的是'提出要求'技能,所以我想让你们练习使用这个技能的步骤来让 Joe 移动他的椅子。记住要用平静的声音。"

如果这个人坚持谈论幻觉或妄想,带领者可以建议他们在团体结束后一起谈论,并给出具体的谈话时间。带领者可能会这样说:"你提出的观点很有趣,但是让我们等到 2:15 下课再讨论这个问题。现在我们需要继续学习'提出要求'技能。"然而,重要的是,带领者要在团体结束后进行后续对话,否则这个人就会失去信心,认为带领者不是真的对他/她所关心的问题感兴趣。

在罕见的情况下,有些人可能会有严重的症状,以至于不可能消除或改变它们。例如,当带领者在尝试让一个人集中注意力在团体话题上失败了两次或两次以上时,可以考虑让此人离开团体休息一会儿,或者让他/她离开团体的其他成员,但确保邀请此人参加下次团体。带领者可以问他(或她)三个问题,来决定是否让一个破坏性的成员离开团体:① 如果此人留在团体中,我还能继续带领这个团体吗? ② 如果此人留下来,其他成员能集中注意力吗? ③ 就我所知的此人以前的行为,这种破坏程度会升级吗?

如果决定让此人离开,重要的是要提到那个具有破坏性的具体行为,并留有余地,以让此人参加下一次团体。带领者不应该把要求成员离开团体作为一种惩罚,而是解释为他/她目前遇到了阻碍有效参与团体的困难。同样重要的是,表达对情况能够改善的期望。例如,带领者可能会说,"因为你今天在团体中很难不大喊大叫,所以我想让你在接下来的时间休息一下。但我期待周三能见到你。"

最后,还有一些社交技能是可以学习的,这些技能是专门为解决症状行为而设计的。几个中断后,带领者可能会选择介绍这些技能,如检查想法、让别人知道你感觉不安全、停留在另一个人设定的主题、应对不实指控、当你不知道一个人说什么时该做什么。例如,在罕见的情况下,如果一个人的症状明显恶化,他/她可能需要完全停止参加团体或几次团体,直到接受了额外的治疗。只有在带领者多次努力引导这个人,并且当发现破坏行为使得其他成员无法学习或带领者无法教导时,才应该做出将此人从团体中移除的决定。在我们带领团体的经验中,包括应对重症住院患者,当然这种情况很少见。

(六) 社会退缩/参与度低

与具有破坏性的团体成员相比,有些人在团体中沉默寡言。有些人会因为一些阴性症状而退缩,如缺乏语言、冷漠和快感缺失。对这些人来说,参与任何活动都是非常困难的,包括社交技能训练团体。另一些人对阳性症状的反应是沉默寡言。例如,如果一个人产生幻觉,同时听到几个声音,他/她可能会为了减少所经历的刺激而退缩。此外,有些人在参加社交技能训练团体时行动迟缓,因为他们担心自己会犯错或受到批评。

最后一些人通常会随着时间的推移增加他们的参与度，因为他们看到团体环境是支持性的，而不是批判性的。

有些人非常内向，他们可能不回答问题或拒绝参与。缺乏参与可能会被误解为懒惰、粗鲁或敌意。带领者需提醒自己，这种行为是由精神分裂症的阴性症状引起的，不是故意的。带领者必须避免将成员的缺乏参与视为对该团体或其带领者的批评。最利于改善与严重孤僻者之间关系的方法是奖励他们，哪怕是最小的参与努力。带领者的目标是让所有成员与团体建立积极的联系，这一过程是循序渐进的，而且往往需要带领者有很大的毅力。

为了最大限度地与非常内向的人进行积极互动，带领者必须保持愉快而简短的沟通。通过不需要人们的回应来进行最初的交流也是有帮助的。例如，带领者可能会称赞一个人（"我喜欢你今天的衬衫，David。""紫色是我最喜欢的颜色之一。"），或者是称赞他的参与（"我很高兴你今天能来参加团体。"）。问一些需要回答的问题，如"你在什么情况下会提出要求？"对一个内向的人来说通常来讲一开始是无法应对的。当建立了某种融洽关系后，带领者可以开始问一些非常简单的问题，这些问题可以用"是"或"不是"来回答（如"你听到 Jose 在角色扮演中问了 Robin 一个问题吗？"），并且应该积极地强化给出的任何回答。渐渐地，带领者可以开始问一些更开放的问题。

虽然带领者可能对团体成员离群的原因很好奇，但是花太多的时间问这个人为什么他/她没有更多地和其他人或团体在一起通常是无效的。尽管有些人能说出他们为什么会有这种感觉，但更常见的情况是，内向的人不知道为什么会有这种感觉，而且会因为无法回应而感到尴尬。带领者应该避免去解释一个人退缩的原因，因为要知道一个人在想什么是极其困难的。例如，一位带领者曾经向团体成员暗示，这名成员可能因为团体太大而感到不舒服。这名成员愤怒地否认了这一点，说："我不参加这个团体的原因是因为每个人都在谈论色情内容，我不想参与其中。"值得注意的是，安静、内向的团体成员有时会倾听和处理团体中正在发生的事情，尽管表面上看情况正好相反。有一个人经常参加团体训练，但在团体中保持沉默，似乎心不在焉。有一次，他非常详细地回答了一个一般性问题，让团体带领者感到意外，这表明他确实一直在密切参加团体。

表 8.3 总结了针对与严重症状团体成员进行社交技能训练团体有关问题的策略。附录 A 亦载有团体带领者进行有效沟通的指南。

表 8.3　针对与严重症状团体成员有关问题的策略

【总则】
1. 保持沟通简洁扼要
2. 在同一时间、同一地点保持结构和团体的一致性
3. 表扬为改进所做的努力和迈出的一小步
4. 经常教授和复习基本技能

具体问题	策　　略
出勤率差	通过温暖和热情的沟通来建立融洽的关系 设立小目标 使用奖励，如表扬、金钱、食物、增加特权、和喜欢的人在一起的时间 寻求其他工作人员或家人的帮助 确定出席团体的障碍 始终要求成员参加
认知障碍	使团队时间相对较短 经常检查是否理解 简化语言和说明 让成员有充分的机会去观察和练习技能
处理精神病症状	对于延迟回复，允许人们有额外的时间来回复，或者建议他们稍后再回复 进行较短的团体（30~40 分钟） 强调角色扮演而不是讨论 给出简短清晰的指示 经常检查理解 为被症状分散注意力的来访者分配积极的角色（如角色扮演）

（续表）

具 体 问 题	策 略
注意力分散	将其他干扰降到最低
	避免冗长的解释
	用例子、角色扮演来阐明观点
	立即重新定向到团体的主题
	设计与现实生活情境相关的角色扮演
	使用愉快、响亮的声音
	给观察角色扮演的团体成员分配特定的任务
与症状有关的破坏性	保证团体安全
	友好而坚定地转向团体主题
	在适当的时候，将中断的内容与正在教授的技能联系起来
	建议在团体讨论结束后讨论与主题无关的问题
	教授旨在控制症状的社交技能
退缩	了解退缩不是对带领者或团队的批评
	以热情、低调的方式沟通，建立融洽的关系
	避免过度质疑
	避免解释为什么这个人内向

四、与社交障碍较少的团体成员有关的问题

（一）难以接受需要提高社交技能

一些精神分裂症患者在社交技能、社会感知和信息处理能力方面的损伤较小。事实上，少数精神分裂症患者几乎不需要或根本不需要社交技能训练（Mueser，Bellack，Douglas，& Morrison，1991），因此，按照本书第三章的描述，进行彻底的评估是很重要的，这可以确定特定的个体是否真的需要社交技能训练。然而，在许多情况下，即使是社交障碍较少的团体成员也会有一个或多个社交技能，如建立亲密的关系、对冲突做出有效的反应，或者应对难搞的同事。这些团体成员可能会抗议参加社交技能训练团体，说他们对社交非常了解，或者社交技能团体很无聊，或者他们不会学到任何新东西。

社交障碍较少的团体成员很难承认他们需要社交技能训练，原因有几个。因为相比其他人，他们做得很好，一些人觉得他们不需要治疗。他们可能会觉得有必要把自己和那些有更多困难的人区分开来，他们会说："那些人需要社交技能训练，而我不需要。"他们也可能会说社交技能训练团体太简单或者太重复。另一些人则认为，一个社交技能训练团体会让他们想起自己因精神分裂症而遭受的损失，如亲密的友谊和与他人轻松互动的能力，而他们发现，想起这些损失会感到痛苦。还有一些人认为他们在生活中遇到的问题和提高社交技能的需要之间没有任何联系。

针对社交障碍较少、反对社交技能训练的团体成员，带领者应避免正面冲突，转而关注技能训练将如何有助于实现个人目标。大多数人发现为目标而努力是一种积极的体验。一旦确立目标，将他们分解成较小的步骤，带领者将提供机会建议如何完成这些步骤，进而发展特定的社交技能（见本书第七章）。例如，一个人的目标是获得一个大学学位，并以每次上一门课开始去实现这个目标。在思考如何才能在每门课上取得好成绩时，这个人可能会发现，利用"倾听他人"技能来确保他/她理解了教授所说的内容是有好处的。一旦社交技能与目标相联系，人们通常更容易接受社交技能训练的好处。

对于那些认为团体太过简单的团体成员来说，带领者可以用学习弹钢琴的类比来帮助他们，因为在演奏复杂的曲子之前，从基本的曲子开始是很重要的。带领者可以解释从基本技能开始，然后逐步发展到完成更复杂目标所涉及的更复杂的技能的过程。对于那些抗议团体训练内容太过重复的团体成员，带领者可以解释说，练习社交技能就像反复练习弹奏一首曲子，让它可听起来更流畅自然。根据具体的学习内容，给社交技能

训练团体起个名字可能会有所帮助，如"社交技能课""沟通技能 101"或"解决问题研讨会"。

当人们开始参加团体训练并掌握基本技能后，带领者可以通过不断增加角色扮演的挑战性来减少无聊的可能。

带领者还可以为人们提供机会在特定于他们目标的情景中实践。例如，在教授"与陌生人或不熟悉的人开始一段对话"技能时，带领者可以指定 Juan 在办公室里与邻桌的人进行简短的闲聊，Juan 的目标是改善与同事的关系。带领者可以鼓励人们调整自己的角色扮演，如问这样的问题："你在什么样的情况下需要使用这种技能？"和"你想和谁一起练习这项技能？"

（二）与遇到更多困难的人交往时的不适

一些社交障碍较少的人说，团体中的其他成员比自己受损更明显会使他们感到不适。有些人发现很难对行动速度较慢、需要较长时间扮演角色并提供反馈的人保持耐心。他们还可能觉得自己与经历更多困难的团体成员没有太多共同点。有些人觉得，与那些与自己有同样疾病的人交往，以及那些明显受到疾病损害的人交往，会"让他们情绪低落"。有这种感觉的人通常不想透露自己有任何类型的困难，包括社交场合的问题。和那些明显需要更好社交技能的人在一起，可能会被认为是对自己疾病的提醒。

带领者首先可以通过提醒他们的目标，以及社交技能训练将如何帮助他们实现这些目标，来回应那些不愿意加入一个成员能力不同的团体的个人。如果一个人反对团体形式，带领者可以指出，人们在团体中学习社交技能的效果最好，因为他们可以和其他人一起练习，并从他们那里得到反馈。能够与各种各样的人练习社交技能是特别有帮助的。带领者可以提醒，即使是那些他们感到不舒服的人，能够与他人相处是很重要的。

对于一些社交障碍较少的人来说，承认他们比团体中的其他人更擅长社交，并让他们参与到帮助其他成员学习社交技能的活动中来是有帮助的，他们可以通过在角色扮演排练中扮演角色来学习这些技能。在他们融入团队后，带领者必须找到根据他们的能力量身定做角色扮演和家庭作业的机会，包括更具挑战性的任务。如前所述，人们应该参与选择自己的角色扮演和家庭作业，来激发和保持他们的参与性。

大多数社交障碍较少的人最终都能被说服参加团体活动。然而，在极少数情况下，可能有必要考虑将一对一训练作为加入团队的准备。当个人训练的目标是让个人参加正在进行的团体的治疗时，应该同时教授个人和团体成员同样的技能，以便他们都熟悉同样的技能。当有几个人的社交障碍较小时，带领者可考虑为他们量身打造一个团体，其中课程涉及更具挑战性的技能，如"建立亲密关系""处理工作中的冲突"或"改善家庭关系"。

（三）过多讨论的倾向

一些团体成员没有遵循社交技能训练团体的形式，而是试图让带领者或其他团体成员参与到长时间的讨论中。即使讨论在某种程度上与团体中教授的技能有关，它通常也会分散其他团体成员学习和实践技能的注意力。例如，一个人可能想要详细地讨论他/她的观点，即男人比女人更难妥协。这可能是一个有趣的讨论点，但它会花费团体成员比实际需要学习"妥协"技能更长的时间。

在社交技能团体中过多讨论的原因有很多。有些人似乎有强烈的表达自己的需要，却没有什么渠道。另一些人习惯了以过程为导向的团体，鼓励长时间的讨论，出于习惯，他们会回到这种形式。还有一些人对他们需要社交技能训练的事实很不舒服，所以将谈话和讨论作为逃避团体任务的一种方式。

当人们在讨论中偏离主题时，带领者可以首先承认这个话题很有趣，或者这个观点很好。但重要的是要快速地将成员重新定向到手头的任务。带领者可能会说："这是一个有趣的例子，说明你父亲很难妥协。但我们在这个团体中强调的是针对'妥协和协商'技能需要考虑的因素。"如果可能的话，带领者可以让这个人在团体中扮演一个积极的角色，如阅读技能的步骤、扮演角色，或者给出具体的反馈。

一些团体带领者发现，在每个团体结束时安排时间进行休闲的社交和讨论是很有用的。例如，团体可能持续 45 分钟,最后的 15 分钟可用来聊天、喝咖啡或吃点心。许多人发现,在团体活动结束后,花些时间与带领者和/或其他团体成员进行社交活动,会强化这种感觉。因此,当成员在团体的训练部分进行了扩展对话,带领者可以引导他们在预定的自由对话时间内继续讨论。例如,如果一个团体成员想要在团体中进行对话,一个带领者可能会说,"我们现在需要集中精力学习如何做出妥协,但我想我们可以在两点钟喝咖啡的时候再谈你刚刚提出的话题。"

表 8.4 总结了带领者在与社交障碍较少的团体成员进行社交技能训练时,应对常见问题可以使用的策略。

表 8.4 针对与社交障碍较少团体成员有关问题的策略

【总则】
1. 在团队参与和实现目标之间建立联系
2. 参与具有挑战性的角色扮演
3. 鼓励团体成员帮助其他团体成员学习目标技能

具 体 问 题	策 略
难以接受训练的需要	避免对抗 关注目标 提供基本原理,比较社交技能训练和学习弹钢琴
与低功能团体成员交往时的不适	提醒团体成员需要与各种各样的人相处 表扬他们作为榜样的能力
参与过多的讨论	承认团体成员的话题是有趣的 重定向到手头的任务 在团体结束时预留讨论时间

五、与年长团体成员有关的问题

(一) 活动及行走问题

尽管许多年纪较大的团体成员是可以独立行走的,但也有一些人会因身体问题导致行动不便。他们的行动困难程度从轻微的(需要慢慢地、努力地走)到中度的(需要拐杖或助行器)到严重的(需要一直坐轮椅,并需要帮助才能坐上轮椅)。因此,留出额外的时间让年长的团体成员参加社交技能训练团体,并提供额外的工作人员帮助他们进入团体,是非常重要的。团体带领者需要给年长的团体成员一种时间充裕、不会仓促行事的感觉。当压力迫使团体成员迅速采取行动时,他们可能会乱了方寸、愤怒,这会削弱他们参与团体的兴趣。团体的房间本身应便于轮椅进入,并足够宽敞,以容纳轮椅、助步车和拐杖。在团体结束时也应该允许有额外的时间来帮助需要帮助的团体成员离开房间,前往下一个目的地。

对于许多年长的团体成员来说,交通是一个额外的问题,他们通常没有汽车和/或有效的驾照。他们对公共交通感到不舒服或不安全,且对乘坐公共汽车和火车感到很累。许多年长的团体成员更喜欢社交技能训练团体安排在他们居住的地方,或者尽可能靠近自己所在社区的地方。对于异地团体,提供便利交通是定期出席的必要条件。由于交通耗时,一些团体带领者发现将上午和下午的团体训练安排在同一天是可行的,而不是一周进行两次(Pratt, Bartels, Mueser, & Haddad, 2003)。如上午和下午的训练之间可以提供午餐,这对团体成员尤其有吸引力。

(二) 视力和听力受损

许多年长团体成员在阅读小的印刷字体和从远处看图表和其他材料时有困难。为了帮助解决这个问题,社交技能训练步骤的讲义可以用大号字体打印(如 36 号字体)。在白板上写信息时,团体带领者必须记住用粗体、大号字体来写，并且要把图表放在足够近的位置，让成员能够很容易地阅读材料。印刷的纸张或白板图上鲜艳的颜色有助于吸引成员的注意。一些团体带领者会提供各种度数的老花镜，让成员用来阅读团体中的讲义和图表。一些成员还发现放大镜或放大塑料片可以让他们能清楚地看到材料（Pratt et al.，2003）。团体带领者可以大声朗读给盲人听的所有材料，还可以把技能的步骤和/或家庭作业录音，让他们带回家。

对于听力有困难的团体成员来说，带领者大声、清晰地发言，以及布置好房间，让有听力障碍的团体成员坐得离带领者更近很重要。团体带领者也应该注意他们的语气和语速。相对较低的音调比较高的音调更容易被听到，而中等的语速比较快的语速更容易被理解。此外，带领者应避免冗长的解释，团体成员更容易听到和理解简单、清晰和简洁的描述。

（三）记忆力和注意力受损

认知障碍在老年精神分裂症患者中存在显著差异。许多人在记忆、注意力和信息处理方面都有问题。团体带领者可以通过经常复习材料和为新学习的技能提供更多的实践机会来帮助克服这些困难。带领者还可以调整课程，使其包含更少的技能和更慢的学习速度。一些带领者发现，将特定技能的步骤打印在薄的明信片大小的卡片上是有用的，团体成员可以随身携带，以便在现实生活中练习（Pratt et al.，2003）。

（四）不愿意练习某些技能

很多人在年幼时被教导，直截了当或表达愤怒感受是不礼貌的。这对女性来说尤其如此，尽管许多男性也受到避免武断行为的教育，如直接提出要求或表达愤怒。在团体中介绍这些技能时，一些成员会在练习时感到不舒服，如"我没有愤怒的感觉。""我从不生气。"或"我不会说那种话，这是不礼貌的。"避免这种情况的一个方法是，慢慢培养与"有主见的"和"愤怒管理"相关的技能，在处理更复杂的问题之前，先熟练使用"更简单"的技能（如"赞美"）。减少冲突的另一种方法是根据来访者更容易接受的术语重新命名技能。例如，一些年长的团体成员会说他们不会生气，但他们会坦率地承认，他们有时会对某些事情感到"不安"或"不高兴"。还有一种帮助团体成员开始对自己的武断或表达愤怒感到更舒服的方法，就是让他们参与角色扮演，并扮演其他人的角色。例如，带领者可以说："我想让你在这个角色扮演中扮演我，如果有人在我看我最喜欢的节目的时候不问我就换了电视频道，你觉得我会怎么回答？"

（五）生成对话主题

由于年长的团体成员往往比年轻的成员更孤僻，参与的活动也更少，他们可能会发现很难找到话题。然而，谈论他们过去的经历往往是一个非常丰富的话题来源，甚至可能因此找到与其他团体成员的共同兴趣。例如，年长的成员可能会发现很容易谈论他们的出生地、生活中的重要亲戚、过去的工作、过去的爱好、在经济大萧条或第二次世界大战时期长大，以及他们年轻时喜欢听的音乐。团体带领者可能会发现某些打包游戏和活动有助于增加团体成员之间的对话，比如《昨日》（Dezan，1995）、《打开记忆》（Wheeler & Shelley，1996）和《小赌注游戏》（Freeman，1989 and 1999）。《昨日》是一个关于过去日常生活的简短朗读故事、大型照片和讨论问题的合集。《打开记忆》是一种游戏，在游戏中，人们抽卡片描述自己的生活经历（例如，在农场度过的时光、参加游行、参加学校演出），并被要求分享他们对这些经历的任何记忆。所有打包项目都应该根据团体成员的理解水平、生活经历的范围和相关的身体素质进行审查和调整。例如，在使用《小赌注游戏》时，团体带领者可能希望用扑克筹码来代替便士筹码，因为扑克筹码更容易处理，并且可能会选择删除对于一个特定团体成员来说极其罕见的扑克牌。

（六）难以融入集体

年长的团体成员通常比年轻的成员的精力水平更低，可能会发现更难以融入团体的内容。他们可能更容易感到无聊,注意力可能会分散。许多团体带领者发现,治疗变得更加生动活泼,有助于年长的团体成员专注于团体。实现这一目标的一种方法是定期使用交互式活动或游戏,创造性地吸引人们使用他们的社交技能。将活动与特定的社交技能联系起来,避免任何青少年游戏或像对待孩子一样对待来访者,这是至关重要的。例如,为了帮助人们更专注于表达感受的技能,带领者可以引入字谜风格的游戏——《命名情绪》。在这个游戏中,带领者将常见的情绪写在纸条上,然后每个人轮流选择一张纸条,并将情绪表演出来,让其他成员来猜。一些打包活动和游戏可以根据需要购买和改编,例如,你来做法官(Dezan, 1996)使用实际新闻故事的简短摘要来开始讨论一些有争议的话题;《让我们说吧》使用带讨论问题的卡片(如,"你曾经养过你非常喜欢的宠物吗?")来帮助人们练习开始对话;《抖出真相》(Wheeler & Shelley, 1997)类似于电视游戏节目《说真话》,可以用来鼓励使用社会感知技能。

表 8.5 列出了年长的团体成员遇到的常见问题及应对策略。

表 8.5　针对与年长的团体成员有关问题的策略

问　　题	策　　略
行动障碍	允许额外的时间,并提供额外的工作人员将人们召集起来一起参加团体 在轮椅和助步器可以到达的房间里进行治疗 提供容易坐和站起来的椅子
交通问题	在可能的情况下,在团体成员的住所或他们自己的社区组织团体 为异地团体提供交通 异地团体需限制交通时间,如一天内举行两个短的团体,而不是分开几天举行两个团体
视力障碍	在讲义和白板上使用超大字体 使用鲜艳的纸和记号笔 在团体讨论中使用老花镜和放大镜 为盲人来访者录制技能和家庭作业的步骤
听力障碍	说话声音大而清晰 避免使用高音和语速过快 避免冗长的解释 安排座位,让听力有困难的团体成员离带领者更近
记忆和注意力问题	提供更多的机会来练习新引入的技能,举行更短、更频繁的团体治疗 经常复习以前学过的材料 计划课程包括更少的技能,涵盖更多的深度 将技能步骤打印在人们可以随身携带的小卡片上
不愿意练习某些技能	慢慢地培养一些可能会让人不舒服的技能,如"表达愤怒的感受" 使用人们更熟悉的术语重命名技能(如"难过的感受"而不是"生气的感受") 让人们在角色扮演中扮演别人的角色
难以产生谈话的话题	确定过去感兴趣的话题 使用打包的活动或游戏来激发讨论
难以融入集体	保持团体生动活泼 使用互动活动或游戏,鼓励实践社交技能

六、与轻度智力迟缓的团体成员有关的问题

(一) 低智力功能

智力低下的患者很难理解高级词汇、长句子和抽象概念。为了提高理解能力,团体带领者需要使用简单的语言和句子结构,必须经常重复重要的观点。频繁的角色扮演演示对目标技能的掌握和增进团体成员的理解也有重要意义。对一些团体成员来说,看到带领者展示技能的各个步骤可能是有益的。例如,在演示"提

出请求"技能时,带领者可以先展示一些"看着那个人"的例子,然后是"说你想让别人做什么"的例子,最后是"告诉那个人你会有什么感觉"的例子。每个例子都可以讨论,带领者可以提出问题,以确保团体成员理解特定步骤的组成部分。在演示了"提出要求"技能的每个步骤之后,带领者就可以将所有步骤放在一起进行角色扮演。

大多数轻度智力缺陷患者都有阅读困难,但是他们经常对代表社交技能和副语言元素的图片反应良好。例如,为了表现询问信息的技能,带领者可能会简单地画一个大大的问号,或者画一个正在与警察交谈的人。为了表示说话时站得离另一个人有多近,可以用一幅简单的图画来表示两个人站得有一臂远。对于情感识别,一些商业制作的展示各种面部表情的海报是有用的,如《情感＋》(Wellness Reproductions,2003)和《每个人都有感情》(Childswork/Childsplay,1995)。纸牌游戏《面对它!》(Childswork/Childsplay,1998)也有助于说明一系列的情绪。

（二）社会判断受损

精神发育迟滞者往往难以识别和理解社会线索。例如,如果有人在打电话,团体成员可能没有意识到立即开始与那个人交谈是不合适的。即使那个人把一只手捂住话筒,低声说"等一下"或"我正在打电话",有些团体成员还是很难意识到他们应该等到通话结束后再说话。或者,如果一个人在专心地看电视,一些来访者可能没有意识到他们不应该换频道,或者反复尝试与这个人交谈。角色扮演可以用来提高团体成员对常见社会线索的意识,并让他们练习如何对这些线索做出适当的反应。例如,在"与陌生人或不熟悉的人开始一段对话"技能的第四步是"判断对方是否在听,以及是否愿意交谈"。团体带领者可以花额外的时间在这个步骤上,识别和展示各种人们想说话时候的暗示(如微笑、目光接触、有鼓励性的评论、生动的演讲),当他们不想说话时(皱眉、把目光从人身上移开、看手表、反应比较小、用平淡的语气说话)。有些技能不包括解释社交线索的特定步骤,但带领者可以根据需要添加步骤。

社会判断受损的另一个方面与无法评估人际关系中的安全有关。例如,精神发育迟滞的团体成员可能会对乞丐做出反应,拿出钱包并显示他们的钱,或者对提供毒品的人做出反应,开始与他们友好交谈。当他们迷路时,他们可能不知道该向谁问路,可能会接近陌生人,而陌生人会利用他们。因此,重要的是,团体带领者应将直接处理安全问题的课程纳入团体,包括"拒绝要求""询问信息"和"拒绝不想要的性行为"。有机会讨论安全问题教学的一些技能,如"与陌生人或不熟悉的人开始一段对话"("你怎么判断与一个的人交谈是安全的?")和"表达愤怒的感受"("向哪些人表达愤怒感受是危险的?")。团体带领者可以在《街头智慧:在城市环境中生存的技能》(芝加哥大学精神康复中心,1998)和《安全、可靠和街头智慧:赋予精神病妇女在社区中获得更大独立性》(Jonikas & Cook,1993)中找到额外的课程。

许多轻度智力发育迟滞患者可以学习特定技能的单词,但由于在社交方面存在问题,他们很难流畅地使用这些单词的副语言特征,如音量、语速和语调。非语言行为也可能存在问题,如不尊重个人界限、触摸他人、拿起并翻看他人的私人物品。此外,团体成员可能在时间控制(如在对方说完之前就开始讲话),以及轮流发言(不允许对方有时间发言或回答问题)上有困难。团体带领者可以通过将副语言技能作为一个单独的主题,并在教授每种社交技能时作为其中一部分来再次回顾,以帮助成员掌握。例如,在教授"提出不满"技能时,带领者可以讨论和演示适当的语调、个人距离和时机。我们也可以要求工作人员和家庭成员为团体成员提供更多的机会,让他们练习互动,并获得关于副语言技能的具体反馈。

（三）记忆力和注意力

对一些智力低下的来访者来说,很难集中精力在团队上。如果有什么吸引了他们的注意力(如带领者穿的衣服或窗外的一只鸟在树上唱歌)或者他们可能会自发地开始谈论他们当天早些时候发生的事情,忘记了团体主题。即使在被要求回到团体主题时,团体成员也许只能坚持一会,就又走神了。团体带领者可以预料到,在团体成员能够成功地回到团体的主题之前,可能需要多次尝试。此外,通过使用不同感官的形式,更容易吸引容易分心的团体成员的注意力。例如,团体带领者可以使用这样一些方式来吸引团体成员,包括视觉上的(图片、图表、地图)、触觉上的(握着一个球来表示轮到个人发言),以及身体上的(如《命名情绪》游戏,命名涉及行动的情绪)。宾果游戏和猜字谜游戏等鼓励社交互动和轮流游戏也可以用来吸引团体成员的注意力。最后,持续时间较短的团体更有可能吸引人们的注意力。但是,为了完成课程,也应增加团体训练的频率。

（四）难以将技能应用到各种情况中

有些团体成员可能表现出在团体环境中使用社交技能的能力,但要将他们所学到的知识转移到团体中没有实践过的情况下,却特别困难。例如,一位团体成员可能在与一位带领者的角色扮演中演示了"表达愤怒的感受"技能的步骤,但当天晚些时候,他可能会冲动地推开惹恼他/她的室友。团体带领者应该尽可能多地练习角色扮演,确保团体成员最可能遇到的情况得到了强调。例如,对于"不同意他人意见而不争吵"技能,如果团体带领者知道关于音乐有很多争论,他们可以结合角色扮演,专注于如何在不争吵的情况下不同意他人的音乐品味。此外,安排团体活动或邀请团体成员住所的或接受服务的工作人员协助,亦有助团体成员在实际情况中实践技能。

表 8.6 列出了一些针对轻度智力发育迟滞团体成员的策略。

表 8.6　针对轻度智力发育迟滞团体成员相关问题的策略

问　　题	策　　略
低智力功能	使用简单的语言,简单的句子结构 经常重复重要信息 用图片或图表来说明要点 分别演示一项技能的每一步 经常复习技能
社会判断受损	利用角色扮演让团体成员练习识别社会线索 纳入与安全相关的技能课程 处理副语言特征,如语音语调、人际距离、对话时间 利用角色扮演让团体成员练习评估社会情况
记忆力和注意力	在讲义和白板上使用超大号打印字体 使用鲜艳的纸和记号笔 温和而坚定地将团体成员导向主题 使用视觉、触觉和身体上的方式 使用鼓励使用社交技能的游戏 安排时间更短,频次更高的团体
难以将技能应用到各种情况中	在尽可能多的情况下练习技能 确保训练纳入了角色扮演,以反映团体成员最可能遇到的情况 为团体成员安排尽可能多实际情况的体验 让其他工作人员帮助团体成员在其他环境中练习技能

七、团体成员涉及刑事司法问题

（一）难以表达意见和做决定

在司法机构中,如看守所、监狱及公立医院的特殊单位中,团体成员往往习惯于死板的时间表和选择缺乏。大多数事情都是由他人决定的,如穿什么、吃什么、什么时候吃、多久洗一次澡、什么时候吸烟、什么时候睡觉,等等。他们不允许与机构的周密安排有所不同,一旦有这样做的企图往往会导致惩罚或失去特权。因此,目前在司法机构或最近出院的团体成员往往不愿表达意见和做出自己的决定。在社交技能训练团体中,强调团体成员的如下技能能帮助他们获得自己,如"把你的观点讲清楚""不同意他人意见而不争吵""表达积极的感受""提出要求""提出不满"和"解决问题"。除了从实践技能中获益,团体成员还将从聆听其他团体成员的实践中学习,因为他们可能缺乏接受其他人表达意见、提出要求、提出异议等方面的经验。

（二）建设性地表达情感

在司法机构中,隐藏自己的情绪通常是一种适应性行为,在那里,任何情绪的迹象都可能被视为弱点。例如,那些表达悲伤或焦虑感受的人通常被认为是脆弱的、容易被摆布的。赞美别人的人常常被误解为想要进行性行为。然而,那些看起来凶狠、咄咄逼人地表达不满的人往往会受到尊重。因此,团体成员通常很少有以建设性的方式表达一系列情感的经验。在社交技能训练团体中,带领者需要纳入帮助团体成员开发情感词汇的课程,并允许他们练习表达各种情感。这些技能包括"表达积极的感受""表达不愉快的感受""表达愤怒的感受""道歉""赞美""接受赞美"和"表达爱意"。带领者还需要帮助团体成员识别可能发生各种情绪的常见情况。例如,在介绍"表达愤怒的感受"时,带领者可能会问团体成员,"你最后一次感到愤怒是什么时候?""什么样的情况会让你感到愤怒?"并将团体成员的答案列在一张白板上。

（三）质疑权威,挑战限制

团体成员对规则和负责任的人产生怀疑,这并不罕见。他们可能会质疑权威,挑战已经设定的限制。在某些情况下,这是团体成员开始表达意见和自己做决定的健康迹象。在其他情况下,这是一个持续的、徒劳的斗争,会耗尽团体成员和工作人员的精力。在社交技能训练团体中,来访者可能会向带领者提出挑战,并质疑团体的运作方式。对于团体带领者来说,明确团体的设计和目的（参见附录 A 中的材料）,并阐明团体的指导方针（参见附录 A 中的材料）是很有帮助的。当受到挑战时,重要的是团体带领者要坚定而友善地回应,避免被激怒而引发争论。

为了帮助团体成员对工作人员形成更积极的态度,与他们讨论团体中不同成员的角色和各自的贡献是有帮助的。许多精神卫生机构也发现,在一些患者也在场的团体治疗中,将患者的假释官纳入进来是有用的。这会减少误解,并允许每个人一起工作,支持团体成员重返社区。然而,重要的是教授假释官关于社交技能训练的目标和方法,以便他们鼓励和加强团体成员使用目标技能。

（四）应对污名

目前在司法机构或曾在司法机构待过的团体成员往往会感受到来自其他团体成员、社区人员,甚至心理健康专业人士的偏见。人们可能害怕他们、看不起他们,或者怀疑他们当前的犯罪活动。因此,团体成员可能缺乏自信和自尊。在社交技能训练团体中,带领者可以通过经常肯定每个成员的优点和对团体的贡献来强调尊重他人及沟通的重要性。团体应该是一个远离污名的避风港,不管他/她的背景如何,每个成员都可以得到尊重。如果一个团体成员开始对某人在取证机构的经历进行贬损性的评论,团体带领者必须打断这些评论,并参照禁止互相辱骂、批评和取笑的团体指导方针。需要提醒的是,在社交技能训练团体中,每个人都应被礼貌和尊重对待。

当团体成员因污名而遭遇重大困难时,带领者可能会发现,花些治疗时间讨论这个问题是有帮助的。这些治疗可以包括一系列的教育、讨论和技能建设,主题包括以下内容:纠正错误观念、确定积极的榜样、意识到自己的合法权利、同伴支持的重要性、决定是否向他人披露自己的历史、与自我污名做斗争、回应污名化言论。像《别叫我疯子》（Corrigan & Lundin, 2001）这类图书是关于应对精神病污名的有用资料,可以用来处理与刑事司法系统有关的附加污名。

表 8.7 列出了针对涉及刑事司法系统团体成员有关问题的策略。

表 8.7　针对涉及刑事司法系统团体成员有关问题的策略

问　　题	策　　略
难以表达意见和做决定	纳入提高表达意见和做决定的信心的技能 为团体成员提供练习和观察他人表达意见的机会，且不带有攻击性 帮助团体成员确定合理的短期目标
难以建设性地表达情感	纳入帮助团体成员开发情感词汇的课程 帮助团体成员识别导致常见情绪的情况
质疑权威，挑战限制	在团体成员加入之前，让他们了解团体的宗旨和结构 审核并发布团体指南 在应对挑战时要坚定而友善 避免回应挑衅 教育团体成员团体中不同成员的角色和工作 如果可能的话，在有患者在场的治疗团体中纳入假释官
与刑事司法系统相关的污名	让这个团体成为远离污名的避风港 利用机会发现团体成员的优点和对团队的贡献 不允许任何团体成员对他人做出批评或污蔑性的评论；参考团体指南 纳入一些致力于提高应对污名的知识和技能的课程

八、与年轻的团体成员有关的问题

（一）难以建立关系

即使没有精神分裂症这样的疾病，成年早期（十几岁晚期，二十几岁早期）也是一个充满挑战的人生阶段，人们常常对自己的身份以及如何与他人建立成功的关系感到困惑。许多年轻的团体成员会问：如何认识一个人？如何进行谈话？如何找到和自己有共同兴趣的人？怎么约别人出去？如何处理拒绝？如何让一段关系中从朋友关系变成男女朋友关系？为了帮助团体成员处理这些问题，提供一个强调人际关系发展方法的社交技能课程是有帮助的。例如，团体带领者可以首先关注"交友"技能（"与陌生人或不熟悉的人开始一段对话""保持对话""妥协和协商"等），然后转向与约会相关的技能（"寻找共同爱好""请求约会""表达爱意"等）。

当年轻的来访者学习这些技能的步骤时，包括如何解释社交暗示的讨论是很重要的，如如何判断对方是否对谈话感兴趣，或者在一段关系中是否感到舒适。谈论应对消极反应的策略也很有帮助。例如，当某人说他/她不想去约会时，有哪些方式来回应？如果一段关系不像预期的那样发展，有哪些方法可以保持一个人的自信？

（二）常见的训练中的无聊感

许多年轻的团体成员比年长的成员有更多的体力。他们坐上 45 分钟或 1 个小时会变得焦躁不安，对"只是聊天"和"困在同一个旧房间里"感到不耐烦。为了防止训练中的无聊，团体带领者需要探索采用非传统方法教授社交技能，如去不同的地方（如公园或博物馆）、出去吃一顿饭（如比萨、快餐、冰激凌），或者分享兴趣和才能（作品、诗歌或音乐）。团体成员特别喜欢积极参与选择和计划活动，这有助于他们建立自信，增加持续参与的可能性。当团体成员感到自己是团队的"主人"时，他们更有可能积极参与其中。

年轻的团体成员也喜欢集体活动，如在房间里走动的角色扮演。例如，实践"与陌生人或不熟悉的人开始一段对话"技能，角色扮演可以用来模拟一个有几个人参加的聚会（重新摆放桌椅，甚至可以加些音乐），可能需要来访者展示他/她如何走进房间，与听音乐或吃东西的人交谈。或者为了练习抱怨，这个角色扮演可以被设计成模拟快餐店的柜台，一人扮演快餐店的工作人员，另一人扮演点错菜的人。一些来访者喜欢带有体力活动的游戏,如人字谜游戏,他们可以在这个游戏中表演一些与社交技能相关的东西。

（三）挑战权威

年轻时,人们通常想要和父母分开,并自己做决定。他们很自然地会质疑父母和其他权威人士,如项目管理员和团体带领者。他们对被"像孩子一样对待"也很敏感。在社交技能训练团体中,年轻的团体成员可能会就团体的目的、团体形式的逻辑及是否需要团体规则等问题向团体带领者提出挑战。为了帮助团体成员感觉到他们被当作成年人而不是孩子来对待,让他们参与团体课程的规划、征求他们对团体指导方针的意见,并邀请他们轮流共同带领团体,这些都是很有帮助的。为了让他们以更有效的方式质疑权威,在课程中加入一些技能是很有帮助的,如"把你的观点讲清楚""不同意他人意见而不争吵""妥协和协商"以及"解决问题"。

（四）难以实现目标

年轻人往往急于快速完成任务,而没有考虑可能需要采取的中间步骤。例如,一个年轻的团体成员可能希望立即得到他/她自己的公寓,但可能无法识别达成这一目标所需采取的行动步骤,如稳定的精神病症状、规律服药、储蓄存款、定位一个负担得起的公寓、找到一位合适的室友分担房租,等等。由于年轻人缺乏生活经验,他们往往对实现目标有不切实际的期望。然而,由于年轻人渴望独立,他们往往不愿意向比自己年长的人寻求帮助或建议,即便他们有更多的生活经验。为了帮助团体成员实现他们的目标,对于团体带领者来说,重要的是不要打击雄心勃勃的目标,而是帮助他们将目标分解成一系列可管理的步骤。这个过程可以通过教授"解决问题"和"促进目标的成就",其中包括六个步骤：① 定义问题或目标;② 头脑风暴的解决方案;③ 确定每个解决方案的优点和缺点;④ 选择最好的解决方案;⑤ 计划如何实施解决方案;⑥ 在稍后的时间跟进计划。通常需要几堂课的时间来教授这项技能,重复学习是有益的,因为团体成员经常遇到问题或难以实现他们的目标。

（五）低自尊

年轻的团体成员的自尊心往往较低,这与前面描述的问题有关：建立关系、无聊感、与权威的冲突,以及实现目标。因此,团体带领者针对每一个问题提供策略将非常有帮助。此外,团体带领者还可以通过教授一些技能来帮助团体成员,这些技能可以为他们的情感提供宣泄渠道(如"表达不愉快的感受"),并鼓励他们在需要帮助时请求帮助(如"提出要求""让别人知道你感到不安全""询问信息")。在社交技能训练团体中建立尊重和支持的气氛也是重要的。团体带领者应利用每一个机会来确定团体成员的优势和对团体治疗的具体贡献。此外,带领者需要减少团体成员之间可能发表的任何批评或无礼的评论。一些团体带领者发现,用"轮流指出积极方面"来结束团体训练是很有帮助的,在这个过程中,每个团体成员都能识别出团体中其他人做出的积极贡献。有条不紊地在团体中四处走动,并要求每位团体成员对其左边的成员说一些积极的事情,以确保每个人都能听到关于他/她的一些积极的事情。

如果一个团体的成员的自尊特别低,带领者可能会发现花几节课的时间用于这个问题是有帮助的。这些课程可以是一个与自尊主题相关的教育、讨论和活动的组合,如 Lecomte 等人(1999)开发的"自尊模块"中包含的内容：感觉安全、发展积极的身份、归属于一个社区、追求个人目标和发展一种能力感。

表 8.8 列出了针对年轻的团体成员有关问题的策略。

表 8.8　针对年轻的团体成员有关问题的策略

问　　题	策　　略
难以建立关系	使用从"交友"技能发展到"约会"技能的课程
	加入讨论社会线索的识别
	帮助团体成员制定应对失望或拒绝的策略

（续表）

问　　题	策　　略
无聊感	在不同的地方进行团体训练 计划一些外出活动,如出去吃饭或者在社区里散步 探索在团体中使用社交技能的非传统方法,如分享艺术品、诗歌或音乐 加入四处走动的角色扮演 加入游戏或活动,其中包括社交技能元素并涉及活动,如通过哑剧猜谜游戏表演不同的技能
挑战权威	让团体成员参与课程策划 让团体成员参与制订团队指导方针 邀请团体成员轮流担任联合带领者 教授提高质疑权威有效性的技能,如"不争论""妥协和协商""解决问题""实现目标"
难以实现目标	避免打击雄心勃勃的目标 帮助团体成员将目标分解为一系列可管理的短期目标 教授"解决问题"和"实现目标"的技能 当团体成员在实现目标过程中遇到障碍时,返回到"解决问题"和"实现目标"的过程中
低自尊	加入帮助团体成员表达情感的课程 在团体内部建立尊重和支持的氛围 经常评论团体成员的优点和对团体的贡献 训练结束时,团体成员进行"积极的讨论",以确定彼此的积极贡献 加入一些建立自尊的课程

总　　结

　　在本章中,我们介绍了处理社交技能训练中遇到的常见问题的临床策略。在任何社交技能训练团体中,重要的是要设定明确的期望,表扬取得进步的小步骤,并鼓励每个团体成员根据自己的能力参与其中。带领者需要尽可能地遵循团队的结构化形式,并在与团体成员的互动中,特别是在提出要求和重新定向来访者时,示范适当的社交技能。

　　本章也介绍了针对具有挑战性的团体成员有关的问题的具体策略。这些策略包括调整打包的活动和游戏,以鼓励社交互动。附录 A 中提供了这些活动和游戏的资源列表。通过警惕潜在问题,并根据需要应用相关策略,带领者将能够平稳有效地运行其团体。

第九章

与滥用药物和酒精的患者工作

包括精神分裂症在内的严重精神病患者滥用药物和酒精是精神卫生系统面临的最紧迫问题之一。精神分裂症患者物质滥用的终生患病率接近 50%，最近或当前物质滥用发生率在 20%～65% 之间。精神分裂症患者过量使用物质，其社会、健康、经济和精神方面的不良后果与其他患者大致相同，但对那些多重障碍患者来说，后果更为严重。物质使用降低了患者对治疗的依从性，成为家庭冲突的一个来源，并增加了疾病复发的风险。它还增加了被性侵和其他刑事犯罪的风险，并可能导致失去住所和被监禁的可能性的增加。物质使用还会干扰认知功能，这是一个重大问题，因为大多数患者的信息处理能力已经受损。因此，减少物质使用是该人群的一个重要临床目标。

一、精神分裂症患者物质滥用的原因

人们通常认为，精神分裂症患者使用物质来减轻精神症状，以及减轻药物治疗产生的镇静副作用。然而，精神分裂症患者使用酒精和其他毒品最常见的原因是为了"获得快感"、减少消极的情感状态，如社交焦虑和紧张、抑郁和无聊（Dixon，Haas，Weiden，Sweeney，& Frances，1991；Spencer et al.，2002）。此外，对于那些经常滥用街头药物的来访者来说，这样做的最主要因素之一是想要像他们的同龄人一样看起来很正常。酒精是精神分裂症患者最常见的滥用物质，许多患者滥用街头药物和酒精，还有一些患者只滥用街头药物。对街头药物品种的偏好随时间而变化，并随样本的人口统计学特征而变化。例如，Mueser，Yarnold 和 Bellack（1992）报告说，1983～1986 年，大麻是精神分裂症患者最常滥用的非法药物，而 1986～1990 年，可卡因成为了"最受欢迎的"药物，这种模式的变化与普通人群相似（Pope et al.，1990）。对许多患者来说，物质的可获得性似乎比其对中枢神经系统（CNS）的特定作用更为重要。

二、使行为改变复杂化的因素

大量在物质滥用和成瘾人群中的研究表明，节制和控制使用成瘾物质的关键因素包括戒除的高水平的动机、面对诱惑（冲动）时自我控制的能力、认知和行为应对技能、社会支持和社会的压力。不幸的是，滥用物质的精神分裂症患者往往在上述这些方面都存在局限性。首先，有几个因素可能会降低精神分裂症患者的动机。许多患者都有一定程度的阴性症状（尤其是无意志和乏力），这是由疾病的神经生物学基础、药物副作用或其他社会、心理因素造成的。因此，他们可能缺乏内在的动力来启动节制使用物质所需的复杂行为程序。这一假设在最近一项对双重诊断精神分裂症患者的调查中得到了支持。调查发现，约有一半的患者几乎没有减少物质使用的动机,只有 52% 的患者参与了物质滥用治疗。另一种阴性症状——快感缺失,可能会减少积极情感的体验,从而限制在没有物质使用的情况下的快乐体验和正强化。

第二,精神分裂症患者存在特有的、深刻而普遍的认知障碍问题(Bellack, Blanchard, & Mueser, 1999)。正如在本书第一章中所讨论的,精神分裂症患者在信息处理方面存在多种问题,包括注意力、记忆力和更高层次认知过程的缺陷,如问题解决、抽象推理,以及将情景上下文或以前的经验整合到正在进行的信息处理中的能力。较高水平的认知缺陷可能会使精神分裂症患者很难参与自我导向行为改变所必需的复杂过程,而自我导向是戒断物质的基本特征。来访者可能难以就先前的经验进行自我反省或评估来培养自我效能感,并相信改变是可能的。在过去的经验和当前的刺激之间建立联系的能力不足,可能会阻碍他们将物质使用与负面后果联系起来的能力,并相应地改变他们的行为。缺乏解决问题的能力和抽象推理可能会妨碍评估物质使用的利弊或制定现实目标的能力。随着时间的推移,记忆力和注意力方面的问题也可能使来访者难以持续关注目标导向的行为。

第三,社交技能缺失可能会在几个方面影响减少物质使用的能力。研究表明,减少毒品使用的一个重要动力来源是来自重要他人的积极社会压力,如家庭成员、朋友和老板。不幸的是,许多精神分裂症患者没有这样的支持性社交网络。相反,他们使用毒品的一个主要原因是想看起来和他们周围的其他人一样正常。事实上,许多来访者从家庭成员和同龄人那里获得毒品,并在其他人的陪伴下使用。因此,尽管对这些来访者来说,与不使用物质的人发展社会关系很重要,但他们往往很难建立关系,并缺乏迁居所需的财政资源。因此,他们常常被困在高风险的环境中,无法抵抗使用药物的社会压力,也无法与没有滥用物质的同龄人发展社会支持。

三、精神分裂症患者物质滥用的治疗

到目前为止,精神分裂症患者物质滥用还没有一种单一的、行之有效的治疗方法,但在有效治疗的一般要求方面,在专业领域已达成相当一致的意见。其中最重要的是关于双重诊断(译者注:特指精神分裂症与物质滥用)的患者需要特殊治疗计划的信念,以整合和协调精神病学和物质滥用治疗的因素(Carey, 1996)。将精神病治疗服务和物质滥用治疗服务分开的典型模式对这一人群的效果适得其反。这些人无法在独立的治疗系统之间进行有效整合,物质滥用治疗排除了精神治疗,物质滥用治疗项目往往对精神分裂症患者面临的特殊需求和问题不敏感。一个相关的警告是,许多传统物质滥用治疗项目(如 12 步计划)的对抗性、高度紧张的风格特征是精神分裂症患者禁忌的。双重诊断的第二个假设是,最好将治疗概念化为一个正在进行的过程,该过程包括若干相对不同的阶段,在这些阶段,减少物质使用的动机会随着时间的推移而减弱,正如跨理论改变模型(transtheoretical model of change, TTM; Prochaska & DiClemente, 1992)所阐明的那样。

TTM 被发现有助于更好地去理解有意的问题行为改变的过程,不管是通过干预还是在自然环境中自发产生的。可以按照动机的强弱将个体分成不同类别,这个动机被称为变化阶段。第一个阶段是**前沉思阶段**,在这个阶段,个人不相信自己有问题或不愿意考虑改变。**沉思阶段**是个体开始思考改变自己行为的阶段。患者还没有准备好去改变或者确信他们应该改变,但是他们可以预期在未来的 6 个月到 1 年内做出改变。到**准备阶段**,每个人都有一个下个月要改变的目标,并且可以为改变行为制定初步计划。接下来是**行动阶段**,在这个阶段,个人努力做出改变。如果成功了,就进入了**维持阶段**,这个阶段的任务是巩固改变,将改变融入自己的生活方式,并防止复发。对大多数人来说,这一系列经历的发展过程是不同的,甚至在本质上是循环发生的。动机有起有落,复发对于大多数行为改变来说都是正常的(Prochaska, DiClemente, & Norcross, 1992)。随着时间的推移,许多人会反复经历这些阶段,直到他们能够成功地维持这种行为改变(如戒除)。TTM 的其他两个组成部分也被发现在行为改变中很重要。**决策平衡**反映了来访者认为继续使用物质是积极的(如它使人更放松)还是消极的(如它导致无家可归和监禁)。是否改变物质使用行为与"戒除比继续使用是更好的选择"的信念有关。另一个组成部分是**自我效能感**,即一个人认为自己多大程度上有能力抵制物质使用。

TTM 对临床医生治疗双重诊断患者的影响是显而易见的(Bellack & DiClemente, 1999)。来访者改变行为的动机必须随着时间的推移而变化,因此临床医生必须有长远的眼光。当患者在治疗成功一段时间后否认需要改变或复发时,临床医生不应过度沮丧或悲观。相反,临床医生在短期获益后应保持谨慎和乐观,继续帮助患者在早期治疗成功的基础上再接再厉。治疗的一个重要目标是帮助患者改变对戒除的决策平衡,增强其自我效能感,即帮助患者相信改变行为是必要的,也是可能的。

四、精神分裂症患者物质滥用的行为治疗

完整讨论关于如何治疗双重诊断来访者超出了本书的范围,但考虑到许多临床医生需要解决患者物质滥用的问题,我们描述一种方法的核心特征,可以纳入技能训练计划,此方法由 Bellack 和他的同事——**精神分裂症物质滥用行为治疗**(behavioral treatment for substance abuse in schizophrenia, BTSAS; Bellack, Bennett, & Gearon, 2000)可以纳入技能训练计划。读者也可以参考由 Mueser、Noordsy、Drake 和 Fox 合著的《双重诊断的综合治疗:有效实践指南》——如何与双重诊断患者合作的综合指南(2003)。

BTSAS 是专门针对精神分裂症患者非法药物滥用而开发的。它采用对成员受损较少的团体使用的治疗方法,以适应精神分裂症造成的特殊困难,特别是认知障碍和动力不足。然而,我们也成功地将 BTSAS 用于其他严重精神病患者。文献表明,许多严重精神病患者使用药物的主要原因是他们希望自己看起来像其他人一样正常,而毒品通常被用于社交场合。因此,BTSAS 的一个主要重点是教授来访者如何拒绝毒品,以及如何与不使用毒品的人互动。应该指出的是,酒精是精神分裂症患者最常滥用的物质。此外,精神分裂症患者使用酒精的主要因素是自我治疗,以减少消极影响,如抑郁和无聊,而不是社会因素。与在社交场合饮酒相比,精神分裂症患者独自饮酒的可能性更大,而且来访者通常可以自己获得酒精,而不是从其他人那里获得。因此,酒精使用治疗需要不同于药物使用治疗,两者的技能训练可能不太相关。可参考 Mueser 等人(2003)关于如何治疗酒精滥用的指导。

BTSAS 是一个设计为期 6 个月的治疗项目,以团体治疗的形式进行管理,每周两次,每次约 1 小时。它旨在成为一个更全面的临床护理计划的组成部分,并应与治疗的其他方面相结合。

我们之前讨论过精神分裂症认知障碍的患病率及调整治疗去适应精神分裂症患者在学习限制和行为改变这些方面的重要性。与本书所概述的社交技能训练方法相一致,BTSAS 的课程高度结构化,并强调行为演练。所教的内容被分成小单元。拒绝物质所需要的复杂的社会程序被划分为一系列元素,行为是通过逐步强化接近目标的行为来形成的。特别值得注意的是,随着患者的技能越来越熟练,围绕拒绝毒品的角色扮演也变得越来越逼真和困难。干预强调“过度学习”一些可以自动使用的、特定的、相对狭窄的技能,在人们受到使用毒品诱惑的压力交互作用时,可将决策的认知负荷降至最低。

广泛使用学习辅助工具,包括讲义和白板,以减少对记忆力和注意力的要求。来访者会被提示尽可能重复学习,并且在治疗时和治疗期间也会有大量的重复。来访者反复演练行为技能(如“拒绝不合理的要求”),并得到指导(如多巴胺在精神分裂症和物质使用中的作用),并因努力获得社会强化。课程聚焦于有效处理一些关键的高风险情况,而非教授可适用于多种情况的通用问题解决技能和应对策略(例如,当你的兄弟或某个特定的朋友给你大麻时,你会怎么做,而不是当别人给你大麻时,你会怎么做)。虽然这可能被认为对概括泛化有所限制,但研究数据清楚地表明,精神分裂症患者在抽象的、新的情况下应用原则方面有很大困难。因此,他们更有可能从有限的技能中获益,从而将对这些高级思维的需求降到最低。

BTSAS 以团体形式进行(6~8 名来访者)。团体的形式可以使来访者从同伴的示范和角色扮演中获益。团体的小规模为所有来访者提供了充分的机会,他们可以获得足够的实践,同时尽量减少了对持续关注的需求(即他们可以在同伴扮演角色时休息等)。为了适应这些来访者典型的困惑和生活问题,我们根据需要提供补充课程。课程可以是封闭式的或开放式的。开放会员模式在注册较慢的情况下非常方便,因此来访者不必等待很长时间就可以开始治疗。精神分裂症患者团体通常不会发展出其他较少受损来访者团体所具有的凝聚力,因此新加入的成员不会对现有成员造成干扰。相反,教学单元的模块化和培训的高度个性化使团体很容易增加新成员。单元(如会话技能培训)可以根据需要全部或部分重复。为新成员呈现以前教授过的单元还有一个额外的好处,那就是可为现有成员提供额外的练习,这对精神分裂症的来访者总是有利的。

戒除通常被认为是功能受损较轻的物质滥用者最合适的目标,也有人认为这是对精神分裂症患者最合适的目标。然而,正如 TTM 报告所述,戒除并不是所有接受治疗的患者的可行目标。许多人会"用脚投票",如果被迫戒除,他们就会退出治疗。也有越来越多的证据表明,对于没有精神分裂症的人群来说,当让来访者自己选择目标时,治疗的效果比课程规定目标的效果要好。因此,我们促进戒除的同时,采用一种"降低危害"的方法,但不要求戒除作为参与的先决条件。此外,我们的经验是,一些精神分裂症患者从物质滥用训练中获益,并决定在从未正式承认自己有问题的情况下减少使用物质。只要来访者积极参与团体和训练,他们就能获得在未来某个时候可能有用的技能和信息。此外,我们还假设,如果来访者首先掌握了一些技能,并增强了抵御社会压力和拒绝毒品的效能感,他们可能会更愿意做出改变。因此,我们会谨慎地逐步加强社会压力来促进减少毒品使用的能力,这样做可以避免冲突或提前结束治疗。我们开始设定目标为减少物质使用(通过动机性访谈)和第二周的随机尿液分析结果,但我们在早期治疗会主动设定改变目标,而不是等到来访者有了一些实质性的社交技能和应对技能训练再去设定目标。

在下面内容中,我们将描述表 9.1 中列出的 BTSAS 的 5 个组成部分,并提供它们是如何实现的示例。本书第二部分介绍了治疗中的示例技能表。BTSAS 的许多组成部分与广泛应用于物质滥用者较少受损人群的干预措施的技术相似。但是,正如前文所述,我们已经系统地修改了技术,使其适合于精神分裂症和其他严重精神病患者。

表 9.1　BTSAS 的组成部分

1. 动机性访谈
2. 随机尿液分析与目标设定
3. 社交技能训练
4. 教育及应对技能
5. 解决问题和预防复发

（一）动机性访谈

动机性访谈（motivational interviewing，MI）是由 Miller 和 Rollnick(2002)开发的一种简短的、以来访者为中心的干预,目的是鼓励人们探索他们对物质的使用及其后果,并看到物质使用与其他生活目标之间的差异,以激励来访者改变自己的行为。MI 已经得到了广泛应用并成功作为一个独立的干预和更广泛的治疗方案的一个组成部分(见 Mueser et al.,2003,第七章)。我们对 MI 的应用与传统 MI 应用之间有一些重要的区别,我们通常采用的方式方法是应用于更少受损的来访者。如前所述,精神分裂症患者有认知障碍,这限制了他们处理抽象问题的能力,限制了他们在过去、现在和未来事件之间建立关系的能力,限制了他们制定和追求自我导向行为计划的能力。因此,Miller 和 Rollnick 方法的核心是以来访者为中心和激发自我探索,这对大多数精神分裂症患者不太可能有用。因此,我们采用更直接的风格,引导来访者认识到一个或几个关键问题,可以作为减少物质使用的激励因素。在大多数情况下,这些焦点问题涉及具体的消极情况,如避免被捕、重返社区,或者重获孩子的监护权。更抽象的目标(如控制自己的生活或重新获得孩子的尊重)和生活方式目标(如追求自己的事业)通常与我们的来访者无关。通常情况下,心理治疗师非常积极地提醒来访者在预处理评估或其他临床接触中发现的问题,而不是等待来访者自己意识到物质滥用是如何伤害他/她的。

MI 可用于讨论物质使用对生活的负面影响,治疗师认可和加强来访者的内部动机及任何改变的努力,能在减少或者戒除某种物质方面取得进展。MI 通常在治疗开始时进行,之后定期(如每 3 个月)进行。每个 MI 包括几个部分:在介绍性的会谈中,来访者可以告诉治疗师关于其使用毒品的情况或改变,讨论物质使用带来的负面后果,从其他来源(如家庭成员)反馈毒品使用和改变的动机,以及目标设定和实现目标的计划。

MI 的第一步是发展与来访者的关系,让来访者开始谈论毒品使用。这通常是通过询问其使用了什么毒品,是否想过改变他/她的毒品使用,如果有的话,他/她在考虑改变什么来实现的。至关重要的是,治疗师要采取一种不带批判的、实事求是的态度,以使来访者信任治疗师并愿意承认自己使用毒品。这个介绍性的步骤逐渐转变为讨论毒品使用的负面后果，如"既然你已经告诉了我一些关于毒品使用的事情，我想了解一下由于毒品使用而发生在你身上的事情。""我们知道，使用毒品的人经常会遇到因使用毒品而产生的问题，如家庭问题或法律问题。你能给我讲讲你因为吸毒而遇到的问题吗？"

来访者被要求详细说明这些负面后果，治疗师将建议如果他/她不再使用毒品，这些后果可能会如何改变。例如，"你曾经说过，你因为使用毒品而遇到的一个问题是，你的症状会变得更糟。当你使用毒品时发生了什么？你的症状是如何恶化的？所以不使用或减少使用毒品的一个好处是你的症状不会恶化。你还说你不能去看你的孩子，因为他们的妈妈不允许你在吸毒的时候去看他们。从你谈论孩子们的方式可以明显看出，你非常爱你的孩子，你希望有更多的时间可以见到孩子。所以，不使用毒品的另一个好处是，你可以更多地看到你的孩子。"

在整个讨论过程中，治疗师应试图强化任何自我激励陈述。例如，如果来访者谈论到其所有的钱都花在买毒品上，他/她也想要买一些其他东西，治疗师可以说，"我听到你说的是，你想把钱花在其他方面而不是毒品。如果你不把钱花在毒品上，你会买什么？你可以用你的钱做一些事情，而不是买毒品，这很好。这告诉我，除了买毒品，你还有其他想用你的钱做的事情。"

MI 的第二步是为来访者提供基于预处理评估的反馈，以及/或从其他临床医生和重要他人收集的信息。这样做的目的不是为了揭穿来访者的谎言，而是指出患者避免使用毒品的努力以及自己陈述的动机。治疗师可以这样介绍给来访者："你可能记得，在我们今天见面之前，你填了很多表格。这些表格帮助我们了解患者以及他们有哪些物质使用问题。我从这些表格中得到了一些关于你上个月物质使用情况的信息，以及你对一些关于减少物质使用的问题的回答。我想和你一起来研究一下这个信息。"

MI 的最后一步是目标设定，即试图让来访者为减少物质使用设定一个初始目标。治疗师可以这样向来访者介绍这部分内容："我们刚刚看到的信息告诉我，你正在考虑改变你的毒品使用习惯，并考虑戒除或减少使用。这是一件很难思考的事情，我认为你和我谈得很好。现在我想让我们做一件叫作'设定目标'的事情。这意味着，既然我们知道你在考虑改变你的毒品使用习惯，我们就会共同努力，制定一个目标，让你开始行动。从与其他改变毒品使用习惯者的合作中，我们了解到，当一个人想要改变时，设定一个目标可以帮助他/她开始行动。这并不一定是一个大的目标——只是一些可以帮助你尝试减少使用的小事和一些你认为你可以做的事情。"治疗师将目标以合同的形式写下来，由治疗师和来访者双方签字，双方各执一份。

（二）尿检结果管理和目标设定

众所周知，有物质使用问题的人在报告其在物质使用方面的情况时是不可靠的，即使他们参加了治疗并与临床医生有着良好的关系。因此，尽可能多地使用尿液分析来客观评估毒品使用情况是很重要的。使用呼气测醉器测试酒精使用不如尿液分析测试毒品使用有用，因为前者只能显示当前的醉酒状态，而后者则可以显示在过去 2~3 天内大多数毒品使用的情况（大麻类药物最多可达 28 天）。我们在每一阶段都进行尿检，并在几分钟内提供毒品使用的结果。需要进行分析的测试比不需分析的测试更准确，但是即时的反馈比延迟的信息在临床上更有用。

在我们的项目中，来访者提供一个阴性的尿样，可以获得 1.5 美元到 3.5 美元不等的报酬，连续提供的话金额每次还会增加 0.5 美元，如果提供一个阳性的尿样或没有提供尿样则报酬基线重置为 1.5 美元。给予报酬不是一个足够强大的动力可驱动行为改变，但钱和尿检的结合，加上社会强化和公众对毒品使用的关注可以：① 为治疗成功提供一个可观的结果（即使很少），② 增加减少使用这一目标的显著性，和③ 规避声称未使用毒品的谎言。在没有报酬的临床环境中，我们建议使用其他可用的物质强化物，包括捐赠的物品，如卫生用品、旧书、食物和交通优惠券，以及/或一个礼品袋或彩票。我们认为，奖金作为实现目标的有形激励手段的作用比其金钱价值更重要。

尿检是帮助来访者实现目标的一种方式，而不是用来检验他们是否诚实。来访者首先被问及他们通常使用的药物是否呈阴性。如果他们报告说，自上次团体治疗以来他们一直在使用该药，他们就被认为是诚实的，不需要提供尿样,也不需要接受强化治疗。如果来访者声称自上次治疗以来一直没有用药,他/她将被要求提供尿样。测试完成后,将在团体中公布结果。阴性结果的来访者会得到热情的社会支持(例如,"Sue,那太好了。你已经连续 3 周没吸毒了。""嘿,Bob,恭喜你。这是几周以来给你的第一个阴性。")和奖励报酬。团体其他成员被鼓励去强化(如"Juan,你觉得 Bob 做得好吗?"),他们经常互相欢呼和鼓掌。如尿检呈阳性,他们会对自己的行为表示遗憾,并对未来的成功充满希望。例如,"Kareem,检查结果显示你在使用可卡因。这有些糟糕。也许从现在到下一节课,你可以再努力一点?"。

在对每位来访者的结果进行审查之后,治疗师依次询问每位使用过毒品的来访者所处的环境,并开始解决问题,确定是什么原因促使他们使用毒品,然后进行训练,以降低未来发生此类事件的风险。因此,失败与帮助来访者成功的积极努力有关,而不是批评或指责。如果物质使用发生在社交场合(如由于他人使用而产生的社交压力或诱惑),治疗师可以就将来可能用于避免或应对这种情况的技能进行角色扮演单元(参见下面的示例,"社交技能训练")。

如果这个人不是由于人际关系问题使用毒品,训练内容应着重培养其相关应对技能,以避免将来出现这种问题。这里要使用简单的行为计划,并在治疗中排练,而只要求最低限度的"意志力"或复杂的计划或问题解决方法。表 9.2 列出了导致药物滥用的常见问题和行为解决方案。

表 9.2　导致药物滥用的常见问题和行为解决方案

常　见　问　题	解　决　方　案
独自在家很无聊	离开家去散步 给朋友或重要的人打电话 计划一项独自一人的活动 参加一个 12 步的治疗
手头有钱(如发薪或发补助日)	找人代收款项,或者让别人帮你保管钱款 带一个不吸毒的人和你一起去取钱 在发薪日,回家时不要走有毒贩的街道
被欲望所困扰	做一些可以分心的事情,如散步或用耳机听音乐 打电话给支持人员 拜访一个不吸毒的朋友

来访者经常会说他们就是有使用物质的冲动。如果逃避是不可行的或无效的,可以教患者一个简单的自我对话的策略,在这个自我对话中,他/她可回顾一两个最有力的理由,以说服自己在冲动/渴求过去之前不要使用物质。举例如下:

治疗师:好的,现在,我可以请你闭上眼睛吗? 很好,现在想象一下,你正坐在沙发上,开始想起了可卡因。你很无聊,你真的很想去用一些。你能想象吗?

Marcus:是的。我可以想象。

治疗师:很好。现在请告诉你自己为什么不想用,想想回监狱之类的。

Marcus:如果我去买的话,我可能会被逮捕,然后送回监狱。

治疗师:好的。现在请告诉你自己为什么会这么糟糕。

Marcus:当我被关起来的时候,那种感觉真的很糟糕。

治疗师:所以你还会出去找乐子吗?

Marcus:不。

治疗师:为什么不呢?

Marcus:因为我可能会回监狱。

这个迭代过程重复 3~4 次,直到来访者能够快速地列举出其不使用物质的主要原因。同时,联合治疗师将基本问题和关键答案写在一张 3×5 英寸(译者注:1 英寸≈2.54 cm)的提示卡上,然后交给来访者,并要求来访者把提示卡放在其钱包/口袋/拎包里,当他/她感到非常被诱惑、可能会屈服时,就把它拿出来读一下。

这一策略应该在接下来的几次治疗中进行演练，即使来访者有一次尿样呈阴性。关键是重复一个或几个简单的陈述，这些陈述对来访者来说很重要，可能会激发戒除或有效分散注意力，直到欲望消退。

在完成尿检奖励制度和应对技能培训后，下一步是回顾个人目标的进展，如果来访者的家庭作业/目标没有成功，则制定新的策略。每个来访者都应该有一个合理和适当的具体目标。该目标可作为治疗中训练的焦点和治疗期间的自我提示。**设定目标应尽量降低达不成目标的可能性。**来访者提出的尝试方案往往不切实际。但理性却不切实际的目标（如"我不想再用可卡因了。"）不应该被排斥。治疗师应该制定一个可以实现的中间目标，并将来访者的目标推向更高层次（如"如果这周你试图只在周末使用呢？"）。当然，治疗师必须利用其对来访者的了解、具体的情况，以及对一般行为变化，来决定什么目标是现实的，什么是不现实的。一般的经验法则是保守。如果来访者一直未能达到治疗或每周的目标，制定一个更容易实现的中级目标可能是明智的（例如，如果来访者无法避免整个星期都使用可卡因，那么其可以尝试将使用时间限制在 1 天或 2 天）。重要的是要记住，行为改变是困难的，必须通过逐步接近预期目标来完成。

在设定目标的过程中，一个重要的部分是回顾目标产生的原因：为什么这个人想要改变。当讨论来访者保持戒断的动机时，理由应该用"我"来描述，以反映行为的具体后果。来访者更有可能避免使用物质时，他们的动机是避免一些消极的事情（如"如果我使用的话我将回到监狱。"）或达到一些积极的目标（"如果我保持节制，我能够得到我自己的公寓。"），而不是一个更抽象的原因（如"我想得到家人的尊重。"）。只要有可能，应该鼓励来访者向重要的其他人（父母、个案管理员、兄弟姐妹等）明确说明戒除计划。来访者需要确定将对其做出承诺的人、时间和地点，并演练将对这个人说什么。

根据团体规模和来访者在减少物质使用方面的表现，每次治疗开始时的尿检结果和目标设定可能需要 15~60 分钟（例如，如果有几个团体成员尿检结果呈阳性，需要大量练习应对技能）。技能训练、教育或其他治疗环节在每节课的其余时间进行。因此，不可能精确地指定每个团体需要多少模块。

（三）社交技能训练

技能训练是 BTSAS 的一个重要组成部分，占课程的一半以上。正如本章前面所讨论的，毒品通常是在社会环境中使用的。某些人和经常使用毒品的地方成为使用毒品的条件线索，诱发使用毒品的冲动，削弱戒除毒品的决心。在许多情况下，同伴或家庭成员试图积极地说服患者不要单独使用毒品。对于同伴和家庭成员来说，精神分裂症患者购买毒品并与他们一起使用并不罕见。社区里的毒贩把精神病患者视为"容易上当受骗的人"，他们在推销时可能会非常强硬。社交技能训练的主要目标是教会来访者如何通过拒绝毒品和酒精，来避免危险的情况，或者在拒绝毒品不成功时逃跑来有效应对这些高风险的社会情况。成功需要三种相互关联的技能：① 坚定而反复地说"不"的能力；② 预测和/或识别高风险情况的能力；③ 随着训练过程中的实践和社会强化而不断发展的成功的自我效能感。

社交技能训练的基本策略与我们前面介绍的教授其他社交技能的方法相同。训练通常以一些会谈技能的课程开始，引导来访者适应训练过程，然后教授一些与毒品使用无关的自我表达技能（如"拒绝要求""提出要求"）。文献表明，滥用药物的精神分裂症患者通常比不使用药物者具有更好的社交能力，所以这种初步训练通常可以在 3~4 个疗程内完成，然后重点转向毒品问题。

虽然训练的基本结构是相同的（如示范、角色扮演、反馈等），但毒品使用技能训练与其他训练有一些重要的区别。最重要的是，治疗师必须非常熟悉来访者所处的毒品文化，并能够思考毒品使用的语言、人际交往方式和药物的相互作用。例如，小城市的居民拒绝毒品推销时不能使用治疗师对待商店店员时使用的惯常社交礼仪。同样，与那些被雇佣来训练其他技能的人相比，围绕毒品使用的角色扮演通常更具对抗性。大多数来访者都能轻松地拒绝一两个角色扮演伙伴的随便的要求。为了使情境更接近现实，治疗师必须非常执着和苛刻，以增加这个人将所学技能推广到社区的可能性。我们在前面的章节中已经建议角色扮演不应该是有压力的，在这里也是如此。然而，如果角色扮演的情境体现了来访者真实的社区经验，治疗师必须是严厉的和坚决的。当然，角色扮演应该总是以成功拒绝吸毒而结束，不管患者是否成功让对方改变行为。通常情况下，避免吸毒意味着转身离开对方,这是抵抗社会压力和拒绝吸毒的唯一有效方式。在团体中不断成功地抵抗高强度的压力,会逐渐增加来访者的自我效能感,并使其更有可能在社区里抵抗使用药物的真正压力。

我们已经在第二部分中纳入了一些教授"有主见的"技能的表格。以下内容为有效治疗提供了一些额外的提示和指南。

尤其重要的是要使角色扮演的情景与团体成员非常相关。应要求每一位来访者确定可能使用毒品的具体伙伴和情况,并说明该伙伴将使用的具体语言。来自动机性访谈的信息在这里尤其有用。在前两次课程之后,随着角色的难度和压力的增加,治疗师可能想要加入各种道具(如啤酒瓶/烈酒、裂纹烟斗或其他适当的用具)来增加真实性。道具可以帮助角色扮演更加真实,也可以增加他们的难度。

在不涉及毒品的情况下,"拒绝要求"的标准策略是建议另一种选择。例如,如果有人建议来访者陪他去看电影,来访者拒绝了这个要求,他可建议他们出去吃饭。在有毒品的情况下,来访者可能会被问到她是否想买一些强效可卡因带去派对。那么可以提出去看电影的选择——如果提出要求者还没有携带可卡因的话。然而,如果此人携带了可卡因,那么提出另一种选择将不是一个合适的反应。周围环境中有毒品会增加欲望和吸毒的风险。致力于戒断的来访者应该避免接触毒品。来访者适当的反应是简单地拒绝邀请,或者愿意改天在对方没有携带任何毒品的情况下陪他。

治疗师应该试着让来访者在下一次治疗之前确定与他们高度相关的一些角色扮演情境。例如,"在接下来的几天里,你会去见谁? 你过去和谁一起吸毒?""在我们下次治疗之前,你会处于什么样的危险情况?"随着来访者在戒酒方面取得成功,他们每天面临的风险就会减少,他们可以被要求预测未来的情况,或者回忆过去的情况。例如,"你可能会遇到以前和你一起使用物质的人吗?"

表 9.3 列出了一些可能相关的情况,供那些难以考虑风险情况的来访者参考。

表 9.3　常见的高风险情况

1. 发钱的那天。这对许多接受每月大额残疾或每周两次福利支票的人来说是一个非常相关的情况。在这种情况下,患者很有可能与同伴一起接受毒品或酒精
2. 在街上碰见或被毒贩接近
3. 假日前后参加社交聚会
4. 经常与该团体成员一起使用毒品或酒精的家庭成员再次要求其使用
5. 与打电话索要毒品或主动提出一起使用毒品者进行电话交谈
6. 被治疗/心理健康中心的另一位患者要求使用毒品

有两种非常常见的情况需要不同的毒品拒绝技能,即来访者需要拒绝与家人或朋友一起使用毒品,以及需要拒绝毒贩或不认识或不熟悉的人提供的毒品。有些来访者同时经历这两种情况(即家庭成员或朋友促使他们使用毒品,和毒贩让他们购买或提供免费样品)。一些人只经历其中一种情况。来访者表示,他们可以和认识的人使用课程中列出的所有技能步骤,但眼神交流或给出理由往往与陌生人(尤其是毒贩)的互动无关。如果这些情况与来访者有关的话,治疗师需要在毒品拒绝技能课程中与来访者讨论这个问题,并帮助他们制定遇到陌生人和毒贩的计划。例如,一位来访者告诉我们,如果他拒绝毒贩,也必须有礼貌和尊重,不能直接转身离开,除非他想冒着挨打或被枪杀的风险。帮助此来访者的计划是找一个理由拒绝毒贩("我今天不能用,因为明天我有一个尿检,如果我尿检阳性我会坐牢。"),然后通过角色扮演找到可以从毒贩那里安全脱身的方法。这些技能的核心是要意识到需要根据来访者所面临的不同情况定制计划和角色扮演。

为开放性团体中的新成员量身定制培训

量身定制对新成员尤其重要。他们应该逐渐融入团体,这样期望和需求才会逐渐增加。在参加治疗的第一周,他们可以作为参与者或者观察者,通过观察现有的成员来了解团体。让一位新成员坐在治疗师旁边是有帮助的,他可以安静地解释或描述正在发生的事情。应邀请新成员向角色扮演提供反馈,并在他们同意的情况下参与角色扮演。在后一种情况下,角色扮演场景应该比为有经验的团体成员提供的场景更简洁且要求

更简单。从参加治疗的第二周开始,应提高新成员对参与治疗所有方面的期望。像所有其他成员在开始一个团体时一样,他们应该开始参与随机尿检及第二周的目标设定。应根据需要向新成员简要说明前几次治疗的具体材料。让有经验的成员用他们自己的语言向新成员解释要点,通常是有帮助的,因为这一过程加强了"老师"的知识,同时让新成员了解了这些信息。

在大多数情况下,新成员应在 2 周内很好地适应团体进程,并应在 3~4 周内成为正式成员。添加新成员有一个限制:当所有的现有成员还有 4~5 周就要结束课程,而新成员在结束前几乎很难赶上课程,这种情况下,最好让来访者等待,然后可以组成一个新的团体。

（四）教育与应对技能

BTSAS 的教育与应对技能部分旨在向成员提供信息,增加他们避免吸毒的动机,并教授应对技能,增加他们成功的机会。成员们将得到关于精神分裂症的神经化学特征的基本解释,以及酒精和非法物质是如何抵消抗精神病药物作用的和增加精神分裂症症状的。他们将学习习惯和欲望如何影响他们对毒品和酒精的使用,并被鼓励去识别可能引发毒品和酒精使用的人、地点和事物,以及当某人试图保持节制或减少使用时的潜在高风险情况。通过利用有关诱因和高风险情况的个性化信息,帮助成员制定自己的应对策略,并朝着减少物质使用的目标努力。虽然有必要使用说教的形式来呈现 BTSAS 的教育与应付技能信息,但是参与者对演讲的反应通常并不是很好。在没有参与者参与的情况下,治疗师的发言时间不应超过 5 分钟。表 9.4 中介绍了一些有用的策略,可以使教学材料的呈现看起来不那么像课堂讲座。

表 9.4　教学材料呈现的策略

- 让一名来访者总结或重复一段内容:来访者用自身语言表达的内容越多,他们就会把重点讲得越多(例如,"Susan,你能告诉我们多巴胺是什么吗?""没错。这是大脑中的一种化学物质,是精神分裂症的一个问题")
- 询问一个与个人相关的经历(例如,"Rafael,你能回忆起吸食可卡因后,你头脑里的声音变得更糟糕的经历吗?"):这样可以使团体成员仔细确认,甚至可能找出毒品和酒精使用使其害怕的具体原因
- 将材料与来访者之前提供的信息联系起来(如参考动机性访谈治疗或目标设定中的材料)
- 不要问那些只能得到是/否的答案的问题(例如,"明白了吗?""你们都明白吗?""还有什么问题吗?")
- 问一些引导性的问题,让来访者用自身语言来解释问题(例如,"Maurice,你能告诉我们为什么可卡因会让你的精神分裂症恶化吗?""Juan,你能在这张图上给我们看看你吃药的时候发生了什么吗? 那么,你抽大麻时会怎么样?")

来访者在实现目标过程中遇到的问题往往会影响应对策略的制定。当我们谈论来访者的渴求和他们试图避免使用的时候,我们会向他们解释,我们将与他们一起去探讨回避和拒绝策略,帮助他们拒绝吸毒,并实现他们的目标。我们还将帮助他们修改似乎过于雄心勃勃的目标,并制定更容易实现的目标。只要有可能,我们就会进行角色扮演,帮助来访者应对高风险情况。

重要的是,治疗师要把个人的高风险情况概括为常见的高风险情况类别。例如:

来访者:没有,我没有达到三天不使用的目标。

治疗师:是什么让你感到困难?

来访者:Danny 来找我玩,我很无聊。

尽管来访者描述的是个人高风险情况,但该情况的内容可以被概括为一个一般高风险类别:无聊。

这种对个别高危情况的概括很重要,原因有三:

（1）它使所有的团体成员都能得到相关的信息,从而使每个人都能参与进来。

（2）精神分裂症患者有限的认知能力使得他们必须将信息限制在有限的几个关键主题和问题上,而这些主题和问题会反复出现,从而提高学习能力。

（3）由于这是一种团体干预,同时,考虑到参与者可能存在的认知缺陷,团体不可能涵盖来访者所面临的每一个特殊问题。

重要的是要记住,参与者不应该被期望记住所有呈现的内容。我们的目标是让他们学习并记住有助于激励和维持减少物质使用的几个关键点中的任何一个。例如,一个来访者可能学会使用多巴胺作为时髦词或提

示可卡因的负面影响,而另一个来访者可能只是记住,如果她吸烟,她的抗精神病药物就不会那么有效。另一个重要的策略是广泛使用图形材料和讲义。所有教学材料应事先准备,如写在白板上和打印好讲义。我们一般会在每节课上给来访者目标表格、家庭作业表和教学材料的讲义。当团体成员开始治疗时,给他们发放活页夹是很有帮助的,他们可以在其中保存讲义以方便参考。活页夹也是一个明显的信号,表明他们正在从事一个特殊的项目。

BTSAS 的教育与应对技能部分包括 8 个单元: ① 使用物质的积极和消极方面。② 精神分裂症的生物学基础和抗精神病药物。③ 毒品和酒精如何影响疾病及治疗。④ 习惯、渴求、诱发事件和高风险情况。⑤ 回避策略。⑥ 逃避和拒绝。⑦ 艾滋病和使用毒品。⑧ 肝炎和使用毒品。本单元是物质使用的积极和消极方面,目的是强调为什么成员处于危险之中,为什么他们选择减少毒品使用。生物学基础单元解释了节制最关键的原因之一,所有毒品的作用都是通过增加大脑多巴胺能活性,而抗精神病药物的作用是通过阻断多巴胺。因此,毒品降低了药物的效果,增加了复发的风险。这可以作为一个强大的、易于激励成员的因素,为成员在风险情况下使用。接下来的三个单元(习惯、回避和逃避)将告诉来访者为什么减少毒品使用如此困难,以及为什么使用意志力不如预测风险和规避风险那么有效。最后两个单元反映了这样一个事实:在滥用药物的严重精神病患者中,艾滋病和肝炎的发病率极高。表 9.5 是本单元关于高风险情况的代表性部分,可用于指导其他主题的教学计划的制定。宋体文本是实际的治疗师回复,楷体文本是对治疗师的指导/建议。

表 9.5 训练来访者处理高风险情况

我们说过,诱因是使用毒品或酒精有关的人、地方或事物。因为诱因与过去使用时的愉悦感有关,他们可以使你渴望毒品或酒精。所以,在有诱因的情况下,你就处于高风险情况(high risk situation, HRS)。这些情况之所以被称为高风险,是因为当你身处其中时,你会面临很大的风险。只要有一个诱因,你就有很高的使用物质风险。

我们现在想做的是帮助你识别你生活中的一些情况,这样我们就可以帮助你处理它们,避免在你不想使用物质时使用它们。

几天前我们讨论了物质。在团体讨论中,你们每个人都提出了一些消极的结果。*(治疗师使用白板复习成员在前几次治疗中产生的有意义的个人后果。)*

你们都因使用某些毒品或酒精而产生了许多负面后果。_____,什么情况下你发现自己几乎总是在使用物质?

1. 从一个团体成员那里征求一个例子,然后检查构成其 HRS 的诱因。
2. 参考示例所表示的 HRS 类型,并进一步描述 HRS 下的多个/单个诱因。

HRSs 发生在:

- 不止一个诱因。当多个诱因同时作用时,就会发生 HRSs。例如,"Alex,你能告诉我们一个你不想使用毒品的例子吗? 但是你刚才告诉我的一些或者所有的诱因都在那里,你最后用了吗?"

  (引入一个成员使用其之前识别的诱因列表给出的示例。)

  在这种情况下,有几个诱因同时作用,增加了你自动使用毒品/酒精的机会。

  在这种情况下使用药物可能会产生什么负面后果? *(来访者须找出可能产生的负面后果,并在有需要时做出提示。也可以参考动机性访谈中的目标。)*当你面临不止一个诱因时,你可能会对毒品产生渴望,这将使你更难对毒品说"不"。

- 有一个诱因。HRS 的另一个例子可能是,当有一个诱因非常强大时,你几乎会自动地去使用它。例如,如果有一个人,你每次见到他/她都会使用药物,这可能足以让你自动使用它。也可能是这个诱因是很难避免的。例如,如果你每天都和那个人在一起,那么和你住在一起的那个人对你来说就是一个强烈的刺激,因为你很难避开那个人。所以对你来说,这是一个高风险的情况。如果你和那个触发你使用药物的室友一起使用药物,会产生什么负面后果?

  (让来访者识别潜在风险,并在需要时及时提出。让参与者识别他们自己的 HRSs。)

每个有毒品和酒精问题的人都至少有几个 HRSs。当试图减少或停止时,他们通常会在简单的情况下取得一些成功。例如,当有人耗尽钱款去购买毒品或酒精,或去医院接受治疗其精神病,在这种情况下停止使用会更容易些,因为他没有钱再去买酒精或有能力去街上买毒品。被假释也可以使保持戒断变得更容易。这里有人被假释过吗? 当你知道如果你使用毒品/喝酒就会回到监狱时,保持戒断是什么感觉?

(请那些在监狱里、缓刑期或假释期间曾保持节制的参与者提供信息)

当你有毒品和/或酒精问题时,在一个 HRS 内保持节制是非常困难的。你可能会在特定的时间、地点或与他人一起喝酒或吸毒。_____,你说过你会和_____自然而然得想喝酒。如果你知道你的诱因是什么,然后你可以制定一个计划来避免它们。你可以做一个计划让你做一些事情来防止你陷入自动使用的情况。_____,对你来说,当你知道会发生_____的时候,你可能就不会想去使用了。

让我们来看看哪些 HRSs 可能适合你们每个人。_____,想想你不想使用,但却使用了的那次。给我们讲讲吧。

[帮助来访者识别 HRSs,通过询问有关人、地点、情绪、感觉(嗅觉、视觉)的触发因素类似的引导问题。试着为这个人设定一个具体的时间段,让他/她回想一段他/她不使用的时间;例如:"想一下上周的某个时间/从现在到过去的圣诞节/从现在到你的最后一个生日,等等。"如果你最终使用了它,你会面临什么负面后果呢? 如果没有一个来访者能够想出时间,那么治疗师就应该好好利用此时从动机性访谈中收集的信息。

在板上列出 HRS 和触发 HRS 的因素,以及每个因素可能导致的负面结果。如果来访者回答有困难,请其他来访者帮忙。帮助来访者专注于他们的感觉、行为、他们在哪里等是很重要的。在他们实际使用之前,他们可能很难区分他们在做什么、有什么感觉等,以及真正使用时和使用前的感觉。]

（五）问题解决和复发预防

实现戒除毒品是一个逐步开展的过程。动机的强弱是由一系列神经生物学、心理学和环境因素决定的。治疗成功可能会滋生自满情绪，从而增加置身高风险情况的可能性。压力和生活事件会产生消极的情绪状态，重新唤起吸毒的记忆、增加冲动、降低抵制吸毒的意志力。过去与吸毒有关的线索可能会意外出现，并重新激起吸毒的欲望。偶尔复吸是很常见的，存在全面复发的风险。这些不同的风险对于任何试图戒除药物使用的人来说都是值得关注的，但对于精神分裂症患者来说尤其成问题，因为他们的自我控制能力下降了，无法有效地解决问题，也无法看到事件随时间推移的连续性。此外，多物质滥用的流行在这一人群中是普遍的，对大多数来访者必须逐一针对不同物质进行处理。与一种物质有关的技能和动机因素不会自动概括为对其他物质的戒除。因此，治疗必须随着时间的推移而延长，以便能够在不同物质、间断发生的高风险事件和动力下降期应用技能和应对策略训练。

与治疗的早期阶段一样，在问题解决和复发预防（PS/RP）单元的每一阶段都从尿检、强化和目标设定开始。然后，PS/RP 课程包括向来访者介绍一系列高风险情况，并让他们通过使用已经学过的技能（拒绝、逃避、回避）或团体课程中讨论过的其他技能来练习应对这些情况。许多治疗包括在参与者已经或将在不久的将来遇到的高风险情况下解决问题，以及参与者以前可能没有考虑过的其他情况。其他治疗根据团体成员的需要有所不同。主要的重点是：① 为滥用的次级药物指定目标，为继续使用主要药物的来访者制定目标，② 继续解决问题、提供支持、对难以达到目标的来访者进行激励，以及③ 为来访者提供戒断时期的特定的预防复发的技能。早期训练课程中使用的基本训练策略（如预演、广泛使用提示、让参与者用自己的话重复信息）在整个训练过程中继续使用。此外，当核心课程完成时（通常在第 4 个月结束时），系统审查早期课程中涉及的材料并与当前的经验相连接。整个单元（如拒绝技能培训、多巴胺和精神分裂症的教育）应根据新成员的需要重复进行。

治疗师应注意到，PS/RP 单元的结构不像以前的单元。PS/RP 单元的内容根据个别来访者的需要有所不同。有几个主题被认为是这个单元的主要构成部分，应在所有团体中讨论。这部分还包括其他模块供某些团体使用，具体取决于团体中的成员和所提出的问题。标准模块如表 9.6 所示。

表 9.6　　问题解决和复发预防训练单元

- **复发预防**。其目的是让来访者了解高风险情况的持久性，帮助他们识别近期可能存在风险的情况，并为每种情况制定应对策略。一旦提出 PS/RP 的一般框架，随后的治疗将涉及确定高风险情况（两者之一），以及将 PS/RP 的原则应用于每一个（即为每一个高风险情况做计划）。
- **处理其他滥用物质**。研究表明，有多物质滥用史的来访者使用一种物质会大大增加另一种物质使用复发的风险。因此，继续使用第二种物质属于第一种物质使用复发的高风险情况。治疗过一种主要物质（可卡因），但仍在使用第二种物质（如酒精）的患者，只要他们还在使用，一旦他们喝酒的话就有更高的风险重新染上可卡因。
- **应对一次复吸**。一次复吸（单独使用的场合）很容易变成复发（全面恢复使用）。因此，一次复吸是一种高风险情况。主要的重点是让来访者意识到这种介于复吸和复发之间的区别，以及从前者转向后者的危险。考虑到大多数精神分裂症患者都存在抽象困难，解释时的关键是要非常具体。
- **应对消极情绪**，包括无聊、压力、抑郁和症状。研究表明，消极的情感状态是复发的最常见原因。此外，关于精神分裂症患者使用物质原因的研究发现，最常见的使用原因之一是应对负面情绪，尤其是无聊。因此，负面情绪是一种高风险情况。我们的目标是帮助来访者为负面情绪做计划，并讨论除物质使用外的其他应对策略。
- **处理积极性下降的问题**。保持节制的动机会随着时间的推移而消长。动机不强的时期是吸毒的高危时期。来访者经常说，他们再也不想使用毒品了，他们几乎不知道会有诱惑以及哪段时间他们不那么有动力来保持节制。
- **资金管理**。对许多来访者来说，资金是一个持续的风险来源。本单元包括实用的控制这种风险的策略即将个人获得资金的渠道最小化。策略包括正式建立可代表的收款人，将福利支票交给个案管理员或其他家属，而不去兑换，为储蓄设定具体目标（如搬到更好的公寓、给孩子们买圣诞礼物），除非直接去商店买特定的东西，否则不在身上带钱。

与应对高风险情况有关的其他主题在某些团体中可能也有帮助，包括：

（1）药物管理。

（2）与吸毒的伴侣打交道。

（3）建立一个不吸毒的社会支持网络（如何认识不吸毒的人）。

（4）一般的有主见的训练（例如，如何拒绝不合理的要求，要求某人改变他/她的行为）。

（5）特定的有主见的训练（应对有攻击性的伴侣或家庭成员）。

（6）就业技能（结合岗位培训、如何准备面试等）。

重要的是要注意，PS/RP 单元提出的主题需要不断监测、讨论和干预。这些模块的设计目的是为治疗师提供一个解决这些问题的起点，但这些问题不能涵盖在一个单独的治疗中。每个主题都需要反复讨论，来访者的目标进展也需要持续监控。例如，处理次级滥用物质是 PS/RP 单元的一个重要部分。这些主题是无法在一次团体中教授完成的。治疗可以作为处理主题的机制，一般在团体中使用，也可以更具体地用于单个来访者。然而，应持续监测其他物质的使用情况，必须反复处理患者减少或放弃使用次级物质的进展情况。一个例子是一个来访者成功地放弃了目标物质，然后他/她将指定的目标物质变成了第二种物质（如从可卡因到大麻）。对许多来访者来说，第二种滥用物质是酒精。努力减少或戒除酒精，需要加强和处理。其他 PS/RP 治疗包括帮助来访者制定应对某些高风险情况的计划。需要经常重新审查这些议题和所产生的计划，如果来访者发现该计划不可用，则可能必须更新或完全更改该计划。例如，一个关于资金管理的 PS/RP 治疗涉及治疗师帮助来访者制定管理他们资金的计划。这不是一种一次性主题治疗类型——治疗师需要确定来访者是否指定了收款人、是否开设了银行账户、是否安排了直接存款，或者是否以其他方式执行了在治疗期间制定的计划。

表 9.7 提供了一个如何教授来访者处理一次复吸的例子。

表 9.7　教授来访者如何处理一次复吸

关于戒掉毒品，我们知道的一件事是，大多数人迟早都会有糟糕的一天。他们可能认为自己已经解决了问题，决定只吸一点。或者他们过了糟糕的一天，失去了自我控制。很多戒掉毒品的人都说，当他们感到压力大或抑郁时，不吸毒是多么困难，而这些不良情绪导致他们想要吸毒。有时他们只是有一个软弱的时刻，他们就忘记了保持戒断为什么对他们来说很重要。很多人告诉我们，同龄人的压力有时会变得非常糟糕，以至于他们很难说"不"。不管是什么情况，大多数人都在戒毒的时候一而再地倒退，然后使用。我们称这些时间为"滑倒"或"过失"。

过失的最大问题在于，它们可能会全面复发，或回归正常使用毒品。有时候，过失让人觉得自己好像失败了，所以他们就放弃了，重新开始使用。或者有时他们觉得他们可以控制它，继续做得很少，但他们逐渐又失控了。所以一个过失是一个高风险的情况，因为一点点的药物使用可以很快变成一个全面复发。

你要记住的最重要的事情是，一次失误并不一定要成为复发。你只需要在第二天继续你的努力工作。我们发现，如果我们在团体中讨论并找出原因，就能更容易地避免让失误变成全面的复发。如果发生过失该怎么办？所以最好是有一个计划的想法，如果你发生过失的时候，你会做什么？为什么你认为有计划更好？如果你有一个计划，你会知道该做什么，你会很快回到正轨，而不是让错误变成全面的复发。

很多没有计划的人不知道如果他们有失误该怎么办，所以他们只是认输，重新开始使用。当人们试图改变一个非常困难的行为时，如吸毒，这是很常见的。一个人会犯错，觉得很糟糕，然后说，"我搞砸了，我不好，我不能这么做。""我忘记了我要节制，我要去使用。"这儿有人发生过这种事吗——你已经停用一段时间了，然后有一个失误，你说"忘了吧"就又回去使用毒品？我们在这个团体中讨论的是，如果一个失误发生了，你还能做什么，而不是回去使用，这样你就有了一个计划，在失误发生后，你还能做什么。

<u>规划失误</u>

好了，我们来看看如果我们有失误，我们每个人能做什么。失误发生后是最困难的时候，你不知道该做什么，你有很高的风险把过失变成全面的复发。有三个步骤可以让你在失误后马上使用。

第一步：保持冷静。大多数有过失的人事后都会感到很内疚，好像他们失败了一样。这个反应很正常，过一段时间就会过去。你可能会感到难过然而，如果你让坏情绪过去，它们就会过去。提醒自己，错误是过去的事情，是一个错误，你会从中吸取教训，并为之做好计划，这样你就能在下一次应对它。这不是失败的标志——每个人都会犯错。

第二步：实施计划。你越快在失败后回到正轨，你就会变得越好，而且失败不会变成全面复发的可能性也越大。首先，摆脱周围所有的毒品或酒精，以及任何其他诱因。第二，离开高风险的环境。第三，做一些会占用你时间的事情，这会让你从事一些不吸毒的事情。例如，你可以去 AA/NA 会议，参加一个团体，见一个不吸毒的朋友，出去散步，等等。

第三步：寻求帮助。其他人可以帮助你处理失误，这样它就不会变成全面的复发。和你的治疗师、咨询师或医生、其他团体成员谈谈家庭成员，或者任何对你有帮助的人。还有治疗和危机中心，你可以在需要的时候打电话给他们。讲义上有一些。

（治疗师注意：在黑板上写下步骤，在解释每一步之前给来访者分发讲义和钱包卡片。了解来访者对每一步的想法：他们以前做过这样的事情吗？他们会在这一步上增加什么吗？等等。）

<u>为每个团体成员制定一个失效计划</u>

现在我们要讨论可能涉及失误的高风险情况然后计划如果失误发生该怎么办。谁先开始？你呢，约翰？如果你不提前计划，什么高风险的情况会导致你失误？

（给来访者时间想出一个高风险的情况。如果来访者想不出来，根据你对他/她的了解，以及他/她的使用情况，向来访者陈述一种情况，例如：）我知道很难想出一个。你知道，你总是和你前妻一起用，对吧？让我们想象一下，这个周六的晚上，你在一个聚会上遇到她，她就像从前一样说服了你抽大麻。你说不，你不再那样做了，但她和你谈完话之后，你终于屈服了，决定只就做一次好了。第二天，你觉得自己已经被屈服了，感觉自己所有的努力都白费了。这是一个失误的例子。

好的，让我们将失效步骤应用到这种情况。第一步是停止。你会怎么做？

［和来访者一起完成每一步，并在黑板上写下每一步他/她的计划。尽可能具体。适当地融入角色扮演。角色扮演对于第三步（寻求帮助）可能特别有用。例如，如果来访者与他人处于一种情境中，他/她需要离开这种情况，角色扮演可以集中在来访者告诉其他人，他/她不会再吸毒了，他/她需要离开这种情况。将逃生步骤写在黑板上，然后扮演角色。］

五、应对特定问题的策略

（一）参加团体的矛盾心理

有时，一些来访者可能想要停止加入团体，或者难以承诺减少物质使用。这对任何有物质使用问题的人来说都是意料之中的事，而精神分裂症患者的特点通常是矛盾心理，这可能会加剧矛盾情绪。

这种情况应在不对峙的情况下加以处理。治疗师应该表明，动机的转变是常见的，它们不是失败的迹象，重要的是继续学习技能，这样当一个人决定尝试减少物质使用时，这些技能就在其技能库中。以下是一个采用支持性但直接的方法的例子。

"我们很高兴你加入了我们的团体。今天你可能不想谈论毒品和酒精，但你是这个团体的重要一员，其他成员会从你说的话和你在这里所做的贡献中有所收获。如果你觉得自己做不到，今天可以不用参加角色扮演。一段时间内，你可以不用再次来参加团体。人们有时很难参加关于毒品和酒精的团体治疗，我们会努力帮助你的。"

"我知道现在不是你戒掉毒瘾的好时机，但当你开始治疗时，你就有动力减少使用毒品，而且你可能会在将来的某个时候再次充满动力。现在仍然是学习戒断策略的好时机，当你真的想戒掉或减少毒瘾时，这些策略会很有帮助，能增加你成功的机会。"

（二）超出技能团体范围的问题

如前所述，许多滥用物质的来访者都有与滥用有关的法律和财务问题。他们还可能有与家庭成员关系受损、没有稳定的住址、身体健康状况不佳等问题。这些问题会让来访者分心，让他们很难集中精力进行社交技能训练。此外，尤其是对住在社区里的来访者而言，与家庭内部问题相关的危机可能会影响团体出勤率。有关住房、职业康复和药物依从性等问题，请参见 Mueser 等（2003）的指导。

显然，社交技能训练不能解决药物滥用者的所有问题。与这些人一起工作的带领者将发现，与能够解决涉及多种问题的其他机构和专业人士密切合作是有利的。适当的机构包括社区精神健康中心、健康诊所、紧急住房机构、戒毒中心、法律援助办公室、就业援助项目、就业俱乐部、匿名戒酒会（AA）和匿名戒毒会（NA）。值得注意的是，虽然一些双重诊断患者从 AA 和 NA 中获益，但他们可能需要一些帮助来发展参加此类协会的技能。社交技能训练可以包括传授如何参加协会的沟通技能。举办模拟会议也有助于让来访者有机会在实际协会中练习他们可能会说什么。应该鼓励来访者尝试不同的协会，以确定哪一个更舒服。

同样重要的是，要了解不同的专业人员对双重诊断患者的治疗有何贡献。例如，社会工作者可以确定来访者有权享受哪些服务，个案管理员可以协调预约和服务，在某些情况下，还可以安排交通。重要的是所有相关的专业人员一起计划治疗方案，尽可能多地解决来访者的问题，经常沟通，避免工作重复。如果来访者的问题得到了解答，他/她就不会那么心烦意乱，更有可能定期参加团体活动，并能更好地集中精力进行社交技能训练。

因为很多来访者的生活环境不稳定，所以带领者最好能找到一个联系人，以防团体成员缺勤或日程变动需要沟通。联系人可以是来访者信任并经常见面的家庭成员、朋友或专业人士。联系人也可以帮助鼓励来访者参加团体。

课程中有几种社交技能可以用来帮助来访者解决与药物滥用有关的问题。这些技能包括"提出要求""拒绝要求""不同意他人意见而不争论""把你的观点讲清楚""妥协和协商""倾听他人""解决问题"。当来访者觉得他们在学习的技能可以帮助他们改善处境时，他们会更有动力、更专注于团体。

（三）喝醉或吸完毒时参加团体

减少物质滥用的过程并非一帆风顺。来访者在做出改变的承诺和履行遏制物质滥用的决心的能力上反复无常。即使在承诺和执行能力方面都取得了进展，但当来访者重新开始滥用物质时，往往会遇到挫折。住院患者通常无法接触到物质。然而，居住在社区的来访者仍然有机会，甚至可能会在参加团体时喝醉或刚吸完毒。虽然这种情况很少见，但它会让带领者非常沮丧，因为这样的来访者可能注意力不集中、行为不当、给其他团体成员树立负面榜样。

这有助于带领者牢记，避免使用物质的困难的主要原因之一是来访者无法自己治疗问题，在治疗物质滥用时不可避免地会遇到挫折。然而，由于几乎不可能与醉酒或酗酒的来访者进行社交技能团体训练，因此必须采取预防措施，以减少此类情况的发生。当带领者引导来访者参加团体时，必须清楚地说明，如果在当天来团体训练之前使用过物质，不得参加本次训练。这条规则可以纳入书面介绍材料中，也可以纳入在团体治疗室张贴的基本规则列表中。

带领者必须意识到物质滥用的迹象，并能够评估其严重性。尽管滥用药物的常见症状包括瞳孔放大（有时被墨镜掩盖）、激越、嗜睡、欣快、紧张不安和反应迟钝，但症状因使用的药物而异。酗酒会导致嗜睡、说话含糊不清、运动协调能力丧失、反应时间变慢及抑郁。带领者需要熟悉来访者在其社交技能团体中滥用的特定物质的迹象。

滥用物质的后果有一系列的严重性。在某些情况下，患者可能在那天早上滥用了少量的酒精，只是轻度受损，并能在团体中表现得体。在其他情况下，来访者可能有在参加团体之前滥用可卡因，可能会高度警觉、精力充沛、症状更严重、无法集中注意力。当然，在这些不同的情况下使用不同的回应，取决于该团体所规定的政策。

带领者需要提前计划，如果来访者来到团体时显示出使用药物或酒精的迹象，他们该怎么做，重要的是不要等到这种情况真的发生。有一个清晰的行动计划可以把混乱降到最低，对团体造成的破坏也最小。但是，带领者必须首先确定他们关于物质使用及如果现场有喝醉者的政策。有些机构禁止使用物质，但允许在到达之前使用了物质且不具破坏性的人参加团体。其他机构要求立即将任何有滥用药物证据的人开除出团体。关于如何安排被开除出团体者的去处，也有不同的政策。例如，如果一个机构的工作人员允许一个醉酒的人开车，该机构就有责任承担风险。带领者需要准备好一份名单，上面列有可以为来访者提供交通服务的亲属、可以出租车公司的电话及支付交通费用的资金来源。此外，如果来访者被开除出团体，带领者必须决定来访者可以去哪里：家？社区？戒毒中心？另一个治疗场所？如果来访者拒绝合作，带领者应获得保安人员的信息，在来访者拒绝合作时使用。

在制定有关如何处理在参加会议之前使用物质的来访者的政策时，重要的是要记住，这些来访者往往是最需要治疗的人。如果来访者的行为是可控的，最好让其留在团体中。此外，重要的是**不要**告诉这些来访者"当你处理完你的物质使用问题后再来"。综合治疗方案的目标是避免对双重诊断患者的服务分散；因此，综合治疗方案应该为来访者提供容易获得的治疗资源，以便他们在需要帮助时能够求助，以恢复清醒。将使用物质的来访者排除在团体治疗或治疗场所之外的决定应经过慎重考虑后才能做出。

当一个吸完毒或喝醉的来访者参加团体时，带领者应立即做出反应，使用以下几种计划好的行动。根据情况的严重程度，带领者可以温和而坚定地告诉来访者，他们意识到了滥用物质，并重复禁止这种行为的规则。带领者应更喜欢在团体训练房间之外与来访者交谈，尤其是当其可能变得焦躁不安时。如果带领者认为情况严重到有理由终止当事人的团体训练，必须通知当事人不能继续参加训练，但如果当事人是清醒的，欢迎其参加下一次训练。根据行动计划，带领者会引导来访者选择合适的交通工具和目的地。

此外，带领者应将患者介绍给团体的特定成员（最好在现场）讨论当前的物质滥用情况，以便在下次团体治疗之前帮助其恢复清醒。最好是来访者能立即或在几个小时内与合适的工作人员见面。当社交技能训练团体带领者是来访者综合治疗团队的成员，并且在团体治疗之后有时间，他们可能是与来访者见面的最合适的人选。

在下次团体训练之前，带领者可以打电话给来访者，鼓励来访者在下次团体训练时保持清醒，并表示带领者和团体成员都希望很快再次见到他/她。下次来访者参加团体训练时不喝醉，带领者应给予表扬。

总　　结

精神分裂症患者和其他严重和持续性精神病患者滥用物质，大大增加了各种严重健康、精神和环境问题的风险，是公共精神卫生系统的一个重要问题。在本章中，我们讨论了与物质滥用和物质滥用治疗有关的一些问题，并描述了一种可以在社交技能训练团体范围内实施的治疗方法。与双重诊断患者合作的临床医生必须对这样一个事实敏感，即减少物质使用的动机会起起落落，治疗需要一个长期的视角。鼓励节制、强化改变的努力、强调降低危害，对许多来访者来说是最有帮助的。精神分裂症物质滥用行为治疗（BTSAS）是一个创新的项目，使用社交技能训练来教授来访者减少物质使用所需的关键技能。BTSAS 以团体形式开展，教授来访者如何拒绝重要他人的毒品和酒精，并增强他们抵御社会压力的自我效能感。每一阶段都以尿检开始，以检测物质使用情况，来访者如成功则可获得社会和物质反馈。检查使用毒品的证据的是为了解决问题而不是责难。在每次治疗中设置来访者可能实现的短期目标。教授来访者如何预测风险情况，并鼓励其避免或离开这些情况，而不是依靠意志力来抵制物质使用。本章还介绍了处理特殊问题的策略，如参加团体的矛盾心理、喝醉时参加团体，以及在团体之外需要的帮助。

第十章

通过创造一个支持性环境来减少复发

压力是导致精神分裂症患者复发的主要因素。即使压力不诱发疾病,压力也会严重影响患者学习或实践新技能的能力。压力来自于许多不同的方面,包括生活事件、日常的争吵、无聊、控制、要求过高的环境,以及批判性的、消极的沟通。减轻患者压力的一种方法是增加他们当前环境中现有的支持和规律性。本章将重点介绍创造一个支持性环境的具体策略,这将有助于学习社交技能和减少症状复发的风险。这些策略不仅适用于工作人员,也适用于家庭成员。

一、识别压力环境

是什么决定了一个环境对精神分裂症患者是否有压力? 首先,人们的沟通方式非常重要。即使没有直接参与,来访者也会觉得大喊大叫和争吵很有压力。然而,当工作人员或家庭成员批评(如"你不起床是因为你太懒了。")或命令他们(如"马上过来拿药。")时,尤其令他们苦恼。

其次,物理环境的氛围也很重要。当环境拥挤嘈杂,没有舒适的地方可以安静地坐着时,患者会感到压力很大。第三,环境中规范的严格程度影响患者的压力水平。如果环境要求过高(例如,如果要求患者一整天都参与严格规划的活动,患者会感到整天都要活动的压力)。当环境中没有有序的结构时,压力也会产生(例如,不希望来访者做家务或参与任何活动)。一个无法预测或令人困惑的环境可能会让患者感到不安,如在同一时间有几个都很具有吸引力的活动在进行,或者每天的用餐时间相差很大。表 10.1 总结了造成压力环境的因素。

表 10.1　压力环境的因素

交流的模式	住房条件差
• 大声说话	• 社区不安全
• 命令/要求	• 公共交通不便
• 频繁的批评和愤怒的表达	• 缺乏隐秘性
• 激烈的争论	• 不可口的食物
• 辱骂	
	结构化的程度
物理环境	• 要求苛刻、死板的时间表
• 令人分心的噪声	• 不可预测的时间表
• 拥挤	• 缺乏刺激和有意义的活动

和其他人一样,来访者也面临日常压力,它们通常被称为"麻烦"。这些压力通常都是小的,但是如果它们经常发生,它们就会累积起来。例如,生活凌乱的室友、令人不愉快的家务、频繁的批评、争吵或冲突都是会让人感到厌烦的麻烦。我们应该认识到,持续的日常争吵的负面影响可能和生活中的重大事件一样让人感到压力。

此外,研究表明,大多数人经历的生活事件(重大的生活事件,如搬家、失业、生病和经历丧失)都会带来压力。即使是那些能带来快乐的事情,如结婚或开始一份新工作,也可能成为压力的来源。认识到来访者什么时候经历了可能会有压力的生活事件,对工作人员和家庭成员很有帮助。例如,当一个住在社区住所的来访者有了一个新室友或经历了家庭成员的死亡,工作人员就可预料到这可能为其带来压力,可做好给他们提供更多支持的准备。

二、创造一个支持性环境：家庭成员和工作人员的重要性

正如本书前面几章所述,带领者需要创造一个有利于团体学习的环境。这包括提供一个舒适的环境、避免批评和消极、鼓励团体成员的努力,并给予大量的积极反馈。然而,这个团体每周只开展几个小时。患者在团体外的时间就是和团体外的人打交道。与团体外的时间相比,来访者花在社交技能训练团体的总时间是最少的。因此,尽管团体带领者很重要,但家庭成员和其他工作人员往往与患者有更多的接触,并提供更多的持续支持。如果家庭成员和工作人员不支持,如果他们造成了高压力的环境,就不利于社交技能训练团体取得进展。一个严格的或要求苛刻的环境很少给患者提供练习技能和得到积极反馈的机会。即使团体带领者组织了一个有效的社交技能训练团体,他们的教授效果也可能被环境破坏。相反地,团体内外的支持性环境则有助于技能的获取和泛化。

三、支持性工作人员和家庭成员的特点

(一) 精神分裂症知识、行为管理、社交技能训练

对家庭成员和工作人员来说,了解精神分裂症患者的病情是非常重要的,特别是有关症状及其如何影响行为的方面。了解患者出现问题的原因,有助于医护人员及家庭成员做出更有同理心的回应,并协助他们制定更有效的策略,以克服困难。例如,认识到这种疾病导致的认知障碍会使患者难以理解复杂的语言,能给家庭成员提供必要的洞察力,以指导他们需要以简单的方式对精神分裂症患者提出请求并重复重要的信息。了解到这种疾病的阳性症状(如幻听)可能非常分散注意力,有助于工作人员思考提高其团体注意力的策略。最后,了解精神分裂症的阴性症状包括动力下降,有助于家庭成员对重新开始活动的精神分裂症患者更有耐心和支持。

附录 A 中的补充阅读列表介绍了一些出版物,工作人员和家庭成员可以通过阅读了解疾病。

保存一些基本的资料是有用的,比如《理解精神分裂症》(Keefe & Harvey, 1994)、《应对精神分裂症：家庭指南》(Mueser & Gingerich, 出版中)和《幸存的精神分裂症》(Torrey, 2001),都是很容易阅读的参考图书。本书第一章也介绍了一些具体信息,可以帮助工作人员和家庭成员了解精神分裂症是如何导致社交技能困难的。

当所有工作人员都了解行为管理的基本原则和社交技能训练理念时,会对患者更有益。《行为矫正：它是什么及如何去做》(Martin & Pear, 1996)包含了一些有用的章节,关于定义行为、使一个行为更频繁地发生与正向强化、减少一个行为与消除行为,以及通过塑造使一个新的行为发生。

本书第四章介绍了社会学习原则的定义和例子,包括示范、强化、塑造、过度学习和概括,以及进行社交技能训练的技能。

《精神病的行为家庭疗法》(Mueser & Glynn, 1999)描述了与包括精神病患者在内的家庭进行社交技能

训练的方法,并提供了关于几种精神病的教育讲义,包括精神分裂症和分裂情感障碍。附录 A 中的讲义"面向专业人员的社交技能训练"提供了社交技能训练的简要概述。除了阅读上述内容外,还应通过参加正在举行的工作人员训练会议(本章稍后将详细讨论),随时向工作人员通报在其机构内进行的具体社交技能训练团体的情况。

(二) 良好的沟通技能

对工作人员来说,使用良好的沟通和解决问题的技能本身是很重要的。这主要有两个原因。首先,工作人员和家庭成员使用良好的沟通技能可以为患者树立积极的榜样。患者观察他人有效社交技能的机会越多,他们就能更好地学习这些技能。其次,使用良好的社交技能可以帮助工作人员和家庭成员与患者进行清晰、直接的沟通,减少误解或导致误解的可能性。当工作人员和家庭成员之间使用良好的沟通技能,有助于更好的工作关系和促进团队合作。本书第二部分介绍了基本社交技能课程,可以用来提高沟通。此外,表 10.2 还提供了一些技能指南,这些技能在与精神分裂症患者沟通时特别有用:开门见山、直接表达感受、有效地使用赞美、了解来访者的想法或感受、明确和具体。

表 10.2　与精神分裂症患者沟通的指南

开门见山	具体告诉来访者他/她做了什么让你高兴的事。
• 清楚地陈述你的主题或关注点。	• 用"我"来表达你的感受。
• 使用直接、简单的语言。	
• 保持简短。	**了解来访者的想法或感受**
	• 仔细听;不要催促来访者。
直接表达感受	• 不懂就问。
• 使用"我"来陈述。	• 重复你所听到的,并询问这是否是来访者的意思。
• 用语言表达感受。	• 如有必要,多问问题。
• 用平静的声音说话。	
• 如果你不告诉他/她,不要以为来访者会知道你的感受。	**明确和具体**
	• 避免长句和仅介绍概念。
有效地使用赞美	• 直接提出你的要求,并明确告诉来访者你希望其做什么。
• 眼神接触。	• 一次专注于一个话题。

同样重要的是,要避免与精神分裂症患者进行某些沟通,这些沟通常会导致压力和紧张。表 10.3 列出了一些阻碍支持性沟通的陷阱,避免这些陷阱的工作人员和家庭成员将得到较少的争论和更平静的气氛的奖励。

表 10.3　阻碍支持性沟通的陷阱

沟通问题	非支持性沟通的例子	可供选择的陈述
强制性的语句("应该")	"你应该知道什么时候供应午餐。"	"如果你能在 12:30 来吃午饭,我会很开心。"
读心术	"你生气是因为你的朋友忘记过来拜访你。"	"你看起来很生气。你有这种感觉吗?"
说"总是"或"从不"	"你从来不按规定服药。"	"我担心你今天早上没有吃药。"
	"马上把你的衣服拿起来。"	"如果你能早饭前把你的衣服从地上捡起来,我将非常开心。"
奚落、讽刺	"你真的太懒了。"	"我很失望,你昨晚没把垃圾拿出去。"
正负混合	"你穿得不错,但你的头发一团糟。"	"我喜欢你今天的新衣服。"

注:改编自 Mueser 和 Gingerich 的《应对精神分裂症:家庭成员指导》(第二版)(出版中)。© Guilford Publications(经许可改编)。

能够有效管理冲突的工作人员和家庭成员对创造一个低压力的环境至关重要。对精神分裂症患者来说,源于分歧和误解的争吵常常是压力的来源。使用表 10.2 中提供的沟通指南和避免表 10.3 中的陷阱可以帮助防止一些冲突。然而,要解决冲突,通常最好是尽快解决、保持冷静、说话清楚、给予冲突双方同样的关注。此外,应避免责备或批评,使用简短、清晰的陈述,突出重点,关注具体的行为,而不是关注性格或态度。在某些情况下,运用"提出要求""妥协和协商""离开有压力的环境"和"解决问题"技能(见本书第二部分的课程)可以帮助工作人员和家庭成员解决问题。有时也可使用非正式的问题解决方法，即遵循问题解决技能的基本原则，但不需要执行其中全部的步骤。

（三）提升和加强使用技能的能力

当一个社交技能训练团体的成员从团体外的人处得到支持和鼓励时，他们能够更好地将他们在团体中学到的技能泛化至其他环境中。最重要的支持是由工作人员或家庭成员提供的，他们鼓励团体成员在自然环境中使用特定的社交技能，并就他们使用或试图使用一项技能给予表扬。当一个工作人员注意到一个团体成员开始争吵，就提醒他："这将是一个练习使用你在社交技能训练团体中学习的'表达愤怒的感受'的好时机。"如果团体成员不记得如何"表达愤怒的感受"，工作人员可以回顾一下该技能的步骤。如果团体成员试图使用这一技能，工作人员可以通过说一些类似"我喜欢你在表达感情时保持冷静的方式，以及 Sam 让你心烦意乱时你的回应方式。"鼓励团体成员在团体中练习所学技能的次数越多，他们在现实生活中自然运用这些技能的可能性就越大。帮助团体成员完成他们的家庭作业是一种结构化的方法，可帮助他们在团体之外的情况下使用他们的技能。

（四）团队合作

团队合作和责任共享对于减少环境中的压力非常重要。精神分裂症是一种非常复杂和令人困扰的疾病，其症状可能引起无法预测甚至令人震惊的行为。如果管理患者的大部分责任落在少数人身上，这将成为少数人的负担和压力。当家庭成员或工作人员面临巨大压力时，患者会意识到这一点，并感到痛苦。然而，当责任被分担，人们知道他们可以依靠彼此的帮助时，压力就会减少。在居住式治疗机构、住院部和日间治疗机构，让工作人员轮流负责特别困难的任务是有帮助的（如叫醒那些喜欢睡觉的患者）。在促进团队合作的过程中，在某些关键的情况下，如对攻击性行为的反应，建立清晰的指导方针也是很有用的。当住院部或治疗部门的工作人员都了解对于这些行为处理的指导方针时，可以很大程度减少他们对该做什么的困惑，转而集中精力处理情况。在家庭环境中，对家庭成员来说，划分责任和制定应对诸如症状恶化等情况的行动计划也很有用（Falloon，等，1984；Falloon，Laporta，Fadden，& Graham-Hole，1993；Mueser & Glynn，1999）。

四、支持性生活环境的特征

（一）有条理但不繁重的日常生活

因为精神分裂症的症状可能会导致患者对自身的内在体验感相当混乱，如果患者的外部环境是有组织的和可预测的，这将有所帮助。在刺激不足和过度刺激之间取得平衡的日常习惯对防止过度戒断和过度兴奋是很重要的。因此，在有组织的活动中穿插一些非结构化的时间，让患者放松身心是有益的。花在有组织的活动上的时间应该与患者的认知能力相适应，以避免给他们带来过重的负担。例如，许多患者可以每周工作几个小时，但一次不能超过两个小时。监测患者的症状和功能的变化也很重要，需要灵活地改变安排好的或有组织的活动，来适应临床的变化。例如，如果一个经常喜欢去动物园参观的患者有一天幻觉增加了，与患者一起探讨去动物园参观是有益的还是可能会加重这种症状是很重要的。

（二）合理的住所规则

在家中或住所环境中设定可行的规则有助于减少环境中的压力。研究表明，精神分裂症患者往往缺乏对许多社会行为不成文规则的理解（Penn，Corrigan，Bentall，Racenstein，& Neman，1997）。明确的住所规则可以帮助弥补患者缺乏社会判断力的缺陷，以明确什么是应该做的，什么是不允许做的。如果对规则缺乏清晰的认识，就会导致不可预测的行为、频繁的争吵和高度的压力。各种设置情况不同，所以规则应该根据个人的需要和要求进行调整,并且尽可能使用最少的规则,这样患者就不需要努力去记住它们。然而,有一些基本规则与确保人身和财产的安全,以及防止破坏、社会不能接受或非法行为有关。表10.4中介绍了6条住所基本规则的示例。

表 10.4　住所基本规则

- 禁止对人身和财产使用暴力
- 禁止不合适的触摸
- 只允许在指定区域吸烟
- 经常洗澡
- 禁止非法使用毒品
- 每个人都必须做些家务来帮助维持家庭有序运作

注:改编自 Mueser 和 Gingerich 的《应对精神分裂症:家庭成员指导》(第二版)(出版中)。© Guilford Publications(经许可改编)。

五、改善环境中的压力管理

(一)识别压力的迹象

如前所述,认识到压力的来源有助于工作人员和家庭成员采取预防行动。然而,同样重要的是要识别压力已经影响到来访者的迹象。这些症状包括身体状态的变化(头痛、肌肉紧张、消化不良)、思维(难以集中注意力)、情绪(易怒、焦虑)和行为(踱步、咬指甲)。此外,精神分裂症患者在压力下可能会出现更多的症状,如幻觉或妄想。大多数来访者在面对压力时都会表现出一系列的症状。当工作人员和家庭成员认识到个别患者的压力反应模式时,他们就可以开始帮助他/她管理压力。许多患者并不知道他们自己的模式,而是从其他人的反馈中学习的。

(二)减少压力的来源

当工作人员和家庭成员熟悉患者所感受到的压力和压力的迹象时,他们可以帮助患者减轻他们所承受的压力。为了帮助患者避免不必要的压力,考虑一下过去有压力的情况可能是有用的。虽然避免所有的压力是不可取的,因为这会阻碍学习新的角色和行为,一些情况下,可以避免或改变在过去造成过度的压力。例如,如果一名患者在感恩节回家4天后变得紧张不安,工作人员和家人可建议缩短下一次假期回家的时间,使之更易于管理。或者,如果和一个邋遢的室友一起生活总是会惹恼一个有条理的患者,可建议换一个室友。

压力的一个常见来源是期望太高,而期望往往可以减少。如果一个患者发现每周5个上午的志愿者工作太紧张,也许可以减少到每周2~3个上午。另一个可以解决紧张的常见来源是环境中缺乏刺激。整天无所事事、没有什么值得期待的活动,也没有生活的意义,就像有太多的事情要做、面临太多的要求一样有压力。

与患者合作,增加他/她的计划活动,可以减少来访者因为刺激不足而体验到的压力。找一份兼职、参加当地同伴支持项目、加入当地社区俱乐部、参加一个日间项目、去上课,或者安排有规律的体育锻炼(如散步、游泳、保龄球)可以减少压力,增加幸福感,以及期待感。一些患者也喜欢一些活动,如去看电影、坐面包车、做工艺品,或出去吃饭。

(三)直接沟通

正如本章前面提到的,工作人员和家庭成员与患者进行明确和具体的沟通是非常重要的。当患者面临压力时,这一点尤为重要。举个例子,如果一个患者正在经历开始一份新工作的压力,对工作人员来说,直接表达对工作职责的兴趣是有帮助的,询问患者哪些方面是有压力的,并帮助其解决问题,以减少其可能遭遇的任何压力。

此外，它有助于鼓励来访者直接说明压力的情况，而这一行为本身就往往能够带来即时的压力缓解。患者保持自己情绪的时间越长，他们的情绪就越有可能以不恰当的方式释放出来，如社交退缩、争吵、攻击性行为或自我毁灭行为。当患者说出他们的感受时，这个过程本身就可以防止累积压力。

直接沟通也使工作人员和家属有机会提出处理紧张情况的意见。例如，如果一个患者能够表达他/她由于幻听增加而承受的压力，工作人员或亲属可以建议一些应对策略，如转移注意力，并就药物的影响咨询医生。并不是所有的患者都自愿提供关于他们感受的信息，温柔地询问他们现在体验到什么是很重要的。例如，一个工作人员可能会说，"我注意到你这周错过了 3 天的课程，你感觉怎么样？"然而，如果患者不愿意谈论自己的感受，则不应该强迫其这样做。

有时候，只和一个工作人员或家庭成员可能不能帮助患者减轻其压力。如果患者正经历着巨大的压力，与其他熟悉患者的人一起讨论情况并探讨可能导致压力的问题的解决方案可能是有帮助的。在可能的情况下，这次讨论应包括来访者、与患者非常熟悉并/或有资源提供某些解决方案的家属和其他机构工作人员。例如，住院工作人员发现经常在此类中邀请来访者的个案管理员参加是很有用的，因为他/她协调了患者关心的几个方面，并且知道可能有哪些资源可用。重要的是，这种讨论应使用解决问题的基本原则（见附录 A），并注重解决方案。家庭成员经常从家庭会议中获益，在家庭会议中，他们和来访者一起努力解决问题（Falloon 等，1984；Mueser & Glynn，1999）。

（四）帮助患者重塑他们的想法

一些来访者能够通过重新定义他们对某一情况的想法来减轻压力。患者对特定情况的负面看法越多，他们感受到的压力就越大。当他们用消极的、自我挫败的想法来回应时，如"这太糟糕了，我受不了了。"或者"我要在这种压力下崩溃了。"这往往会使情况变得更糟。然而，当他们可以用更积极的自我对话来取代弄巧成拙的想法时，他们也许能更好地、有效地应对这种情况，包括对自己说一些积极的话，如"我会尽力而为。""我能应付。"和"我很强大，足以应付这一切。"工作人员和家庭成员可以明确地指导患者如何使用积极的自言自语，还可以帮助他们开发适合自己的简单短语。然后，当他们注意到患者表现出压力迹象时，他们可以提醒患者记住这些短语。例如，一位家庭成员可能会对患者说："今天这些声音似乎更让你烦恼；试着说，'这些声音很烦人，但我可以忽略它们！'就像我们上周说的那样。"

（五）使用放松技能

学习一些简单的放松技能，如深呼吸练习和渐进式肌肉放松，对一些患者是有帮助的。这些减压方法要求工作人员或家庭成员向患者传授该技能的步骤，并鼓励他/她定期练习该技术。放松技能最好在患者相对平静的时候教授，如果在危机发生时教授放松技能，通常是无效的。虽然有很多书籍和课程可以学习放松技能，但有些太复杂了，来访者无法学习。最好选择那些有明确说明的、不需要花费太多时间练习的、可以在各种环境中使用的技能（Davis，Eshelman，& McKay，1995；McKay & Fanning，1987）。患者通常愿意学习深呼吸练习，如表 10.5 所示。

表 10.5　深呼吸练习

1. 让自己舒服点，坐在椅子上或沙发上，背部要有很好的支撑。
2. 用鼻子深呼吸，然后从嘴里呼气，约 10 次。
3. 注意当你吸气时胸腔充满了空气，当你呼气时胸腔就变空了。
4. 当你深呼吸时，默念一个平静的词或短语，如"放松""放轻松"或"舒服"。这样做约 30 次，不要担心计数是否精确。
5. 想象你站在瀑布或阵雨下，想象一下，水冲走了紧张的感觉。
6. 开始正常呼吸。专注于你的呼吸。
7. 安静地坐一两分钟，然后再开始活动。

注：改编自 Mueser 和 Gingerich 的《应对精神分裂症：家庭成员指导》（第二版）（出版中）。
© Guilford Publications（经许可改编）。

也可以鼓励患者发展自己的放松方式,包括在看图片时播放音乐或自然的声音。用来放松的特定技能并不重要。放松的目的是让患者留出时间冷静下来,并以最适合自己的方式进行放松。

(六)管理工作人员及家庭成员的压力水平

最后,重要的是工作人员和家庭成员要意识到自己的压力水平。与精神分裂症患者一起工作或相处可能会很有压力,工作人员和家庭成员感到不知所措是很常见的。工作人员或家庭成员的压力成员可能会受到负面交流模式的影响,如批评、敌意、大声说话,或者其他方式,如紧张、肢体语言、面部表情或频繁的担忧。工作人员或家庭成员的紧张或压力体验可以直接(通过沟通)或间接地传递给患者。前文为患者描述的技能(直接沟通、重塑想法、使用放松技能)也可以帮助与患者接触的其他人更有效地应对紧张和压力。此外,当压力太大时,给双方一个休息的机会也是有帮助的。在这种情况下,休息一下可以缓和压力,以获得处理状况的新的视角和精力。

六、在住院部或住院机构中建立社交学习环境

(一)基本原理

一些住院部和住院机构成功地创造了一种环境,在这种环境中,社交学习和技能训练是治疗的重要组成部分,并几乎融入了工作人员与患者互动的每一个方面。两个因素对这种环境是否可以达到成效至关重要。

第一,来自住院部的行政部门、医疗部门和督导部门的支持是至关重要的(Corrigan,1995)。没有上层专业人员的支持,很难安排社交技能训练团体,很难鼓励工作人员的合作,也很难腾出时间让工作人员参加社交技能训练团体和培训班。然而,如果机构行政管理人员和督导部门人员为社交技能项目提供强有力的支持,那么团体成功的可能性就很大。确保这种支持的最好方法之一是,团体带领者定期安排与机构行政管理人员和督导部门人员开会,讨论患者在技能训练方面的进展,并报告遇到的任何问题。某种形式的书面月度或双月报告可以帮助工作人员和行政管理人员了解技能训练团体的范围,并跟踪患者在这些团体中的进展情况。

第二,所有工作人员的参与是至关重要的。社交技能训练团体治疗为患者学习技能提供了一个良好的开端,但正如我们之前所强调的,将这些技能付诸实践的大部分工作都是在团体之外进行的。一线工作人员通常与患者接触最多,他们需要熟悉所教授的技能,识别患者使用这些技能的机会,并帮助患者完成家庭作业。没有一线工作人员的支持,社交技能训练团体不太可能成功。

(二)培训一线工作人员

将社交学习重点纳入一般环境的第一个步骤是向所有工作人员传授社交技能培训的一般原则:社交学习理论、模型、实践、积极和纠正的反馈,以及对自然环境的概括。为所有与患者有过接触的工作人员举办一次(或一系列)社交技能培训的研讨会,向他们讲解和展示社交技能,对团体带领者是有帮助的。培训结束后,带领者应定期对工作人员进行培训。持续培训的有效模式包括每周与每个时段的工作人员代表开会。每个代表都要向其他与其同时段工作的同事,汇报会议上讨论的内容,并从同事那里收集反馈和问题。在这种工作人员培训方法中,所有会议都采用类似的形式,如表10.6所示。

表 10.6　工作人员培训会议的形式

1. 复习上周的家庭作业
   - 感谢工作人员的协助。
   - 参与解决问题,帮助那些没有完成任务的来访者。
2. 讨论上次团体教授的社交技能
   - 分发技能步骤的讲义副本。
   - 如果这是一项新技能,请为如何使用它做出示范。
   - 让工作人员参与简短的技能角色扮演。

---

3. 布置家庭作业，在患者的环境中练习当前的技能
   - 审查指导语。
   - 回答有关作业的问题。
4. 讨论让患者练习新技能的机会
   - 从工作人员那里引出患者可以在什么情况下使用这项技能的想法。
   - 建议工作人员如何提示患者。
   - 提醒工作人员对任何努力提供积极反馈的重要性。
   - 如果有必要，角色扮演可激发和提出反馈。
   - 对完成作业有困难有所准备。
5. 讨论工作人员在管理患者时遇到的一般问题
   - 建议如何使用社交技能模型来解决这些问题。
   - 根据需要提供有关精神分裂症和其他行为技能的信息。
6. 为患者提供社交技能方面的建议，让他们在未来的团体中受益，包括尚未开发的技能

在工作人员培训会议上，重要的是让工作人员明白，他们正在学习的东西将帮助他们更有效地工作，减少压力。议程必须足够灵活，以回应工作人员对与患者工作相关的其他临床问题的关注。当患者有妄想症、不服从、辱骂或难以激励时，工作人员经常会有如何有效应对的问题。对工作人员进行培训的带领者可以提出建议，哪些技能工作人员可以鼓励患者使用，哪些技能工作人员自己可以在特定的问题情况下使用。例如，当工作人员报告说，患者因为他们没有做的事情而责备他们时，工作人员可能被要求使用"回应不实的指责"技能。当患者不愿意做家务时，可以建议工作人员"提出要求"，然后在患者完成部分任务时"表达积极的感受"。当患者咒骂工作人员时，他们可以直接使用"表达不愉快的感受"。必要时，可以参考第六章所述的原则，使用专门为工作人员设计新的技能。

当工作人员定期参加培训，他们就会熟悉社交技能的观点和术语，并开始以"在这种情况下使用什么技能最有效？"的态度处理问题。当工作人员开始使用与社交技能团体带领者相同的语言时，患者会收到一致的信息，并在他们使用社交技能时从多个渠道得到激励和积极反馈。工作人员还会发现，通过自己使用社交技能，并鼓励患者使用技能，他们能够更好地处理困难的情况，这有助于他们更有效地完成工作，减少压力。

（三）展示社交技能材料

作为创建社交学习环境的一部分，在团体中张贴正在教授的技能的副本是有帮助的。例如，工作人员可以在中央公告栏上张贴当前技能的副本。与当前问题相关的技能副本（如"用餐礼仪"）可以永久地张贴在适当的区域。本书第二部分课程所包括的所有社交技能也应向所有工作人员提供。

一些患者还发现，在团体所在的房间里张贴考勤表很有用，这样患者和工作人员就能一眼看到谁来过了。

（四）鼓励患者参加社交技能训练团体

正如本书第五章所提到的，在患者最有可能参加社交技能训练的时候安排社交技能训练团体是很重要的。让这个团体成为一周计划中固定的一部分也有所帮助。此外，工作人员需要减少技能训练与患者希望参加或要求参加的其他活动发生冲突的机会。

例如，如果郊游、就诊预约或吸烟休息时间与社交技能训练团体安排在同一时间，可能会抑制参加该团体的积极性。患者需要参与所有技能训练才能获得最大的益处，即使是偶尔缺席团体治疗，也会让他们失去动力，失去参加治疗的习惯。

为了确保社交技能训练团体的连续性，同样重要的是，当带领者生病或休假时，不要取消团体。当其中一名带领者不能出席团体时，有一名后备带领者或另一名工作人员作为联合带领者是非常有用的。

（五）在日常交流中提供一致的积极反馈和建设性建议

积极的反馈是塑造患者行为最有力的工具之一。有时候工作人员认为表扬来访者会惯坏他们，或者没有必要，因为人们应该知道他们什么时候做对了。一些工作人员认为他们的责任是指出不正确或不合适的行为，而不是帮助患者学习更合适的替代方案。帮助工作人员理解积极反馈比消极反馈更能有效地改变行为，这是社交技能训练团体带领者的一个重要目标。当患者因为他们所做的事情受到表扬时，这不仅会增强他们的自尊，还会增加这种行为被重复的可能性。工作人员和家庭成员需要善于使用"表达积极的感受"和"表达赞美"技能（见本书第二部分）。特别重要的是要具体，准确地告诉来访者他/她做了什么让人高兴的事。例如，一位工作人员可能会告诉患者，"我真的很喜欢你这样做，没有人要求你，你也能清理桌子。我非常高兴。"当来访者把某件事做得很好时，工作人员需要立即反应，慷慨地给出积极反馈。

当然，患者的行为也可能是不恰当的或无礼的。在这种情况下，工作人员和家庭成员需要提供建设性的反馈（见附录 A 中的指导方针）。例如，如果患者大声要求每小时抽一支烟，而不是礼貌地提出要求，工作人员仍然应在适当的时间给予积极反馈。患者很高兴听到他们没有做错任何事。只关注患者行为中需要改进的一个方面，即使他/她做错了几件事。如果同时指出不止一个错误，患者往往会开始忽视反馈，或者难以理解他们做错了什么。有针对性地和简短地说明问题中的具体行为。避免使用批评的语言（如"你知道这样去要烟是错误的方式。"）。最后，对患者如何改进其行为提出一个简短的建议。例如，一位工作人员可能会说，"我喜欢你在我们约定的时间抽烟。不过，如果你能小声向我借支烟，我会很开心的。"最有效的改进建议是避免使用"应该"这个词，使用简单、直接的语言，不要让患者猜测他/她应该做什么。

七、对家庭成员的特别考虑

研究表明，家庭成员可以在为他们生病的家人创造一个支持性的环境方面非常重要（Dixon 等，2001；Gingerich & Bellack，1995；McFarlane，2002），尤其是如果他们接受得到支持并接受了有关这种疾病的准确的教育。家庭成员通常与患者之间有着专业人员无法复制的特别融洽的和牢固的关系。然而，家庭成员也承受着额外的压力。例如，与工作人员不同，为患者提供护理的家庭成员不能在轮班结束时离开。精神分裂症是一种公众知之甚少的疾病，由于这个原因，许多家庭成员感到孤立，并因有一个患病的亲人而蒙羞。他们可能很难找到理解他们处境和需要面对的问题的人。家庭成员经常觉得他们几乎没有时间和朋友见面或做其他事，因为他们所有的时间都被处理出疾病占用了（Lef ley，1996；Marsh，1996）。在这样的压力下，家庭成员很难为患者提供一个支持性的环境。

家庭成员在向患者提供支持之前，必须照顾好自己的需要，并为自己获得足够的支持。家庭成员获得更多支持的一个方法是分担照顾生病亲人的责任。一个家庭成员不能做所有的事情，团队合作是非常重要的。当有几个家庭成员参与其中时，他们更容易休息，更容易享受友谊和爱好，而去做那些在家属患上精神分裂症之前曾经喜欢做的事。家庭获得支持的另一种方式是寻求社区资源和服务，如社区的心理康复会所、心理障碍患者自助服务中心、职业培训项目或日间治疗机构。家属可以鼓励患者参加这些社区项目，这既是为了让他们能够融入社会，也可减轻家属负担。

许多家庭成员从国家精神病联盟（NAMI）等组织提供的支持中受益匪浅。NAMI 是美国最大的精神病患者家属自助和倡导组织（2101 Wilson Boulevard，Suite 302，Arlington，VA 22201，703 - 524 - 7600；它还有一个求助电话：800 - 950 - 6264）。每个州都有一个机构，许多社区也有自己的机构。NAMI 是了解精神分裂症疾病和当前治疗策略最新信息的极佳来源。它还提供了一种很好的方式，使人们可以在地方分会的每月会议和国家组织的年度会议上，与有类似经历的其他家庭成员见面。家庭成员报告的最大的压力之一是他们感到他们是孤独的，没有人理解他们的经历。加入 NAMI 这样的组织可以帮助人们认识到，还有许多人也有类似的情况，他们理解自己正在经历的事情，并且可能能够为彼此的问题提供建议。

总　　结

社交技能训练团体内外的支持性环境对患者学习和泛化新技能至关重要。支持性环境中最重要的因素是工作人员和家庭成员、物理环境、规则的多少和压力管理。

拥有了解其疾病及治疗的支持性的工作人员和家庭成员，他们会使用良好的沟通技能，并会促进和加强有效的社交技能，对于精神分裂症患者而言，是极为有益的。沟通的方式尤其重要；工作人员及家庭成员应避免发号施令、发表批评或敌意的言论，以及以隐晦或令来访者困惑的方式发言。

物理环境也有助于形成支持的气氛。它应该是安全的、提供足够的隐私、相对安静，并整齐干净的条件。在这种情况下，合理的家庭规则、有条理但不繁重的日常工作以及可预测的日程安排有助于减轻患者的压力来源。当压力确实发生时，应该以一种支持的方式处理，使用策略来鼓励患者使用放松技能或参加娱乐活动，如同理心地倾听、解决问题等。

除了帮助患者应对压力，住所环境还可以建立一个社交学习环境，其中社交技能训练是康复治疗理念的一个重要组成部分，几乎融入了工作人员与患者互动的所有方面。当所有工作人员持续接受关于社交学习原则的培训时；当书面材料能变成社交技能运用在生活环境中；当患者被鼓励参加社交技能训练团体；当工作人员就患者使用社交技能给予一致的积极反馈和建设性建议，一个最有效的环境就形成了。

第十一章

关于社交技能训练的最后几点建议

在前几章中,我们对社交技能训练进行了详尽的解释和介绍,并为社交技能训练团体提供了指导和材料。这个治疗方法相当简单,一个在治疗精神分裂症方面有一定经验的临床医生应该不难掌握这种干预技术。但是,有一些问题需要重申,还有一些问题需要考虑,以便取得最大的成效。

1. 教授社交技能是教学,而不是进行团体心理治疗

大多数心理健康工作者之所以对这一领域感兴趣,是因为他们想要帮助别人,人们普遍认为,帮助他人的方法是提供某种形式的用语言沟通的心理治疗。不管具体治疗名称是什么,这些治疗都假定进行关于情感上重要问题的对话才是促进改变的核心因素。社交技能训练绝对**不是**这样的。社交技能训练是一个教学和技能培养的过程。对话是传递信息和让人们彼此感到舒适的工具,而并非传授行为技能。如前所述,钢琴或网球教练不会让一群学生聚在一起谈论敲击钢琴键或网球,并让学生讨论对此的感受。社交技能训练的参与者往往愿意讨论他们的问题;有时他们更喜欢在学习的时候说话而不是练习技能。对话和自我探索是其他治疗团体的问题。在团体开始之前,带领者必须要明确,他/她是要组织一个社交技能训练团体,还是在一个更开放的言语心理治疗过程中进行一点社交技能训练。前者是建立复杂新行为的唯一途径。我们建议带领者在每节课上都带上一张检查表,上面列好了课程计划,并且每节课 60 分钟中至少有 45 分钟明确执行该计划(如角色扮演和示范)。我们发现,使用这种严格的结构是实现社交技能训练目标的唯一途径。在训练结束后的时间,可以用来讨论、喝咖啡、吃饼干、检查服药情况,或进行任何其他临床或社交有用的活动。学习就是工作,工作必须要做,不然不可能完成。

建立这样的团体所需的计划和组织水平对有效教学尤其重要。参加团体时,提前准备好书面材料(讲义和海报板),并带上一组已经准备好的角色扮演场景,在教授时尽可能地贴近脚本。当我们建议与每个成员进行两到三次角色扮演时,我们指的是与每个成员进行两到三次简短的角色扮演——不是一两个穿插着对话、内容或长度有很大差异的角色扮演。请记住,角色扮演不是激发对社交情境讨论的工具,也不是排练一段冗长、独特对话的工具。想象一下在学习网球发球中,如果是发一次球,做几次截击,然后讨论握拍,再做一点点截击,然后再尝试另一个发球,相比连续打 10 个发球,每次击球后都得到修正的反馈,哪个更有效? 最后,请记住,每个团体都是不同的。要想成为一名有能力的带领者,你需要与具有不同挑战的成员的各个团体一起实践探索,找到最好的方式。

2. 学会进行社交技能训练

有效地进行社交技能训练是一项技能。因此,带领者必须像参与者学习新的社交技能一样学习如何做到

这一点。这意味着慢慢开始、练习，并确保反馈。在可能的情况下，观察由经验丰富的技能训练师指导的技能训练团体，或观看训练过程的录像，是非常有帮助的。如果做不到这一点，可以通过征求熟悉目标的共同带领者或主管的反馈来提高技能。和所有的新技能一样，慢慢开始是很重要的。选择容易教授的技能，和一个共同带领者一起工作，设定最小的目标。练习技能训练时，不要太担心结果。去习惯角色扮演和组织一个团体。适应教师的角色，并谨记团体的任务。记住，结构（你如何教学）比内容（你教什么）重要得多。大多数新手带领者的工作方式似乎与此相反，他们往往在讨论上花费太多时间。

3. 不要孤立地工作

团体中的每一个参与者都有可能接受抗精神病药物治疗，有指定的个案管理员，（可能）还有一个或多个治疗师。与你的同事保持联系。了解患者何时接受了新的药物治疗或使用的药物有了大剂量的改变。了解其在其他场景中的表现。患者今天的表现是否特别糟糕？他／她的表现是否有复发的前驱症状？特别值得注意的是，患者是否特别为难你，但没有为难别人，或者相反。同样，在治疗机构之外的生活中发生了什么？家里有冲突吗？你需要联系家庭成员或者居住式治疗机构的经理来帮助促进成员的新技能吗？或者需要教一个特定的在家里避免冲突的技能吗？（例如，成员与兄弟姐妹或室友吵架，你可以教授一个技能缓解冲突）。一般来说，如果你所教授的技能① 与所处的环境有关，② 得到环境的强化，那么训练结果的泛化性就会得到加强。

4. 永远不要低估你的成员的认知缺陷

我们之前已经强调过精神分裂症患者需要解决在记忆力、注意力和及其他高水平认知层面的问题。这是最重要和最困难的一点，为大多数临床医生了解。无症状的精神分裂症患者似乎能保持清醒的对话、很好地学习和理解，并肯定地回答关于他们是否理解的问题。我们经常观察到，这种功能明显良好的来访者会适当地点头接受指示，一步步地模仿带领者在角色扮演中的行为，但当情况稍有变化时，他们却完全无法做出适当的反应。不管他们是不记得、容易分心，还是思维太具化以至于不能将想法从情景 A 转换到情景 B，他们通常都缺乏从跨情景的连续性中学习的能力。要解决这个难题，我们发现以下是有效的：① 要尽可能多地结构化，将抽象需求降到最低（使用提示和讲义，确定不同情况下的简单共性，以使来访者关注，并保持非常非常简单和直白的指令）；② 练习，练习，再练习（情景 X 中反应越自动化，对工作记忆和分析的需求就越少）。最后，不要问参与者是否理解：让他们演示！同样，不要说教或教育。保持简短的说明，并且总是使用视觉材料（讲义、海报）来记住任何你想让他们记住的东西。最后，角色扮演要简短，而且要与你所教授的内容紧密相关。新手带领者通常会沉迷于角色扮演，在一个角色中待得太久，导致互动偏离了参与者应该练习的几个具体要点。角色扮演持续的时间越长，参与者越有可能忘记他们应该关注的东西。

5. 虽然该主题与社交技能训练没有直接关系，但请记住，你的成员将面临感染艾滋病病毒和艾滋病的高风险

用于教授安全性行为和低风险行为的技能与本书中描述的社交技能训练技能非常相似。如果成员没有在其他地方学习过此材料，我们建议所有的社交技能训练团体带领者考虑在训练中纳入一个艾滋病病毒单元，此外，考虑到精神分裂症患者所面临的学习和动机问题，即使他们之前接受过指导，复习课程也是合适的。美国国立卫生研究院（National Institutes of Health）、美国国家药物滥用研究所（National Institute on Drug Abuse）、美国疾病控制与预防中心（Centers for Disease Control and Prevention）和其他联邦机构随时可以提供培训材料。有用的互联网资源包括 www.nih.gov 和 www.nida.gov。

6. 积极的强化

当我们给出指令时，大多数成员会很自然地告诉我们他们没有做什么或他们做错了什么。然而使这种方法有效的关键是始终保持积极和强化的态度。一些新手技能训练师将这一建议解释为，他们必须热情奔放、

赞美一切。其实并非如此,只要参与者听到他们做得很好,并且你和其他团体成员一致这么认为,就会形成一种自然的积极反馈,并使行为得到强化。大多数精神分裂症患者都有长期失败和沮丧的经历。社交技能训练团体是他们能够确保成功的一个地方,因为:① 需求水平是根据他们的能力而定的,而不是某种抽象的或无法达到的标准;② 交流总是积极的,强调他们做得好的地方,而不是他们做得不好的地方。

如果带领者能把注意力放在规则和情境上,而不是个人的不良行为上,即使是很难相处的团体成员(有些是真的很难相处),也能在没有太多负面情绪和指责的情况下控制自己的行为。下面一个简单的例子说明了团体带领者如何使用提示来帮助成员减少不必要的行为:① "在团体中不取笑他人很重要,Fred,如果 Jon 说话时你总是忍不住笑出来,也许你可以先休息一会儿。"② "Steve,Susan 可能会觉得在团体活动中你碰她会分散注意力,你为什么不过来坐在我旁边呢? 这样你就不会碰到她了。"记住,你不能发脾气,不能挖苦人,也不能说话带着怒气,而你仍能成为一名有能力的老师。如果他们实际上是在考验你,那么他们不恰当的行为会被强化。当然,每个人都必须感到安全,包括带领者。如果一名成员真的构成了威胁,应该要求其离开,并暂时停止使用积极的语气说话。

7. 要坚持

我们相信本书提供了进行有效技能训练团体所需的所有信息。然而,我们并没有说这是容易的。为了做好充分的准备,相比其他治疗形式,带领者需要为技能训练做更多的家庭作业。这种干预对带领者和参与者来说都很有趣,但需要每个人都很努力。团体中的每个人不能袖手旁观,仅看着别人工作。比起无数次重复同样的角色扮演,仅仅谈论一些事情或者转移到一个新的话题上似乎更容易。不过,请记住我们对网球和音乐的类比。就像一个老笑话:你怎么去了卡内基音乐厅? 练习,练习,再练习(译者注:能到卡内基音乐厅演出是美国音乐家的至高成就。此处隐喻熟练掌握社交技能。)。

第二部分

教授特定社交技能的步骤：
课程技能表

社交技能训练课程技能表概览

四项基本社交技能

核心社交技能是有效沟通的基石。这些社交技能包括倾听他人（并让对方知道你在倾听）的能力，以积极和有策略的方式向他人提出要求，以及向他人表达感受的能力，包括积极的和消极的感受。因为这些技能对各种社交场合都很重要，而且并不局限于亲密的人际关系，所有参加社交技能训练的来访者都能从学习和复习核心社交技能中获益。对一些人来说，核心社交技能的大量练习对于帮助他们实现个人目标至关重要。

技能：倾听他人 *

【基本原理】

在任何对话中，让对方知道你在注意听他说话，是非常重要的。对方知道你在听就更有可能继续与你交谈。以下是你可以做的一些具体的事情来向别人展示你对他人的兴趣。

【技能步骤】

1. 看着对方。

2. 通过点头，或者说"嗯。""对。""我知道。"等，让对方知道你在听。

3. 向对方重复其所说的话。

【角色扮演中使用的场景】

1. 听他人谈论其最喜欢的爱好。

2. 听他人谈论其喜欢的电视节目。

3. 听工作人员谈论社区的制度。

4. 听医生说明你所使用的药物。

5. 听朋友谈论最近的一次远足。

【教授此项技能时的特别注意点】

1. 角色扮演应该由两个人来完成：一个人谈论一个话题，同时，练习此项技能者要遵循技能步骤。

2. 听别人说话时，来访者经常难以集中注意力，第一次练习此项技能时很重要的一点是，角色扮演的时间要短（30 秒或更短）而且简单。

---

* 摘自《精神分裂症社交技能训练》(第二版)，作者 Alan S. Bellack, Kim T. Mueser，Susan Gingerich, Julie Agresta。© 2004 The Guilford Press.本内容仅供购买本书的读者个人使用。

技能：提出要求[*]

【基本原理】

在任何人的生活中,都会出现这样的情况:必须让他人做什么或改变其行为。若提出要求听起来像是命令或是挑剔,通常都会让对方不愿意接受。而用积极的方式提要求,对方没有那么大的压力,更容易满足你的要求。当然,也并不能保证对方肯定会满足你的要求,但是记住以下几点对你会有所帮助。

【技能步骤】

1. 看着对方。

2. 确切地说出你希望对方做什么。

3. 告诉对方你对此事的感受。

提出要求时,使用这样的句子:

"我想请你_____。"

"如果你_____,我将十分感激。"

"你帮我_____,对我来说很重要。"

【角色扮演中使用的场景】

1. 邀请某人与你共进午餐。

2. 找人帮你做家务或杂事。

3. 请求咨询师和你谈论一个问题。

4. 向你的朋友借他/她的音乐磁带。

5. 请在日间项目中的某人调低收音机的音量。

【教授此项技能时的特别注意点】

1. 定制此项技能很重要,这样高功能来访者就不会感到无聊。因此,引出来访者可能想提出但未提出请求的特定情境是很有用的。

对于低功能来访者来说,建议他们在提出要求时只说一句话,例如,"如果你_____,我将十分感激。"是很有用的。

2. 要提醒来访者,虽然以这样的方式提出要求比较容易得到满足,但不保证对方一定能答应他们的请求。

技能：表达积极的感受 *

【基本原理】

当人们遇到一系列的困难时,他们往往会把注意力集中在自己的问题上,而忽略他人所做的积极的事情。关注积极的事情有助于增强一个人的归属感和成就感。而且,当一个知道自己某件事做得很好之时,就更喜欢重复此事以取悦他人。

【技能步骤】

1. 看着对方。
2. 准确地告诉对方这件事让你很高兴。
3. 告诉对方你的感受。

【角色扮演中使用的场景】

1. 社区工作人员做了一顿你喜欢吃的饭。
2. 一个朋友帮助你解决了一个问题。
3. 咨询师把你叫醒了,让你能准时赴约。
4. 一名家人开车送你去户外约会。
5. 你新工作的同事和你一起吃午饭。

【教授此项技能时的特别注意点】

有些来访者可能会提出异议,认为没有必要说出积极的事情,因为当你去做一些好的事情的时候,人们就已经知道了。团体领导者可以提醒来访者,每个人都愿意因其所做之事而被他人感谢。

技能：表达不愉快的感受*

【基本原理】

即使人们竭尽全力以赴让彼此满意,有时候还是会把事情做得让人不高兴甚至生气。和别人一起生活、共事自然而然会产生不愉快的感受。不愉快的感受有：愤怒、悲伤、焦虑、忧虑和烦恼。把这种感受表达出来有助于避免争执或者出现更糟糕的感受。在表达不愉快的感受时,把某些事情记在心里是有帮助的。

【技能步骤】

1. 看着对方。说话时要冷静且坚定。
2. 准确地说出对方所做何事使你不愉快。
3. 告诉对方你的感受。
4. 建议对方如何避免以后再发生这种事。

【角色扮演中使用的场景】

1. 你的室友把脏衣服丢在客厅。
2. 你的个案管理员错过了和你的约会。
3. 当你的室友比预期晚回来时,你很担心。
4. 你的家人取消了周末的来访。
5. 你的朋友吃午饭迟到了。

【教授此项技能时的特别注意点】

此项技能要求团体成员识别一种不愉快的感觉(技能步骤3)。然而,并非所有成员都能做到这一点。一个方法是在第一次教授此项技能的课程上写出一些不愉快的感受,并列成一个表格。这个表格可以写在一个挂图上,然后把这个挂图挂在小组角色扮演时大家都能看到的地方。

---

* 摘自《精神分裂症社交技能训练》(第二版),作者 Alan S. Bellack, Kim T. Mueser, Susan Gingerich, Julie Agresta。© 2004 The Guilford Press.本内容仅供购买本书的读者个人使用。

会谈技能

  会谈技能涉及一种以友好、令人满意、符合社交习惯的方式开始、维持和结束与他人对话的能力。人类是社会性动物,具有能够轻松自如而不感到焦虑的交谈的能力,这种能力对幸福感和与他人的社会联系感至关重要。精神分裂症患者往往缺乏足够的会谈技能,部分原因是他们处理信息的速度较慢,难以识别有趣的话题,导致与他人的社交互动往往很尴尬。良好的会谈技能对于建立友谊和其他亲密关系,以及在工作场合与同事相处都是至关重要的。对许多精神分裂症患者来说,训练他们的会谈技能不仅是能增加其与他人互动的频率,还能提高互动的质量。由于良好的会谈技能需要具有追随和自发响应他人的能力,包括话题的变化和非语言的暗示,因此会谈技能的能力通常需要数月的训练。对于很多人而言,要想同他人比较舒服地交流需要大量的训练,但是他们有很多机会同众多不同的人练习会谈技能。

技能：与陌生人或不熟悉的人开始一段对话*

【基本原理】

在很多情境下你想和他人开始一段对话。对方可能是你不怎么认识的人，也可能是从没遇见过但又想认识的人。有时候人们可能会羞于开始一段对话。我们发现，记住一些具体步骤更容易把这件事做得更流畅。

【技能步骤】

1. 选择恰当的时间和地点。
2. 如果你不认识对方，就做自我介绍。如果你认识对方，就打招呼说"你好"。
3. 选择一个你想谈论的主题或者提一个问题。
4. 判断对方是否在听，以及是否愿意交谈。

【角色扮演中使用的场景】

1. 一个新人正开始上日间项目。
2. 人们正在社区住所或日间项目中等待活动的开始。
3. 你正在参加一个家庭聚会。
4. 吃午饭时和你正与另一个人坐在一起。
5. 你正与你的新的个案管理员进行一次会面。

【教授此项技能时的特别注意点】

1. 技能步骤 1~4 要求来访者判断开始谈话的恰当时间和地点，谈话的对方是否对交谈感兴趣。因此，团体领导者必须花时间帮助来访者识别他们可以在做出这样的判断时寻找的社会线索。

2. 来访者可能需要在帮助下确定对话的主题。团体带领者可以和成员们一起制定一系列主题用来开始一段对话。

技能：通过提问保持对话[*]

【基本原理】

有时你可能想要比简短的对话更进一步；你可能想和某人多聊一会儿，因为你喜欢这个人，或者对其所说的话感兴趣。通常，人们不知道如何继续一段对话，或者让他们感到不舒服。让对话继续的一个方法是问问题。

【技能步骤】

1. 同对方打招呼。
2. 提一个你想要了解的问题。
3. 判断对方是否在倾听，以及是否有兴趣继续对话。

【角色扮演中使用的场景】

1. 和另一个似乎也喜欢这个节目的人一起看电视节目。
2. 在你的室友和其家人待了一天之后去见他/她。
3. 白天跟一个日间项目的朋友去喝杯咖啡。
4. 和某人共做家务（如晚餐后的打扫）。
5. 与咨询师谈论一个资助就业项目。

【教授此项技能时的特别注意点】

1. 来访者可能很难确定在不同情境下哪类问题在社交场合是合适的。团体带领者可以利用角色扮演场景来帮助来访者识别在不同社交场合下适合提问的问题。例如，团体带领者可以让来访者列出一个问题列表，在角色扮演之前先讨论如果和朋友一起喝咖啡，哪些问题是合适的，这样他们就可以有选择地提问。

2. 团体带领者需要区分"常规"问题和更具体的问题。向团体成员提供这两类问题的示例将会是有用的。

3. 团体带领者可能需要协助成员识别技能步骤 3 所需的社交线索。

技能：通过提供事实信息保持对话[*]

【基本原理】

提问是保持对话的一个方法。另一个方法是向对方提供事实信息。这使得人们能够更多地了解彼此及他们可能有哪些共同点。事实信息是一种可以告诉对方的关于人物、事件、地点、时间和如何发生的信息。

【技能步骤】

1. 同对方打招呼。

2. 分享一些关于你想要讨论的话题的信息。

3. 判断对方是否在倾听，以及是否有兴趣继续对话。

【角色扮演中使用的场景】

1. 告诉某个社区居民周末的远足计划。

2. 告诉一个朋友你最近看过的电影或电视节目。

3. 告诉咨询师或工作人员你在小组中讨论的内容。

4. 告诉某人你在报纸上读到的一篇文章。

5. 告诉工作人员你在餐厅喜欢的一顿饭。

【教授此项技能时的特别注意点】

1. 团体带领者应该使用角色扮演场景来帮助成员识别适合不同情况所提供的信息。团体带领者可以与成员讨论在特定情况下区分他们所提供信息类型的重要性。例如，在治疗期间向咨询师提供的个人信息不适合在社交场合与熟人讨论。

2. 团体带领者可能需要协助成员识别技能步骤 3 所需要的社交线索。

技能：通过表达感受保持对话*

【基本原理】

提供事实信息是继续对话的一个方法。另一个方法是告诉他人你对某事的感受。这可以让人们更多地了解彼此的感受，以及他们是否有更多的共同话题。例如，可以表达快乐、悲伤、兴奋、失望、高兴、不安和恼怒等感受。

【技能步骤】

1. 同对方打招呼。
2. 就你对某事的感受做一个简短的陈述。
3. 判断对方是否在倾听，以及是否有兴趣继续对话。

【角色扮演中使用的场景】

1. 告诉工作人员你不喜欢在社区居所里被分配的家务。
2. 告诉你的个案管理员你很喜欢上一次的团体。
3. 告诉你的家人你对这个周末要去看电影感到兴奋。
4. 告诉工作人员你对日间项目的活动被取消感到失望。
5. 告诉一个朋友你很喜欢昨晚的电视节目。

【教授此项技能时的特别注意点】

1. 团体带领者应该帮助成员列出人们可能想要表达给彼此的不同感受。
2. 团体带领者还应协助成员识别在他们表达感情时可能遇到的一些情况。
3. 团体带领者可能需要协助成员识别技能步骤 3 所需的社交线索。

技能：结束对话[*]

【基本原理】

对话不会永远持续下去。人们迟早都要结束对话。很多时候可能会需要由你来结束这场对话，结束一段对话有很多原因，包括时间不够了，需要去别的地方，或者没话说了。如果你记住某些步骤，你就可以更顺利地结束谈话。

【技能步骤】

1. 等到对方把话说完再说。
2. 使用非语言的姿势，比如看向别处或看手表。
3. 做一个结束语，如"嗯，我现在真的必须走了"。
4. 说"再见"。

【角色扮演中使用的场景】

1. 与社区住宅的人谈论电视节目，但现在是参加晚间团体的时候了。
2. 和在日间项目的另一个人一起吃午餐，现在是和你的咨询师会面的时候了。
3. 团体开始之前和一个朋友谈话。
4. 在治疗中心和一个陌生人聊天，你没有什么可说的了。
5. 在早餐的时候和朋友聊天，到了去上班的时候了。

【教授此项技能时的特别注意点】

来访者可能没有意识到，使用非语言手势既能让社交活动更顺畅，也能让社交活动更尴尬。一个关于如何使用非语言手势的简短的小组讨论是很有帮助的。如果来访者仍然不明白如何使用非语言手势，跳过技能步骤 2，转到技能步骤 3。

---

* 摘自《精神分裂症社交技能训练》（第二版），作者 Alan S. Bellack，Kim T. Mueser，Susan Gingerich，Julie Agresta。© 2004 The Guilford Press. 本内容仅供购买本书的读者个人使用。

技能：加入正在进行中的对话[*]

【基本原理】

有些时候,每个人都想加入正在进行中的对话。人们可能会讨论一些有趣的话题,或者渴望分享自己的观点,或者也许只是想要成为团队的一分子。我们发现,许多人很难确切地知道如何在不打断对话"连贯性"(flow)的情况下做到这一点。我们发现,在试图加入正在进行中的对话时,使用以下步骤是有帮助的。

【技能步骤】

1. 等待连贯性对话的一个停顿。
2. 说一些如"我可以加入你们吗?"的话。
3. 判断参与对话的人是否同意你加入。
4. 说一些与对话主题有关的话。

【角色扮演中使用的场景】

1. 你在一个聚会上,并且有兴趣加入正在进行中的对话。
2. 你在日间项目,无意中听到几个人在谈论昨晚的棒球比赛。你也看了比赛,想加入他们的对话。
3. 在你的临床案例讨论会上,似乎除了你之外的所有人都在讨论你的目标。你想分享你对新目标的想法。
4. 你和家人一起吃晚饭,他们正在讨论过暑假的不同选择。你有一些想法,并想和他们分享。
5. 朋友们正在决定看什么电影,你想提出一个建议。

【教授此项技能时的特别注意点】

1. 这项技能要求来访者能够读懂肢体语言,以便判断什么时候适合加入正在进行中的对话。在教授此技能之前,团体带领者要知道复习及练习阅读身体语言方面的重要性。团体带领者可以在对话时模仿不同类型的肢体语言,并鼓励团体成员决定是否应该加入。例如,如果对话的人看上去很严肃或很沮丧,那就不适合加入对话。

2. 此技能还要求患者决定何时加入对话。有些团体成员很难判断对话何时出现停顿或间隙。因此,有用的是,团体带领者花时间与一两个来访者进行对话,而其他人决定对话何时暂停或中断。

技能：专注于他人设定的话题*

【基本原理】

无论何时，当你和别人对话，你都要表现出你在注意对方所说的话，这一点很重要。能够专注于正在讨论的话题，向你正在倾听的人证明你对他们所说的很感兴趣。

【技能步骤】

1. 通过倾听正在说话的人来决定话题是什么。
2. 如果你倾听之后仍不理解话题是什么，就去问说话的人。
3. 说与话题有关的话。

【角色扮演中使用的场景】

1. 社区住所的一名工作人员和你谈论了新的家务清单。
2. 日间项目的咨询师正在和你谈论一个新成立的团体。
3. 一个朋友跟你谈论其新看的电影。
4. 你的室友跟你谈论要给房间漆一个新的颜色。
5. 你的医生正在和你谈论吃健康食品的问题。

【教授此项技能时的特别注意点】

1. 此技能有两个具体的任务：确定主题和说出与主题相关的内容。当与难以集中注意力的来访者工作时，团体带领者可能只需要专注于每个角色扮演中的一项任务。

2. 团体带领者应该在每一个角色扮演开始时都清楚地说明主题是什么。例如，他们应该通过说"我想和你谈谈_____。"开始，然后在整个角色扮演中重复关键词。

技能：当有人跑题时该怎么办[*]

【基本原理】

与他人对话需要双方都理解话题是什么。理解对话主题可以让双方都为讨论做出贡献,从而使讨论对双方都更有意义。然而,有时我们会发现自己处于这样一种情况,即对方突然偏离了正在讨论的话题,这让我们感到困惑。当发生这种情况时,最好立即让对方知道我们的困惑,然后设法回到原先的话题。

【技能步骤】

1. 可以这样说:"这听起来很有趣,我们可以讨论结束后再谈吗?"

2. 如果对方忘了话题是什么,礼貌地提醒他/她。

3. 判断对方是否还对原先的话题感兴趣。

4. 如果对方感兴趣,则继续讨论。如果他/她不感兴趣了,礼貌地结束这场对话或者谈论一些新的东西。

【角色扮演中使用的场景】

1. 你正在和朋友讨论一部你们都看过的电影,这时你的朋友突然开始谈论天气。

2. 你正在跟你妈妈讲你刚开始做的新工作,这时你妈妈开始跟你谈论你刚参军的表弟。

3. 你的个案管理员正在和你讨论你在就业支持项目中取得的进展,这时她被一个电话打断了。接完电话后,她又回到和你的对话,开始讨论什么时候一起去给你买一件外套。

4. 你的室友问你去博物馆的路。当你开始告诉他方向时,他突然把话题转到购物上。

5. 你和一个朋友一起吃午饭,她正在给你讲她昨晚看的一个电视节目,在其描述的中间,她开始给你讲她刚认识的一个人。

【教授此项技能时的特别注意点】

1. 有些来访者可能觉得很难告诉他人他们不理解,因为他们觉得自己这样是粗鲁的。团体带领者可以帮助来访者练习礼貌地打断对话。

2. 此项技能在与有症状且难以集中注意力的人打交道时非常有用。

技能：把你的观点讲清楚*

【基本原理】

有些时候，我们都有想要和别人谈论或解释的事情。能够以清晰简洁的方式表达你的观点是有效沟通的重要组成部分。它使别人更容易理解和回应你所说的话。

【技能步骤】

1. 决定你想要表达的重点。
2. 用简短的句子并紧扣主题。
3. 暂停，让对方说话或提问。
4. 回答所有问题。

【角色扮演中使用的场景】

1. 告诉朋友购买运动鞋的最好的地方。
2. 告诉工作人员你想开始自己保管香烟。
3. 告诉在社区住所中的新室友家务工作是如何分配的。
4. 向家人建议一个你想去郊游的地方。
5. 向你的个案管理员解释，你对日间项目感到无聊。

【教授此项技能时的特别注意点】

团体带领者可以与来访者讨论保持冷静的重要性，以及在试图表达观点时应使用清晰的嗓音，不太大或太轻。例如，团体带领者可以讨论当一个人大喊大叫或情绪激动时，他/她更有可能不被倾听。因此，为了被理解，合理控制自己的情绪是很重要的。

技能：当你不理解别人在说什么时该怎么办[*]

【基本原理】

经常出现的情况是，我们不明白别人对我们说了什么。也许这个人说话太快了，或者用了我们听不懂的话，或者就是一次说了太多的话。有时我们可能会分心，很难集中精力听别人说话。不管是什么原因，当我们真的不理解的时候，最好不要假装理解。使用此项技能的步骤将帮助你消除对所讲内容的所有误解。

【技能步骤】

1. 告诉对方你很困惑，或者你不明白对方说了些什么。
2. 要求对方重复或解释刚才所说的话。
3. 如果你还不明白的话，再问一些问题。

【角色扮演中使用的场景】

1. 你的工作带教已经描述了一些你将要做的新任务。你不确定你是否理解了他所说的一切。
2. 你让一名工作人员告诉你去市区的路，但因为工作人员说得太快了你很难理解方向。
3. 你的医生为你开了新的药，并解释了它将如何帮助你感觉更好。你不确定你是否明白。
4. 你日间项目的个案管理员告诉你她将要带领的一个新团体。她有口音且说话很快，所以她说的很多话你都没有理解。
5. 你在职业康复中心的老师正在做一个关于提高面试技能的讲座，其所使用的单词你并不理解。

【教授此项技能时的特别注意点】

1. 此项技能可以用来帮助有症状的且发现自已很难跟上对话的来访者。
2. 团体带领者可以帮助来访者生成策略列表以改进理解，包括要求其他人放慢语速或更大声地说话。

---

* 摘自《精神分裂症社交技能训练》(第二版)，作者 Alan S. Bellack，Kim T. Mueser，Susan Gingerich，Julie Agresta。© 2004 The Guilford Press. 本内容仅供购买本书的读者个人使用。

有主见的技能

　　有主见是一种能够直率地表达自己所想,直接表达自己所感(尤其是负性感受),并反对别人让自己做自己不想做之事的能力。大多数人发现,表达(或"维护自己的权利")至少在某些情况下是具有挑战性的,但精神分裂症患者在这些技能上经历了更大的困难。其中一些问题可能是由于想要取悦他人、避免冲突、不确定自己真正想要什么,或者只是不知道如何说"不"。因此,教授有主见的技能的一部分包括帮助来访者去识别他们在特定社交场合做什么和不想做什么。

　　精神分裂症患者往往需要大量练习有主见的技能,方可在他人面前轻松表达己见。来访者遇到的需要良好有主见的技能的常见情境包括与朋友、家人、医生(以及治疗团队的其他成员)、同事和主管的互动。在学习有主见的技能时,来访者经常得益于讨论这是否是他人对你的实际期望或要求。那些难以确定什么时候该果断的来访者从讨论常见社交场合和从其他团体成员处得到反馈中受益。最后,最好告诉另一些与来访者互动的人,如治疗团体成员或家人,关于表达技能的工作,这样这些个体就可以适当地维持表达社交技能,而不是将这些努力化为泡影。

技能：拒绝要求*

【基本原理】

我们不能总是按照别人的要求去做。我们可能太忙，或者没有能力，或者认为被要求之事是不合理的。如果我们以粗鲁或粗暴的方式拒绝，可能会伤害或惹恼对方。然而，如果我们拒绝得不清楚或说话犹豫不决，可能会导致误解或异议。

【技能步骤】

1. 看着对方。说话要坚定冷静。

2. 告诉对方你不能去做他/她要求的事情。使用如"我很抱歉，但我不能＿＿＿＿＿。"之类的短语。

3. 如果有必要的话给出一个理由。

【角色扮演中使用的场景】

1. 你的个案管理员想要在下午三点和你见面，但是你已经有约了。

2. 一个朋友邀请你去看篮球比赛，但你不喜欢篮球。

3. 你的室友叫你去买些杂货，但你觉得累了。

4. 一个朋友让你借给他/她一些钱，但你没有钱。

5. 工作人员让你帮忙准备晚餐，但你已经计划去看一个特别的电视节目了。

【教授此项技能时的特别注意点】

1. 对于团体带领者来说，很重要的是要提醒来访者有些时候拒绝他人提出的要求是不合适的，例如，当工作人员要求来访者完成其分配的家务或者遵守安全规则的时候。

2. 在某些情况下，拒绝要求可能会对来访者造成一些伤害。来访者拒绝服药或拒绝就医等情况需要谨慎处理，后果可能很严重。在这些情况下，鼓励来访者使用妥协和协商的技能，而不是拒绝要求，可能会有所帮助。

技能：提出不满[*]

【基本原理】

通过清晰的表达及以积极的方式提出要求,可以避免一些不愉快的情况。然而,有时确实会发生令人不快的事情。在这些时候,你需要提出不满。提出不满的同时给出解决办法,是最有效的。

【技能步骤】

1. 看着对方。说话要坚定冷静。

2. 陈述你的不满。具体说明情况是什么。

3. 告诉对方可以如何解决问题。

【角色扮演中使用的场景】

1. 你在自动贩卖机里丢钱了。

2. 你在说话时,有人打断了你。

3. 你点了一个芝士汉堡,但服务员端来的却是一个普通汉堡。

4. 你买了一张公交卡,但是店员给你找错了钱。

5. 有人在禁烟区点燃了一根香烟。

【教授此项技能时的特别注意点】

1. 此项技能要求团体成员能够在提出不满前确定可能的解决方案。团体带领者应鼓励团体成员在练习角色扮演之前集思广益可能的解决方案,以便参与者提前知道他们将提出什么解决方案。

2. 团体带领者可以提醒成员,提出不满是最佳的方式,但不能保证他们提出的解决方案一定会得到实施。

---

* 摘自《精神分裂症社交技能训练》(第二版),作者 Alan S. Bellack, Kim T. Mueser, Susan Gingerich, Julie Agresta。© 2004 The Guilford Press.本内容仅供购买本书的读者个人使用。

技能：回应不满*

【基本原理】

尽管你尽可能做到细心周到，但有时还是会有人不得不向你表达不满。例如，你不小心撞到了别人或者你忘记了一个约会。当有人向你表达不满时，如果你感到沮丧，只会让情况变得更糟。遵循此项技能的步骤将帮助你以平静的方式给予回应。

【技能步骤】

1. 看着对方并保持冷静。
2. 倾听不满，保持开放的心态。
3. 重复对方说的话。
4. 承担责任，必要时道歉。

【角色扮演中使用的场景】

1. 有人向你表达不满，因为你打断了他/她。
2. 有人向你表达不满，因为你在公交车上吸烟。
3. 你的个案管理员责怪你约会迟到了。
4. 你在社区住所的辅导员责怪你没有完成你每周的家务。
5. 你的室友埋怨你的音乐声太大。

【教授此项技能时的特别注意点】

可能有一些团体成员在听到针对他们的不满时很难保持冷静。因此，团体带领者讨论控制愤怒情绪的策略可能会有所帮助。例如，在某些情况下，采用暂停或数到 10 的策略可能会有用。

技能：表达愤怒的感受*

【基本原理】

愤怒是许多人难以表达的一种感受。每个人都会时不时生气。这并不一定会导致大喊大叫、打人或切断友谊或关系。用一种直接、诚实的方式表达自己，通常有助于缓解愤怒的感受。有时候你可能想要等一等，直到你"冷静下来"（colled off）一点，并感到平静。

【技能步骤】

1. 看着对方，说话要坚定冷静。

2. 具体地告诉对方他/她做了什么让你很生气。简短点。

3. 告诉对方你愤怒的感受。简短点。

4. 建议对方如何防止这种情况将来再次发生。

【角色扮演中使用的场景】

1. 一周以来每天晚上晚餐都很晚开始。

2. 你的室友在房间里抽烟，这是违反规定的。

3. 你的亲戚答应在星期五之前兑现你的支票，但没有兑现。

4. 有人把咖啡洒在你新的白裤子上而没有道歉。

5. 有人未经询问就借走了你的收音机并且把它弄坏了。

【教授此项技能时的特别注意点】

1. 即使在安排的角色扮演中，许多团体成员也很难表达愤怒的感受。因此，花一些时间为团体成员"准备"此项技能是很重要的。花1~2次治疗时间帮助成员识别常见的愤怒"早期预警信号"（如感到紧张、心跳加速等），以及管理愤怒情绪的策略（其中一种策略就是手头的这项技能），将非常有用。

2. 根据团体的组成，将此项技能分为三个部分，并将每个部分作为单独的角色扮演来练习，可能会有所帮助。第一部分包括技能步骤1和技能步骤2；第二部分包括技能步骤3；第三部分包括技能步骤4。并不是所有的成员都需要这样划分技能，但是对于那些有困难的成员，这可以让他们在练习此项技能的时候有积极的角色扮演体验。

技能：询问信息 *

【基本原理】

很多时候，人们需要向别人询问信息。人们会问路，询问如何做特定的任务的信息，以及解释他们刚刚读到的东西等。要打听的事情数不胜数。通常人们对询问信息感到尴尬或抱歉，因此常常选择不问。根据我们的经验，当我们拥有所有我们需要的信息时，事情往往会变得更好，而且在大多数情况下，人们非常乐意与你分享他们所知道的信息。

【技能步骤】

1. 用一种平静而清晰的声音。

2. 向对方询问你需要的信息。具体点。

3. 仔细听对方说了什么。

4. 重复他/她说的话，这样你就能理解他们说过的话。

【角色扮演中使用的场景】

1. 向工作人员询问到市中心该乘坐什么公共交通工具。

2. 向工作人员请教如何使用洗衣机。

3. 问服装店的售货员牛仔裤在哪里。

4. 询问你的个案管理员如何申请工作培训项目。

5. 向你的医生询问药物的副作用。

【教授此项技能时的特别注意点】

1. 此项技能要求来访者判断谁可能是获取信息的合适人选。并非所有来访者都能做到这一点。因此，让来访者在扮演角色**之前**找到合适人选进行接触，对于团体领导者来说可能是有帮助的。

2. 团体带领者可以指出，当来访者发现自己处于需要协助或信息的情况下，此项技能尤其有用。

---

* 摘自《精神分裂症社交技能训练》(第二版)，作者 Alan S. Bellack，Kim T. Mueser，Susan Gingerich，Julie Agresta。© 2004 The Guilford Press. 本内容仅供购买本书的读者个人使用。

技能：让别人知道你感到不安全[*]

【基本原理】

我们所有人在生命中的某个时刻都会感到不安全。和我们信任的人分享我们的恐惧通常会让事情变得不那么可怕。对方可能会给你一些建议,帮助你应对不安全感,或者帮助你改变你所害怕的情况。

【技能步骤】

1. 选择一个你信任的人与之交谈。
2. 告诉对方什么让你感到不安全。尽量**明确**你的恐惧。
3. 询问对方的建议。

【角色扮演中使用的场景】

1. 告诉你的个案管理员你在日间项目中感到不安全。
2. 告诉工作人员你在人群中感到不安全,不想参加计划好的郊游。
3. 告诉你的室友你对晚上在附近散步感到不安全。
4. 告诉你的家人你对一个新来你住处的人感到不安全。
5. 告诉你的医生你对服用新的药物感到不安全。

【教授此项技能时的特别注意点】

此项技能要求来访者判断谁是值得信任的合适人选。不是所有的来访者都能识别出他们所信任的人。因此,在角色扮演之前,让来访者识别出他们在不同情况下可能信任的人,这可能对团体带领者很有帮助。

技能：寻求帮助[*]

【基本原理】

大多数人都曾发现自己处于无法独立处理的情况中，他们需要向他人寻求帮助。人们经常感到不舒服或羞于寻求帮助。根据我们的经验，在大多数情况下，当被要求提供帮助时，人们都是非常乐意的。

【技能步骤】

1. 选择一个你觉得可以去信任的人。
2. 用一种平静而清晰的声音。
3. 告诉对方你需要什么帮助。具体点。
4. 仔细听对方的建议。
5. 感谢他/她提供的帮助。

【角色扮演中使用的场景】

1. 你在填写志愿工作申请时遇到了困难。
2. 你刚刚为你的房间买了一件东西，然后意识到它太重了，你一个人搬不动。
3. 你在市中心乘地铁，突然意识到你下错站了，现在你迷路了。
4. 你走在街上，有人偷了你的钱包或钱袋。
5. 你正在散步，你绊倒了，扭伤了你的脚踝。你意识到你不可能一路走回家。

【教授此项技能时的特别注意点】

1. 此项技能要求来访者判断谁可能是寻求帮助的合适人选。并不是所有的来访者都能做出这样的判断。因此要让患者思考从哪些人（如朋友、工作人员）或哪一组人（如警察、当地商店老板）那里可以获得安全的帮助。

2. 对于团体带领者来说，识别来访者过去需要帮助和/或将来可能需要帮助的情况是有帮助的。在白板上列出这些情况。

技能：回应无用的建议*

【基本原理】

有时候，我们会发现自己处于接受无用建议的尴尬境地。这个建议通常来自一个很了解你的人（如好朋友或家人），你相信他/她心里最关心你。无用的建议也可能来自你不太熟悉的人，如你日间项目的熟人，甚至是陌生人。很多人对这类建议感到不舒服，尤其是来自朋友或家人的建议。我们发现，当你在面对无用的建议时，你可以记住一些具体的步骤，它们会对你有所帮助。

【技能步骤】

1. 礼貌地认可所提供的建议。
2. 对对方的关心表示感激。
3. 告诉对方你会考虑这件事，然后换个话题。
4. 如果对方坚持，让他/她知道你对建议不感兴趣。

【角色扮演中使用的场景】

1. 一个朋友让你停药。
2. 一个家庭成员告诉你不要找工作。
3. 一个朋友告诉你使用少量大麻不会伤害你。
4. 室友告诉你，你穿的这件衬衫不适合你，并建议你穿另一件衬衫。
5. 室友告诉你，你可以不做分配给你的杂务。

【教授此项技能时的特别注意点】

1. 这项技能可能对两类来访者来说特别困难：习惯于"和和气气"地处理事情，只是以保持和平、避免冲突的人，以及从朋友或家人那里接受建议，以不让那个人难过或伤害其感情的人。因此，花一些时间讨论来访者有哪些特定的关注点，然后解决这些关注点是很重要的。

2. 回顾"与他人有不同的意见而不争吵"这项技能可能是有用的，可以帮助来访者记住，他们可以在不伤害他人感受的情况下，与对方有不同的看法。

冲突管理技能

    处理与他人冲突的能力对于成功生活的大多数方面来说都是一项复杂而关键的技能,包括享受与他人的亲密关系以及在职场上高效工作。冲突管理技能与有主见的技能重叠,对难以处理人际关系的精神分裂症患者往往很有帮助。对冲突的常见反应包括退出冲突或干脆否认冲突的存在。这种应对策略可能提供暂时的缓解,但因为冲突仍未解决,从长远来看往往使情况更加恶化。

    教授解决冲突技能的一个重要部分是教授来访者如何理解和回应他人的观点,以及如何表达自己的观点。向他人表明你理解其观点,以展示你对其的理解与尊重,可以减少双方的愤怒和敌意。积极的倾听技能,如重新措辞别人说过的话,对解决冲突非常有帮助,可以通过经常练习来学习。授来访者所面临的许多社会情况都涉及潜在的冲突,这可能是技能培训的重点。常见的情况包括与家人和朋友的关系,与精神科医生或其他治疗团体成员协商治疗目标,与同事或工作场所的主管处理问题,以及与住院患者或住院工作人员打交道。除了向来访者自己征求可能出现的冲突情况外,从来访者经常接触的其他人那里获得的信息对于了解授来访者所经历的冲突情况可能也很有价值。

技能：妥协和协商*

【基本原理】

通常，人们会发现彼此的意见并不一致，即使他们想一起做一些事情。在这种时候，做出妥协是有帮助的。在妥协中，每个人通常都会得到一些他/她想要的，通常也不得不放弃一些东西。目标是形成一个你和对方都能接受的解决方案。

【技能步骤】

1. 简要解释你的观点。
2. 倾听对方的观点。
3. 重复对方的观点。
4. 建议一个妥协方案。

【角色扮演中使用的场景】

1. 你想和朋友去比萨店吃午饭。他/她那天不想吃比萨。
2. 你的个案管理员要求你把预约时间定在周三下午两点。你计划在那个时候外出参加日间项目。
3. 你和朋友想去看电影。你想看动作片，你的朋友想看喜剧。
4. 在社区住所计划郊游时，咨询师建议打保龄球。你宁愿出去吃冰激凌。
5. 你想下周末去拜访你的家人。他们有别的计划。

【教授此项技能时的特别注意点】

不是所有的来访者都能理解协商和妥协的意义。因此，在开始角色扮演之前，团体带领者很有必要花时间去解释这些概念。例如，为了协商某件事，双方都必须说明他们想从互动中得到什么。一旦所有的愿望都列出来了，双方必须审查清单并做出妥协。妥协通常发生在双方都得到他们想要的东西的时候。

---

* 摘自《精神分裂症社交技能训练》(第二版)，作者 Alan S. Bellack，Kim T. Mueser，Susan Gingerich，Julie Agresta。© 2004 The Guilford Press. 本内容仅供购买本书的读者个人使用。

技能：离开有压力的情境*

【基本原理】

有时我们发现自己处于我们认为有压力的情境中。例如，当别人批评我们或我们做了别人不喜欢的事情。通常，停留在有压力的环境中只会让我们感觉更糟，有时甚至会使情况恶化。通常情况下，在你平静下来之前离开这个情境，然后在平静下来之后再处理，这是处理压力情境最有成效的方法。

【技能步骤】

1. 判断情境是否是有压力的(即感受一下你的思想、感觉和身体感受)。

2. 告诉对方这个情境让你觉得有压力，你必须要离开了。

3. 如果有冲突，告诉对方你会在另一个时间和他/她讨论这件事。

4. 离开这个情境。

【角色扮演中使用的场景】

1. 一个亲戚诬告你偷了 10 美元。

2. 一个朋友很生气，因为你不愿和她一起去酒吧。

3. 一个亲戚因为在你的房间里发现毒品而很生气。

4. 社区住所的一位工作人员很不高兴，因为你回家晚了，忘了打电话告诉她。

5. 你的室友很生气，因为你没向他借就穿了他的衬衫。

【教授此项技能时的特别注意点】

1. 团体带领者应该通过列出一个大家可以判断是否感到有压力的方式的清单来帮助成员理解第一步。这一点很重要，因为许多来访者并不了解他们可能面临的压力。

2. 重要的是要强调，这种技能只适用于来访者了解并希望与之保持关系的人。这种技能不应该用在"街上的陌生人"身上，因为它可能会产生危险的后果。例如，如果你在街上被一个想抢劫你的人接近，那么使用这种技能将是非常危险的。在这种情况下，给他/她所要求的，并在他/她离开后寻求帮助，这样可能比使用该技能更安全。

---

* 摘自《精神分裂症社交技能训练》(第二版)，作者 Alan S. Bellack, Kim T. Mueser, Susan Gingerich, Julie Agresta。© 2004 The Guilford Press.本内容仅供购买本书的读者个人使用。

技能：不同意他人意见而不争吵[*]

【基本原理】

不是所有与我们有联系的人都会同意我们所有的想法或观点，就像我们不同意他们所有的观点一样。不同意他人的观点不一定会导致不好的情绪或争吵。事实上，如果每个人都有同样的想法，生活将会很无聊。当你不同意他人的观点时，如果你把以下这些内容记在心里，事情往往会进展得更顺利。

【技能步骤】

1. 简要陈述你的观点。

2. 倾听他人的意见，不要打断别人。

3. 如果你不同意他人的观点，简单地说不同意是可以的。

4. 结束对话或转到另一个话题。

【角色扮演中使用的场景】

1. 你和朋友对你们刚看的电影有不同的意见。

2. 你和你的室友对哪个乐队更好有不同的意见。

3. 你和社区居所的工作人员对哪种衣服最适合你有不同的意见。

4. 你和家人对如何庆祝你的生日有不同的意见。

5. 你和咨询师在对你找工作什么是最有帮助的问题上有不同的意见。

【教授此项技能时的特别注意点】

重要的是要强调，这项技能需在不会因持有不同意见而产生重大后果的情况下使用。在可能产生更严重后果的情况下，如不同意医生关于用药的意见，应采用"妥协和协商"技能。在某些情况下，任何不同意见都可能引起强烈的甚至暴力的反应，如遇到政治或宗教极端分子。在这些情况下，"离开有压力的情境"可能是一个更合适的技能。

技能：回应不实的指责[*]

【基本原理】

大多数人都曾遇到过这样一种情况：被人指责做了一些并没有做过的事情。通常情况下，发生这种情况，提出指控的人真的认为我们做了，而且不听解释。因此，当这种情况发生时，保持冷静，不要打架或争吵是很重要的。我们发现，当你被错误地指控某事时，你可以做一些具体的事情来帮助你保持冷静。

【技能步骤】

1. 用平静的声音，简单地否认指控。
2. 如果对方继续指责你，让对方停下来。
3. 如果对方不停地指责你，告诉他/她，你将要求一名工作人员协助处理这一情况。
4. 如果需要，可以走开并寻求帮助。

【角色扮演中使用的场景】

1. 室友指责你从公用烘干机里偷走他/她的衣服。
2. 室友指责你没有完成分配给你的家务。
3. 日间项目中的人指责你偷听他/她的谈话。
4. 社区住所的一名工作人员指责你与另一位住户打架。
5. 一位亲戚指责你上次去他家时偷了钱。

【教授此项技能时的特别注意点】

1. 团体带领者可以指出，一些不实指控可出现于某人仅仅是犯了一个错误的时候，而另一些不实指控则是由疾病症状所致。在这两种情况下，重要的是保持冷静，不要争吵。

2. 需要注意的是，来访者附近可能没有工作人员，就像 3 步骤 3 中提到的那样。如果没有工作人员，团体带领者可以与来访者合作，生成一份其他可求助者列表，供他们求助。当工作人员不在的时候，离开有压力的情境也可能是有用的技能。

技能：道歉[*]

【基本原理】

即使人们非常小心，他们有时也会做一些麻烦别人或让人不方便的事情。我们发现，如果人们尽快为他/她的行为道歉，而不是忽视这一情况或就其进行争论，这通常会使事情进展得更顺利。不管是谁的错都是这样的。

【技能步骤】

1. 看着对方。
2. 陈述你的道歉："对不起，我_____。"
3. 如果可行，向对方保证以后不会再发生。

【角色扮演中使用的场景】

1. 因为同朋友谈话而在团体治疗中迟到了。
2. 在使用自动售货机时撞到别人。
3. 吃饭时打断正在说话的人。
4. 不经主人同意就借了一张 CD。
5. 你心情不好的时候对别人大喊大叫。

【教授此项技能时的特别注意点】

重要的是要指出，即使来访者无意冒犯他人（"我不知道这是他的 CD。"），或者情况不是他/她的错（"但我只是因为 Sandy 推了我才撞到了他。"），道歉也是合适的。提醒来访者，难过的人通常会因为收到道歉而感觉好一些。

公共生活技能

　　精神分裂症患者通常与其他患有严重精神病的人住得很近,他们住在精神病院的住院部(短期或长期)、过渡性住所(患者从住院患者过渡到门诊患者)、社区的监护住所,甚至有时与家人住在一起。在这些公共生活安排中,与他人的亲密接触会给患有严重精神病症状或严重认知障碍者带来特殊的挑战。来访者可以从学习处理这些常见情况的社交技能中获益。

　　本部分涉及的公共生活技能旨在帮助人们应对生活环境中遇到的具有挑战性的社会情况,包括与其他严重精神病患者同住,有时涉及有监督的生活安排。这些技能可以解决一些常见的情况,比如,担心别人偷了自己房间里的东西,被别人诬告做了自己没有做的事情,应对不良的饮食习惯,以及应对传播细菌的担忧。虽然来访者可能能够清楚地描述其中一些问题情况,但是来自工作人员的意见也很重要。重复公共生活技能的练习,并在公共生活区域内张贴技能步骤,可尽量减少患者和工作人员在公共生活中的压力和紧张。

技能：寻找遗失物品 *

【基本原理】

每个人都有找不到自己物品的时候。有时我们把东西丢了，要么是因为我们自己的粗心大意，要么是因为别人把它拿走了。然而，大多数时候，当我们找不到自己的东西时，只是因为我们放错了地方。按照特定步骤可以帮助我们有条理地寻找遗失的物品，希望这会指引我们找到它。

【技能步骤】

1. 问问你自己这些问题：

    a. 我上次是什么时候拿到它的？

    b. 那时候我周围有其他人吗？

2. 花点时间仔细找一下你找不到的物品。

3. 如果你仍找不到你的物品，就找人帮忙。说类似这样的话："你见过我的_____吗？我正在找它。"

【角色扮演中使用的场景】

参见"教授这项技能时的特别注意点"中的第 2 条。

【教授此项技能时的特别注意点】

1. 如果把这项技能和"如果你认为别人拿了你的东西该怎么办"结合起来教授会有所帮助，因为这两种技能通常是相辅相成的。团体领导者可以解释，在一个人决定别人是否拿了他/她的东西之前，首先要遵循这项技能的步骤，确保它没有被放错地方，这是很重要的。

2. 团体领导者可以让成员通过告诉另一个人他们计划如何去寻找某样遗失的物品来练习这项技能。

技能：如果你认为别人拿了你的东西该怎么办[*]

【基本原理】

如果你认为某人拿了你的某样东西，并且你想把它拿回来，保持冷静并和这个人交谈是很重要的。指责别人通常是没有帮助的，因为此人会试图为他/她自己辩解，这会让你更难得到此人的合作。此外，你可能误解了这个人，指责他/她无疑会导致不好的感觉。

【技能步骤】

1. 用平静的声音，问对方他/她是否拿了某样东西。不要指责对方。
2. 倾听对方的回答。
3. 如果你对他/她的回答不满意，向工作人员或者你信任的人寻求帮助。

【角色扮演中使用的场景】

1. 你最喜欢的短袖汗衫不见了，你认为可能是你的室友拿走了它，因为他有不问就借东西的习惯。
2. 一个朋友经常告诉你她喜欢你的项链，最近你发现它不见了，想知道她有没有拿。
3. 你坐在厨房里喝汽水。你暂时离开房间去洗手间。当你回来时，你发现你的汽水不见了。房间里只有一个人和你在一起，所以你决定去问问那个人有没有拿你的汽水。
4. 你留在梳妆台上的钱包不见了。你认为房子里住着一个以偷窃而闻名的人可能拿走了它，你与其对质。
5. 你认为有个工作人员一直在隐瞒你的邮件，你去询问此事。

【教授此项技能时的特别注意点】

1. 这个技能应该在来访者练习"寻找遗失物品"后教授。在询问别人是否拿了他们的物品前，需要提醒他们先仔细寻找物品。
2. 团体带领者应指出，最好不要在他人面前问他/她是否拿了你的物品。

技能：要求隐私*

【基本原理】

每个人都有需要隐私的时候。当你和别人住在一起的时候，想要获得隐私往往是很困难的。如果你和另一个人合住一个房间，这一点尤其重要。因此，学会以礼貌的方式要求隐私是很重要的。

【技能步骤】

1. 确定你需要和谁谈论隐私。

2. 选择正确的时间和地点。

3. 向对方解释你需要一些私人空间。

4. 告诉对方你需要隐私的时间。

【角色扮演中使用的场景】

1. 你告诉你的室友你需要一些时间独处。

2. 你和一个朋友回到家里，想和他单独谈谈。你问问工作人员去哪里好。

3. 你的个案管理员来访，你问她是否可以去咖啡店私下交谈。

4. 你要求工作人员与你私下会面，讨论你在目标上的进展。

5. 你和家人一起回家，你需要一些私人空间，所以你问家人你可以去哪里独处一会。

【教授此项技能时的特别注意点】

1. 此技能可能要求来访者已掌握"妥协和协商"技能。

2. 团体带领者应该意识到，考虑到社区住所的空间限制，可能并不总是能够满足对隐私的要求。团体带领者需要考虑另一个获得隐私的选择（即暂时使用住所的另一个房间，如员工办公室或厨房）。

3. 重要的是要向团体成员传达，如果工作人员认为此人不安全（如此人最近表现出自杀倾向），他们的要求可能不会得到批准。

---

* 摘自《精神分裂症社交技能训练》(第二版)，作者 Alan S. Bellack，Kim T. Mueser，Susan Gingerich，Julie Agresta。© 2004 The Guilford Press.本内容仅供购买本书的读者个人使用。

技能：核实你的想法[*]

【基本原理】

有时我们认为某件事可能是真的，但其他人不同意。通过与我们信任的人交谈，有助于检验我们的想法。倾听对方的观点是有帮助的。我们可能不会改变主意，但至少我们知道，人们可能会以另一种方式看待这种情况。

【技能步骤】

1. 选择一个你信任的人与之交谈。
2. 告诉对方你的想法是什么。
3. 问问对方他/她的意见是什么。
4. 重复对方的观点，并感谢对方的观点。

【角色扮演中使用的场景】

1. 你认为街角商店的老板每次在你去买东西时都会嘲笑你。
2. 你认为日间项目中的某个人想要伤害你。
3. 你认为你的上司不喜欢你。
4. 你认为社区住所的一名工作人员对你很生气。
5. 你认为你每次离开社区心理健康中心都会被跟踪。

【教授此项技能时的特别注意点】

1. 这项技能要求来访者判断谁是值得信任的合适人选。并非所有来访者都能做到这一点。因此，让来访者在角色扮演之前先确定他们信任的人，对团体带领者来说可能是有帮助的。

2. 这项技能对有症状的来访者和正在经历混乱错觉的来访者非常有用。当来访者产生错觉并与他人发生冲突时，教授这种技能可能是最合适的。

技能：提醒别人不要传播细菌[*]

【基本原理】

当人们住在一起的时候，注意不要传播细菌是很重要的。虽然人们通常试图小心不去传播细菌，但有时他们会忘记或没有意识到他们正在做的事情可能会传播细菌。当你注意到有人在做传播细菌的事情时，你可以用此项技能步骤指出来。

【技能步骤】

1. 看着对方。

2. 告诉对方他/她在如何传播病菌：**具体点**。

3. 建议对方可以做些什么不同的事情。

4. 如果他/她听从了你的建议就感谢对方，如果你的建议没有被采纳，告诉负责人。

【角色扮演中使用的场景】

1. 你正在和一位朋友聊天，他/她开始咳嗽，但没有捂住嘴。

2. 你注意到你的室友似乎把用过的纸巾扔在卧室里。

3. 最近几次在你进入社区住所的卫生间时，你注意到厕所没有冲过水。你决定在家庭会议上提及此事。

4. 你正在社区住所吃晚饭，另一个人用了你的叉子。

【教授此项技能时的特别注意点】

1. 在开始角色扮演之前，让团体成员列出一个促使细菌传播的情景清单，以及一个如何防止细菌传播的清单，这对团体带领者来说是有帮助的。

2. 有些成员可能不愿在团体之外使用这种技能，因为他们担心可能会引起争论或打架。团体带领者需要强调的是，使用这一技能需要具有彬彬有礼且平静的态度。在练习这项技能时，经常提醒来访者"提醒"与"大喊大叫"或"生气"是不一样的，这是很有帮助的。

技能：用餐礼仪 *

【基本原理】

许多社交场合都涉及用餐。在这些场合中，人们包括我们，都会因我们用餐有礼貌而感到愉快。很多人已经知道怎么做了，但是回顾要点总是有帮助的。

【技能步骤】

1. 慢慢来，检查一下食物或饮料的温度。
2. 一小口一小口地吃，细细咀嚼所有的食物。
3. 说话前吞下你嘴里的东西。
4. 用餐巾纸擦擦手和嘴。

【角色扮演中使用的场景】

参见"教授此项技能时的特别注意点"中的第 2 条。

【教授此项技能时的特别注意点】

1. 团体带领者应提醒团体成员，技能步骤中列出的只是"要点"，应帮助他们列出与用餐礼仪有关的其他组成部分。

2. 这项技能需要用实际的食物和饮料来练习。如果小组治疗已经包括了零食，最好带一些特殊的食物（如派、比萨或冰激凌）来练习。团体带领者提供反馈，说明团体成员实施 4 个技能步骤的情况，以及团体成员认为重要的任何其他组成部分。

交友与约会技能

    对于大多数人来说,亲密的人际关系对于良好的生活质量是至关重要的,因为它们带来了人际联结、赞同、社会认可、价值和爱。然而,精神分裂症患者在建立和维持与他人的亲密关系方面往往会遇到很大的困难。同时,增加和改善人际关系是许多精神分裂症患者的共同目标,这可以提高他们的生活质量,并可能对他们的病程产生积极的影响。因此,许多患者都非常积极地学习这些技能。

    这里包含的交友与约会技能要求至少具备基本的会谈技能。如果没有开始、维持和结束适当对话的能力,下一步发展友谊和约会几乎是不可能的。在培养交友与约会技能的背景下,还可以进行会谈技能方面的额外工作。虽然会谈技能对于发展与他人的亲密关系很重要,但另外两个技能领域对于提高亲密关系的质量和随时间推移保持这些关系可能是至关重要的:即有主见的技能和冲突解决技能。因此,在教授交友与约会技能之前或之后,这些可能都是重要的技能领域。

技能：表达赞美[*]

【基本原理】

给予特定的赞美是表达积极情绪的好方法。赞美通常是针对一些看得见的东西,如一件衣服、一个发型或一双鞋子。给予和接受赞美会让人们对彼此的感觉更好。

【技能步骤】

1. 看着对方。
2. 用积极的、真诚的语气。
3. 具体说出你喜欢的是什么。

【角色扮演中使用的场景】

1. 喜欢某人的新鞋子。
2. 喜欢某人的毛衣或衬衫的颜色。
3. 注意到某人的新牛仔裤。
4. 注意到某人最近的发型。
5. 喜欢别人梳头的方式。

【教授此项技能时的特别注意点】

此项技能是值得经常复习的好技能。来访者通常都乐在其中,而且这是一种很受欢迎的放松方式,可以让他们从诸如"表达愤怒情绪""妥协和协商"等更困难的技能学习中解脱出来。

技能：接受赞美*

【基本原理】

除了能够赞美别人，接受别人的赞美也很重要。如果你能很好地接受别人的赞美，人们将来更有可能再次赞美你。重要的是不要贬低或破坏赞美。

【技能步骤】

1. 看着对方。
2. 感谢对方。
3. 通过以下方式感激赞美：
   a. 说说赞美让你有什么感觉或者：
   b. 说说你对被赞美的物品的感受。

【角色扮演中使用的场景】

1. A 告诉 B 他/她喜欢对方的鞋子。B 接受赞美。
2. B 告诉 C 他/她喜欢对方衬衫的颜色。C 接受赞美。
3. C 告诉 D 他/她喜欢对方的牛仔裤。D 接受赞美。
4. D 告诉 E 他/她喜欢对方新剪的头发。E 接受赞美。
5. E 告诉 A 他/她喜欢对方的发型。A 接受赞美。

【教授此项技能时的特别注意点】

此项技能最好结合"表达赞美"技能一起练习。在团体成员有机会与团体带领者练习"表达赞美"之后，他们通常可以在房间里四处走动，让每个团体成员对坐在他/她旁边的人表达赞美。接受赞美的人就有机会练习"接受赞美"的步骤。

技能：寻找共同爱好*

【基本原理】

结识新朋友或发展友谊的最好方法之一就是了解他人。与此同时,分享一些关于你自己的事情也能促进新关系的发展。和另一个人谈论你们可能有的共同爱好是了解彼此的一个简单和愉快的方式。

【技能步骤】

1. 自我介绍或向你想与之交谈者打招呼。
2. 询问对方喜欢参加什么活动或有什么兴趣。
3. 告诉对方你喜欢参加什么活动或有什么兴趣。
4. 尝试找到一个共同爱好。

【角色扮演中使用的场景】

1. 你想要认识日间项目中新来的成员。
2. 你和你室友想一起做些活动,但你不知道对方喜欢什么。
3. 你有兴趣与一个刚刚搬回这个地方的家庭成员重建关系。
4. 你正在和一个在新工作上认识的人共进午餐。
5. 在一个聚会上,你遇到了一个你想进一步了解的人。

【教授此项技能时的特别注意点】

在团体成员花了几次时间角色扮演练习此项技能并对此感到相对舒服之后,团体带领者可以将团体的形式更改为结构不那么严密的形式。团体带领者可以选择一个与共同爱好相关的话题进行讨论,并推动讨论。成员们似乎能更好地谈论与他们发病前发生事情相关的话题。特别受欢迎的话题包括你小时候最喜欢的电视节目、你小时候玩的游戏,以及你小时候听的音乐。

技能：请求约会*

【基本原理】

有时候你会发现自己被另一个人吸引,可能是你刚刚认识的人,也可能是你已经认识的人。无论哪种情况,你都可能想和那个人约会。我们发现,如果你按照以下列出的步骤去做,向别人提出约会可能会更容易一些。

【技能步骤】

1. 选择一个合适的人提出请求。

2. 建议一项一起做的活动。

3. 听取对方的反馈,然后做下面其中一件事:

  a. 如果对方对你的建议反应积极,选择某天某个时间聚一聚。愿意妥协。

  b. 如果对方表示他/她对约会不感兴趣,感谢对方对你的诚实。

【角色扮演中使用的场景】

1. 在你的日间项目中有一个你想认识的新人。

2. 你发现你和某个同事有很多共同点,于是决定约他/她出去。

3. 有一个和你一起做志愿者的人,你想了解他。

4. 你在一个朋友家的聚会上,遇到了一个你想约出去的人。

5. 你决定约你的新邻居出去。

【教授此项技能时的特别注意点】

1. 有些来访者可能很难找到合适的约会对象。团体带领者应该在练习这项技能之前花些时间帮助来访者确定在选择潜在约会对象时要考虑的一些重要因素。例如,来访者可以问他们自己一些问题,如"我对这个人了解多少?""这个人现在有空约会吗? 或者他/她是否正在谈恋爱呢?""这个人是否不可以和我约会呢?"(如工作人员禁止)"我和这个人有什么共同点?"

2. 团体带领者需要提醒来访者,他们邀请的人总是有可能拒绝他们的邀请。因此,为这种可能性做好准备是重要的。应对可能被拒绝的策略应该明确,如保持冷静、不生对方的气。此外,来访者可以在事后与朋友或他们信任的人交谈,分享他们对事件的感受。

技能：结束约会[*]

【基本原理】

约会不会永远持续进行下去。迟早是要有说"再见"的时候。结束约会的原因有很多，包括已经完成计划好的活动，没有话题可说了，有时甚至是因为你正在经历一段糟糕的时光。结束约会可能会感到尴尬，但我们发现，把以下步骤记在心里，你可以更顺利地结束约会。

【技能步骤】

1. 感谢对方与你共度时光。
2. 如果你喜欢这次约会，告诉对方你想再次相聚。
3. 说"再见"。

【角色扮演中使用的场景】

1. 现在是结束和同事的约会了。这是你第一次和这个人约会，你过得很愉快。
2. 是时候结束和你非常喜欢的人的约会了。这是你第三次约会，你想知道对方对你的感觉如何。
3. 是时候结束和朋友介绍的对象的约会了。这是一次相亲，你过得并不开心。
4. 是时候结束和你非常喜欢的人的约会了。你想让对方知道你玩得很开心，但你还不习惯接吻。
5. 是时候结束和一个你已经单独约会几个月的人的约会了。

【教授此项技能时的特别注意点】

对于许多人来说，在度过一段美好时光后结束一次约会，以一个再见之吻作为这次约会的结束是一种习惯。然而，并不是每个人都想以一个吻结束约会。有些人喜欢握手，而另一些人则不喜欢任何身体接触。来访者需要决定他们是想给对方一个吻还是接受一个握手，然后判断对方是否有同样的感觉。团体带领者可以帮助来访者识别线索，帮助他们确定其他人的感受，这样他们就可以决定该做什么。团体带领者还可以提醒来访者，如果他们很难弄清楚对方的感受，他们可以直接问对方。例如，一个人可能会问，"我今天玩得很开心，想和你吻别。你觉得可以吗？"

技能：表达爱意*

【基本原理】

有时候你会发现自己非常喜欢一个人，想让那个人知道你的感受。让别人知道你关心他/她会显得尴尬，甚至有点可怕。我们发现，遵循以下几个步骤可以让表达爱意变得更顺畅。

【技能步骤】

1. 选择一个你喜欢的人。

2. 选择一个时间和地点，你可以和这个人单独相处。

3. 用温暖体贴的语气和/或肢体语言表达爱意。

4. 告诉对方你为什么会有这种感觉。

【角色扮演中使用的场景】

1. 你刚和一个你非常喜欢的人结束约会。

2. 在过去的4个月里，你一直在和这个人约会。

3. 今天是你祖母的生日，你想让她知道她对你有多重要。

4. 今天是情人节，你刚收到一个你约会过几次的人送的花。

5. 你想让一个朋友知道他/她对你有多重要。

【教授此项技能时的特别注意点】

1. 团体带领者应该在团体开始的时候就指出，这项技能的重点是情感的口头表达。然而，团体带领者也应该利用这一技能作为契机，就情感的肢体表达进行开诚布公的讨论。技能步骤3提供了一个讨论的机会。

2. 这项技能要求团体成员能够识别哪些人适合表达爱意。团体带领者与团体成员讨论谁是或者谁不是一个适合表达爱意的人选，这将是有用的。

3. 团体带领者应提醒团体成员，即使他们选择合适的人来表达爱意，他们的肢体姿势也可能不被接受。对于团体带领者来说，帮助成员识别可能表明另一个人不舒服的线索，并知道在这种情况下如何应对，这将是非常有用的。

---

* 摘自《精神分裂症社交技能训练》(第二版)，作者 Alan S. Bellack, Kim T. Mueser, Susan Gingerich, Julie Agresta。© 2004 The Guilford Press.本内容仅供购买本书的读者个人使用。

技能：拒绝不当的性挑逗[*]

【基本原理】

任何人都不应该在他/她不想有性行为的时候感到有压力。有时,人们可能会觉得压力来自他们刚刚认识的人,或者是他们很熟悉的人,或者是正在约会的人。以坚定而直接的方式清楚地表达你的感受是很重要的。

【技能步骤】

1. 用坚定的声音告诉对方你对性行为不感兴趣。

2. 根据你和对方的关系,解释你为什么会有这种感觉。

3. 如果对方不听你的话,继续给你施加压力,那就离开这种情境。

【角色扮演中使用的场景】

1. 你刚认识的一个人想和你发生性行为。

2. 上个月和你约会的那个人强迫你进行性行为。你很喜欢这个人,但还不想与他发生性关系。

3. 在日间项目中经常给你钱和香烟的人现在要求你通过性行为来回报他/她。

4. 和你住在一起的伴侣想要有性行为,但你现在却没有同样的感觉。

5. 和你一起工作的人曾经帮助过你,现在告诉你,你欠他/她的。他/她开始就与你发生性行为施压。

【教授此项技能时的特别注意点】

1. 在练习此项技能之前,团体带领者应该和团体成员讨论一下不要被强迫去做他们不想做的事情的重要性。团体带领者可以提醒团体成员,"如果一个人真的关心你,他会尊重你的决定而不会贬低你。"

2. 有些团体成员很难区分什么是真实的,什么是不真实的。对于团体带领者来说,很重要的一点是要经常提醒成员这只是一个角色扮演,然后谈论为什么练习这项技能很重要。如果某个团体成员看起来似乎很难区分这两者,那么角色扮演就应该停止,取而代之的是关于如何处理与性行为有关的压力的普通讨论。

技能：要求伴侣使用避孕套[*]

【基本原理】

进行性活动时，重要的是要保护自己免受性传播疾病的感染。要求你的伴侣使用避孕套是显著降低你感染性病风险的一种方法。对于女性来说，这也是减少意外怀孕概率的一个重要方法。

【技能步骤】

1. 选择一个你和你的伴侣可以私下交谈的时间和地点。
2. 告诉你的伴侣你想让他戴避孕套。
3. 解释你提出这个要求的原因。
4. 如果他拒绝，告诉他你不会和他发生任何性行为，除非他使用避孕套。

【角色扮演中使用的场景】

1. 你想和一个刚认识的人发生性关系。
2. 你想和你上个月约会过的人发生性关系。
3. 你想和一个你去年经常约会的人发生性关系。

【教授此项技能时的特别注意点】

1. 团体带领者要提醒成员，这一要求最好是在发生性行为之前提出，这将是有益的。同样，最好不要等到他们要发生性行为时才提出要求。

2. 有些团体成员很难区分什么是真实的，什么是不真实的。对于团体带领者来说，很重要的一点是要经常提醒成员这只是一个角色扮演，然后谈论为什么练习这项技能很重要。如果某个团体成员看起来似乎很难区分这两者，那么角色扮演就应该停止，取而代之的是关于要求伴侣戴避孕套的策略的普通讨论。

技能：拒绝强迫进行高风险性行为[*]

【基本原理】

进行高风险的性行为会有严重的后果。高风险的性行为大大增加了你感染性病（STDs）的机会，包括艾滋病。知道如何拒绝进行高风险性行为的压力，是照顾好自己和健康的重要一步。

【技能步骤】

1. 告诉你的伴侣你不会进行高风险的性行为。
2. 解释你拒绝这样做的理由。
3. 如果你仍然想进行性行为，建议一种不同的更安全的性行为。
4. 如果对方继续向你施压，告诉他/她你需要离开了。

【角色扮演中使用的场景】

1. 一个你刚刚认识的人想让你进行高风险的性活动。

2. 一个和你约会了一个月的人，喜欢就让你进行高风险的性活动施加很大的压力。你想和这个人发生性关系，但又不愿意因为屈服于他/她的要求而使自己处于危险之中。

3. 与你交往一年多的伴侣认为，尝试一些新事物来增加性生活的情趣可能会很有趣。令人失望的是，他/她的想法可被认为是高风险性行为。

【教授此项技能时的特别注意点】

1. 在练习这项技能之前，团体带领者应该让成员列出一份性行为清单，这些性行为被认为是感染性病，尤其是艾滋病的高风险行为。团体带领者还需要讨论人们是如何感染艾滋病和其他性病的。他们可能还需要消除围绕这些疾病传播，以及关于谁可能携带这些疾病的任何流言。

2. 有些团体成员很难区分什么是真实的，什么是不真实的。对于团体带领者来说，很重要的一点是要经常提醒成员这只是一个角色扮演，然后谈论为什么练习这项技能很重要。如果某个团体成员看起来似乎很难区分这两者，那么角色扮演就应该停止，取而代之的是关于高风险性行为的普通讨论。

维护健康技能

　　管理个人卫生保健的能力涉及一系列复杂的技能。它要求患者了解自己的病情、了解他们正在服用的药物,以及在常被视为令人紧张不安的环境中为自己辩护的能力。为自己辩护需要综合运用多种技能,包括有主见的技能、沟通技能和冲突管理技能(如妥协和协商)。因而,大多数人认为在了解自己病情的同时在医疗机构为自己争取权益,不仅充满挑战,甚至令人手足无措。精神分裂症患者经历的困难甚至更大,部分原因是他们注意力持续时间短、处理过程缓慢以及混合其疾病复杂性的认知紊乱。

　　精神分裂症患者通常需要在沟通、有主见的和冲突管理等技能领域进行广泛的练习。此外,他们需要被教育其积极参与自己卫生保健工作的重要性。这些患者中有许多人还需要强化教育,包括精神症状、药物如何影响这些症状,以及对他们可能有的任何其他医学疾病或症状进行指导。最后,由于许多患者在医疗环境里都至少有过一些负面经历,因此帮助他们克服提出需求的恐惧是很重要的。

技能：电话预约医生*

【基本原理】

大多数人时不时都需要看医生。通常由身体不舒服的人自己来预约。我们发现,如果人们按照以下介绍的步骤去做,预约会更顺利。

【技能步骤】

1. 表明你的身份或说出你的名字。

2. 告诉对方你想预约看医生。

3. 倾听对方的回应。准备好提供可能要求的任何信息。

4. 重复给你预约的时间和日期,然后感谢他/她的帮助。

【角色扮演中使用的场景】

1. 你需要预约就医,因为你已经病了一个多星期了,而且似乎没有好转。

2. 你意识到需要为你的年度体检做个预约。

3. 你认为你的药物不起作用,所以打电话预约医生。

4. 注意到你感受到一些复发的早期征兆,并预约去看医生。

5. 你正经历药物的副作用,并想额外预约一下你的精神科医师。

【教授此项技能时的特别注意点】

1. 团体带领者应帮助来访者识别他们在预约医生时可能需要的信息(如问题的性质、保险信息等)。

2. 团体带领者还应该提醒来访者,在描述预约理由时,他们可能需要具体但简短。此外,亦应提醒来访者,他们必须以缓慢而清晰的方式说话,以便对方能听懂。此外,也应该提醒来访者,接电话的人可能会让他们"稍等"一段时间,而且他们必须理解这一点。

---

* 摘自《精神分裂症社交技能训练》(第二版),作者 Alan S. Bellack, Kim T. Mueser, Susan Gingerich, Julie Agresta. © 2004 The Guilford Press.本内容仅供购买本书的读者个人使用。

技能：询问与药物有关的问题*

【基本原理】

理解为什么医生给我们开了某种药物及如何正确服用这种药物是很重要的。同样重要的是要感觉到药物是有帮助的。当人们对他们正在服用的药物有疑问时，他们需要找一个专业的人，和他谈谈自己的担忧。

【技能步骤】

1. 选择一个人与之交谈，如个案管理员、护士、医生或家人。
2. 向对方询问你的关于药物的问题。具体点。
3. 如果你听不懂对方的回答，可以问更多的问题。
4. 感谢他/她的帮助。

【角色扮演中使用的场景】

1. 你的睡眠有问题，你想知道这是否与你正在服用的新药物有关。
2. 你的医生建议你开始服用一种新的药物，但你担心它的副作用。
3. 你想停止服用你的药物，因为你感觉好多了。
4. 你不认为目前你正在服用的药物剂量是有帮助的，希望增加剂量。
5. 你想知道如果服用医生开的药物，你是否可以喝啤酒。

【教授此项技能时的特别注意点】

1. 对于团体带领者来说，与来访者讨论，在与特定的人谈论其所关心的药物问题之前就把所有可能的问题全部写下来（这样他们就不会遗漏问题）的重要性，是很有帮助的。
2. 团体带领者还应该强调来访者理解他们所获得的回答的重要性。应该鼓励来访者提出更多的问题，如果他们不理解所获得的回答，可以向其他人提出问题。

技能：询问关注的与健康有关的问题[*]

【基本原理】

和他人谈论健康有时会感到不舒服或害怕。如果我们需要和医生或护士交谈，这一点可能尤其明显。然而，了解我们的健康状况是很重要的。向专业的人提问能使我们更好地照顾自己。

【技能步骤】

1. 选择一个人与之交谈，如个案管理员、护士或者医生。

2. 向对方提出你的问题。

3. 如果你对对方的回答感到不满意，或者你不理解，那就多问些问题。

4. 感谢他/她的帮助。

【角色扮演中使用的场景】

1. 你问社区居住所的工作人员，在即将到来的身体检查中要注意些什么。

2. 你的医生刚刚改变了你的药物剂量，你想知道它将如何影响你。

3. 如果你有睡眠问题，询问你的医生是否可以开一些药物来帮助你。

4. 最近你注意到你的体重增加了一些，你想对此做些什么。你向护士询问减肥的最佳方法。

5. 你最近身体不舒服，想去看医生。你请你的个案管理员为你预约。

【教授此项技能时的特别注意点】

1. 在开始练习这项技能之前，团体带领者需要花一些时间帮助成员识别他们可能想要询问健康相关问题的不同的人。这个列表可能包括医生、护士、个案管理员、治疗师和家庭成员。

2. 让团体成员生成不同卫生保健提供者的列表也是有帮助的，如精神病学家、牙医、物理治疗师、妇科医生等，然后讨论他们具体关注健康的哪个方面。

技能：抱怨药物副作用[*]

【基本原理】

大多数人都曾接受过药物治疗。有些人只是偶尔服药,如感染时服用抗生素,而有些人则是为了治疗慢性疾病,如糖尿病、抑郁症或精神分裂症。不幸的是,并非所有的药物都是完美的。每种药物都有副作用,有些更为严重,每个人对药物的反应也不一样。一种药物对一个人几乎没有副作用,对另一个人可能会产生严重的副作用。因此,重要的是让你的健康服务人员或你生活中的其他人(如家人、支持人员)知道你什么时候遇到药物副作用。

【技能步骤】

1. 选择与之交谈的人,如工作人员、护士、医生或家庭成员。

2. 告诉对方你担心你可能正在经历药物的副作用。

3. 描述你正在经历的症状。记住要具体。

如果你正在和一个医生交谈,请询问关于如何处理症状的建议。如果你正在和一个非医务人员交谈,请寻求其帮助来安排一个医疗预约。

【角色扮演中使用的场景】

1. 你已经注意到,自从开始服药以来,你的体重增加了一些,你想和医生谈谈这件事。

2. 最近你的用药剂量增加了,并且你注意到自己在早晨醒来很困难。你想知道这是否是剂量增加的副作用。

3. 你担心你手的颤抖与药物有关。

4. 你一直很沮丧,什么都不想做。一位工作人员建议你和你的医生谈谈,看看这些感觉是否与你的药物有关。

5. 你想停止服药,因为你认为它有太多的副作用。

【教授此项技能时的特别注意点】

1. 掌握这项技能的前提是,来访者知道自己在服用什么药物、为什么要服用、服用时的感觉如何,以及潜在的常见和罕见的副作用。因此,如果团体带领者知道他们的来访者正在服用什么药物,然后教给其关于这些药物的知识,这是非常有帮助的。如果一个团体带领者不熟悉药物,他/她可以联系当地的药房或咨询医生。参考一些为外行人写的关于精神科药物的书籍也是有帮助的。一本提供有用信息的书是《双重诊断的综合治疗》(*Integrated Treatment for Dual Disorders*, Mueser, Noordsy, et al., 2003)。

2. 通过讨论非精神药物和非处方药的副作用,团体带领者也会发现,将药物副作用"正常化"是有帮助的。此外,重要的是,团体带领者要强调告诉医生可能的副作用是多么重要,因为在大多数情况下,副作用可以通过改变药物剂量或尝试一种新的药物来控制或消除。

技能：要求改变你的药物剂量[*]

【基本原理】

　　人们希望改变用药剂量的原因有很多。其中一些原因包括出现不适的副作用,因为症状没有改善而觉得药物不再有用,或者因为感觉好多了而不再需要药物。无论你想要改变用药剂量的原因是什么,重要的是要告诉你的医生你的担忧。请记住,在没有专业医生指导的情况下改变药物的剂量可能是危险的。以下步骤有助于你与你的医生进行讨论。

【技能步骤】

1. 选择合适的人与之交谈(如护士或医生)。
2. 解释为什么你想改变你的药物剂量。
3. 讨论改变药物剂量的利弊。
4. 如果你听不懂正在讨论的内容,就提问题。
5. 如果你不同意这个建议,建议一个折中方案。

【角色扮演中使用的场景】

1. 在过去的几个月里,你一直感觉很好,想停止服药。
2. 你最近出院了,感觉比以前更糟了。你想知道你的药物剂量是否有变化。
3. 你注意到很难集中精力工作,不知道是否需要增加你的药物剂量。
4. 你觉得你现在的药物剂量不再起作用了。
5. 一个家庭成员注意到你最近变得更加烦躁,你想知道它是否与你的药物有关。

【教授此项技能时的特别注意点】

1. 团体带领者应提醒来访者,要求改变药物剂量并不保证一定会得到医生的同意。因此,回顾一下"妥协和协商"技能可能是有用的。

2. 重要的是,在看医生之前,来访者有特定的理由想要改变他们的药物剂量。由于给来访者提供一份药物剂量变化的具体原因的清单可能会有所帮助,因此团体带领者应在小组讨论期间探讨可能的原因(如令人不快的副作用)。

技能：询问你听说过的一种新药[*]

【基本原理】

针对不同疾病的新药开发速度比以往任何时候都要快。此外，试图销售这些新药的广告商正在寻找让更多的人认识到它们的方法。你可以在电视上、杂志上、卫生机构候诊室的小册子上，甚至在钢笔上找到这些广告。你也可能从朋友和家人那里听说新的药物。因此，与你的医生谈论任何你认为可能对你有益的新药是非常重要的。我们发现，如果你使用以下步骤，与你的医生交谈可能会更容易。

【技能步骤】

1. 告诉你的医生你听说过一种新的药物叫作_____。
2. 问问你的医生，他/她是否认为这种药物对你有帮助。
3. 讨论换新药物的利弊。
4. 仔细听医生的话。
5. 让医生知道你的想法。

【角色扮演中使用的场景】

1. 你在电视上看到一则宣传新药的广告，不知道它是否适合你。
2. 你正等着去见你的医生，并在候诊室里看到介绍新药物的小册子。
3. 一个朋友告诉你，他正在服用的新药让他感觉很好。他告诉你，它刚刚上市，你应该试试。
4. 你正在阅读一本杂志，注意到一整页的广告介绍了一种新药，据说可以让你感觉更好。广告上说要和你的医生讨论这个问题，看看是否适合你。
5. 你在报纸上读到，当地大学正付费招募人员测试一种有前景的新药。你需要钱，但在做任何决定之前想和你的医生谈谈。

【教授此项技能时的特别注意点】

1. 团体带领者可以组织一场关于新的药物是否一定是更好的药物的讨论。
2. 团体带领者应该鼓励来访者在看医生之前准备好一份问题清单。来访者们可以在团体治疗中生成可能的问题清单。

技能：报告疼痛和其他体征[*]

【基本原理】

向你信任的人报告疼痛和/或其他体征是非常重要的。如果你担心这些症状可能与什么有关时更重要。有些人觉得和别人谈论这些问题很困难或尴尬；然而，这不是一个不告诉别人的理由。

【技能步骤】

1. 选择合适的人与之交谈。
2. 告诉对方你感觉不舒服。
3. 向对方描述你的症状（如疼痛、眩晕）。
4. 倾听对方的回应，如有需要就向其寻求帮助。

【角色扮演中使用的场景】

1. 几周前你扭伤了脚踝，现在还在疼。你在想你是否应该把这件事告诉别人。
2. 当你在阅读时，你的视线会变得模糊。你不想打扰任何人，因为你认为这没什么大不了的。
3. 你最近做了胆囊手术，想知道胃痛是不是你应该担心的事情。
4. 你已经注意到，每次你站起来都会感到头晕，并且担心可能有什么严重的问题。你不敢向任何人提起这件事。
5. 你最近和你男朋友发生了性行为，现在感觉不太好。你担心自己可能怀孕了，但不好意思和任何人谈论这件事。

【教授此项技能时的特别注意点】

1. 这是一个就尽早处理健康问题的重要性进行广泛讨论的很好的时机，以减少与这些健康问题相关的并发症的风险。团体带领者还可以从来访者那里引出向他人报告症状的好处，并将其列在白板上。
2. 并不是所有的来访者都愿意和别人讨论疼痛和其他体征；他们可能需要确定一个他们信任的支持人员，然后和那个人一起练习。

＊ 摘自《精神分裂症社交技能训练》（第二版），作者 Alan S. Bellack, Kim T. Mueser, Susan Gingerich, Julie Agresta. © 2004 The Guilford Press. 本内容仅供购买本书的读者个人使用。

职业/工作技能

  大多数患有精神分裂症的患者都没有工作,而在那些有工作的人中,工作上有困难是很常见的。尽管患有精神分裂症和其他严重精神病的人就业率较低,但他们中的大多数人还是想要工作的。患者最喜欢的工作是有竞争性的常规工作、支付有竞争力的工资的工作、在综合社区环境中的工作、可与其他没有精神残疾的人共事的工作。本节中包含的职业技能旨在帮助患者获得和保住工作,以及在工作场所中转换社交场合。

  各种与工作相关的社交场合都需要培训。一些患者从工作面试技能中获益,尤其是如果他们打算在没有就业顾问直接帮助的情况下获得一份工作。在工作场所,有效的社交技能是与同事、客户(如果适用的话)和主管互动所必需的。这些情况所需的社交技能与本书涵盖的许多其他社交技能重叠,包括会谈技能、有主见的技能和冲突解决技能,因此掌握这些技能可加快对工作场所的适应。由于患者需要接受技能培训的许多社交场合是工作所特有的,因此,在患者获得他/她感兴趣的领域的工作之后,为提高工作中的能力而提供的社交技能培训通常是最有效的。在患者获得工作后提供技能培训也是有帮助的,因为维持工作的动机和技能培训所强调的社会环境密切相关。

技能：求职面试[*]

【基本原理】

在求职时,给人留下良好的第一印象是很重要的。参加工作面试能给人提供这样的机会。我们发现,当人们知道面试官会问什么,并牢记以下步骤时,面试就更有可能顺利进行。

【技能步骤】

1. 与面试官进行眼神交流。

2. 和面试官握手,介绍自己。记住使用自信的语气。

3. 告诉面试官你为什么对这份工作感兴趣。

4. 回答面试官问你的任何与工作有关的问题。

5. 感谢面试官花时间面试你。

【角色扮演中使用的场景】

1. 你正在面试当地图书馆的志愿者职位。

2. 你正在面试一个职业培训项目中的职位。

3. 你正在面试一份超市工作。

4. 你正在面试一份园艺公司的工作。

【教授此项技能时的特别注意点】

1. 团体带领者应该和来访者一起回顾面试中最常见的问题。对于来访者来说,准备好诸如"你过去有什么经验或技能使你适合这份工作?""你为什么对这份工作感兴趣?"以及"你认为你的优点是什么?"这些问题的回答是很重要的。

2. 团体带领者需要花时间讨论在面试时留下良好第一印象的重要性。讨论仪容整洁、个人卫生,以及适合某一特定工作的着装是很有用的。

3. 应该经常提醒来访者,保持眼神交流和坚定自信的说话方式非常重要,这将帮助他们留下良好的第一印象。

技能：征求工作表现的反馈[*]

【基本原理】

大多数人都希望在职业生涯的某个阶段得到工作表现的反馈。然而，寻求反馈可能会让你感到尴尬或害怕。我们发现，当人们把某些步骤记在心里时，他们会觉得不那么尴尬。

【技能步骤】

1. 找出你工作中想要得到一些反馈的领域。

2. 请求合适的人提供反馈。你可以这样说："我很想知道你认为我_____做得怎么样；当你有空的时候，我想和你谈谈。"

3. 仔细倾听对方的回应，尤其是他/她可能提出的任何建议。

4. 如果你不明白这些建议，请对方澄清一下。

5. 感谢对方花费的时间。

【角色扮演中使用的场景】

1. 你已经在新工作岗位上工作了大约一个月了，不知道老板对你的评价如何。

2. 你和同事一直在一起做一个项目，询问他/她对你的项目进展情况的反馈。

3. 你对自己在新项目上取得的进展感到不确定，向你的上司寻求一些反馈。

4. 你在工作中承担了额外的职责，并被要求反馈工作进展。

5. 最近你的上司说你工作太慢了。从那以后，你一直在努力提高你的工作效率，你想知道你现在的工作速度是否可以接受。

【教授此项技能时的特别注意点】

1. 有些来访者成年后几乎没有工作经验，可能无法轻易确定如何汇报工作情况。如果团体带领者能花些时间帮助患者识别可能会得到反馈的合适的事情，这将是有帮助的。

2. 团体带领者可能需要提醒来访者，他们经常需要预约或等待一段时间，才有机会与主管交谈。重要的是，来访者对这一点是有预期的，这样他们才能在不生气或不难过的情况下做出反应。

3. 同样重要的是，团体带领者要与来访者讨论倾听主管反馈的重要性，而不是打断他们或变得有所戒备。

技能：回应上司的批评[*]

【基本原理】

受到上司的批评可能是一种令人沮丧的经历。大多数人在工作中都或多或少受到过批评。知道如何回应这些批评，可以让这种经历变得更容易忍受，甚至能让它变成有用的事。

【技能步骤】

1. 不要打断别人或生气，仔细听别人对你说的话。

2. 重复你上司说的话。

3. 问你的上司你能做些什么来改善这种情况。

4. 如果你不明白上司说的是什么意思，那就继续问，直到问题了解清楚为止。

【角色扮演中使用的场景】

1. 有好几次你上班迟到了，你的上司当面与你对质。

2. 你的上司告诉你工作太慢了。

3. 你的老板告诉你他/她对你的工作质量不满意。

4. 你的老板告诉你，你的着装不符合办公室的着装标准。

5. 你的上司告诉你，他/她不满意你把工作空间弄得这么乱。

【教授此项技能时的特别注意点】

1. 团体带领者应该提醒来访者，没有人喜欢成为被批评的对象。然而，重要的是要保持冷静，仔细听别人在说什么，这样你才能补救这些问题。

2. 因为接受批评是一件令人沮丧的事情，所有团体带领者可能需要和来访者一起回顾处理愤怒或沮丧情绪的方法。

技能：遵循口头指示[*]

【基本原理】

能够遵循指示是一项几乎在所有环境中都需要的技能,如在学校、家里或工作中。尤其重要的是能够在工作中准确理解特定的任务,遵循口头指示,这对工作场所的整体运作至关重要。

【技能步骤】

1. 仔细听给出指示的人说话。

2. 如果你对刚才说的话感到困惑,请对方重复说明指令。

3. 把指示重复给对方听。

4. 如果你还是不懂就问更多的问题。

【角色扮演中使用的场景】

1. 你的工作辅导员刚刚给你指示了去工作的最佳路线。

2. 这是你第一天上班,你的上司指示你去参加新员工的入职培训。这是一座很大的建筑物,你不知道怎么找到培训房间。

3. 你刚刚被要求在工作中承担更多的责任,你对具体的要求做什么感到困惑。

4. 你的上司要求你和同事一起做一个项目。他把项目的责任分配给你们两个人;然而,你仍然不清楚需要做什么。

5. 你的职业顾问给你布置了一项相当复杂的家庭作业。你意识到你需要搞清楚这份作业。

【教授此项技能时的特别注意点】

1. 由于症状和认知缺陷的影响,许多来访者在遵循指令方面存在困难。因此,使用简单的指令开始角色扮演,然后逐步增加难度,将会很有帮助。此外,对于症状比较严重或有严重认知缺陷的来访者,应给予简单的指导。

2. 对于团体带领者来说,帮助来访者提出记住指令的策略也是有帮助的,如把指令写在一张纸上。

技能：在工作中加入正在进行的对话*

【基本原理】

有时候在工作中，如在午餐或休息时间你可能想要加入同事们正在进行的对话。只要简单遵循以下几个步骤，你就能学会如何不粗鲁或不制造尴尬局面而加入对话。

【技能步骤】

1. 等待对话过程的中断或暂停。
2. 说"介意我加入吗?"类似的话。
3. 说一些与谈话主题有关的话。

【角色扮演中使用的场景】

1. 你在午休时间，看到一些你想要加入的人正在吃午餐和聊天。
2. 你正在休息，看到一些同事围在自动售货机旁。你决定加入他们。
3. 工作中暂时停电，你发现自己无事可做。你听到两个人正在谈论停电的事，你很想知道他们知道什么。

【教授此项技能时的特别注意点】

1. 这项技能要求来访者能够判断什么时候适合加入对话。有些来访者很难识别对话过程中何时会出现停顿。因此，在开始角色扮演之前，花点时间让来访者观察一下团体领导者的谈话，看看他们是否能够识别对话何时中断，这可能会有所帮助。

2. 这项技能还要求来访者判断什么时候不适合加入对话。例如，如果说话的人看起来心烦意乱、生气或严肃，这可能就不合适了。对团体带领者来说，花一些时间回顾人们如何识别不同的影响是有帮助的。

技能：解决问题[*]

【基本原理】

我们都遇到过这样或那样的问题。问题可以是大的，也可以是小的，并且可以发生在任何环境中。学习用一种系统的方法处理问题是一项重要的技能，是我们在这个世界上发挥作用，以及保持和优化我们的工作所需要的。

【技能步骤】

1. 定义问题。

2. 使用头脑风暴生成一个可能的解决方案列表。

3. 确定每个解决方案的优缺点。

4. 选择最佳解决方案或解决方案组合。

5. 计划如何实施最佳解决方案。

6. 后续再跟进计划。

【角色扮演中使用的场景】

1. 你因为经常早上迟到而被留职察看。

2. 你已经得到了一份你想要接受的工作，但是工作时间与你每周的治疗安排有冲突。

3. 你有一份在自助餐厅做维修工的工作。你的上司告诉你工作太慢了，要求你想办法提高效率。

【教授此项技能时的特别注意点】

1. 因为这项技能比其他技能稍微复杂一些，并且需要更长的时间来练习，所以它需要用一种稍微不同的形式来教授。团体带领者不应该让每个成员单独完成角色扮演，而是应该向整个团队展示一个场景，然后一起帮助他们完成技能的步骤。这种形式的技能教学有两个功能：① 它让所有的来访者保持兴趣并参与其中；② 它为来访者提供了为实现共同目标而共同努力的经验（这要求他们使用他们所学到的一些其他技能）。

2. 技能步骤 2 要求团体成员生成可能的解决方案列表。在这一步中，团体带领者需要强调写下所有想法的重要性，而不是判断它们是好是坏。这种方法叫作**头脑风暴**。

3. 附录 A 中的"问题解决与目标实现工作表"有助于教授此技能。

毒品与酒精使用的应对技能

　　毒品和酒精使用问题在精神分裂症和其他严重精神病患者中非常常见，其中约50%的人在一生中会出现物质使用问题。精神分裂症患者对物质滥用高度敏感，部分原因是这些患者的生理易感性，这使得他们对少量毒品和酒精的作用异常敏感（或"过度敏感"）。高药物滥用率的其他原因包括试图自我治疗不愉快的症状和感觉，渴望"感觉正常"和融入他人，无聊，以及渴望有事情做和期待有事情做。由于物质滥用通常发生在社交场合，患者拒绝物质滥用的能力对他们养成清醒的生活方式至关重要。

　　教授拒绝物质滥用技能是有主见的技能训练的自然延伸，在许多涉及物质滥用的情况下，使用这些技能的经验是有效的。解决冲突的技能也可能有助于患者管理物质使用的情况，因为这些技能在解决关于如何与朋友相处的分歧时很有用。虽然拒绝物质技能对于帮助患者从毒品和酒精问题中恢复至关重要，但更重要的是不要假设所有存在这些问题的患者都有停止物质使用的动机。因此，使用动机性访谈技术来激发和加强解决物质使用问题的动机对大多数有此类问题的患者来说是至关重要的。动机性访谈和社交技能训练的结合可以是一个有效的治疗方案，可以帮助患者从物质使用问题中恢复过来。

技能：提供毒品和酒精使用的替代方法*

【基本原理】

因为有那么多人毒品和酒精滥用，所以每个人都有可能受到某人的压力而吸毒或酗酒。当面对这些情况时，有时很难说"不"。如果这个人是你很熟悉的人，如家人或朋友，这真的很难做到。有时候你只是想和他/她在一起，但他/她想做的只是吸毒或酗酒。正是在这些时候，建议或寻找一种替代活动，可以为你提供一种方式，让你与这个人共度时光，而不用毒品或酒精。下面的步骤在拒绝别人的要求时是很有帮助的。

【技能步骤】

1. 看着对方，有眼神交流。
2. 用坚定的声音告诉别人你不想使用毒品或酒精滥用。
3. 给对方一个你不想这样做的理由。
4. 建议另一个活动。如果这个人有毒品或酒精，那就离开。

【角色扮演中使用的场景】

1. 你遇到一位老朋友，他告诉你将有一个聚会，很多人都是你很久没见过的。你知道那里很可能会出现毒品和酒精。
2. 你正在参加一个亲戚的生日聚会，主人想让你一起举杯，并递给你一杯葡萄酒。
3. 朋友要你去酒吧喝杯啤酒。你同意去，但却点了一杯苏打水。你离开酒吧后，你的朋友建议你和他一起抽大麻。
4. 当你在散步时，一个你认识的人问你是否想买毒品。
5. 你和工作上认识的新朋友一起去看电影。在电影开始前，你的朋友告诉你，如果兴奋了，你会更享受这部电影，并问你是否想来点大麻。

【教授此项技能时的特别注意点】

重要的是要确保来访者已经为自己找到了拒绝的理由及其他建议。因此，团体带领者应该花一段时间帮助团体成员集思广益，找出一两个拒绝毒品和/或酒精的原因。这些原因应该被团体带领者写在一个大的白板上。同时应编制另一份清单，其中列有毒品和/或酒精使用的替代品。这些清单可以帮助来访者识别原因，并根据他们经历的特殊的情况提出不同的建议。记住，拒绝和替代建议的理由越有意义，它们在团体治疗之外被使用的可能性就越大。此外，重要的是要强调，有时要求来访者使用毒品或酒精的人会随身携带药物或酒精，当这种情况发生时，提供替代方案将是无效的，因为很明显，这个人已经计划使用毒品或酒精；因此，最好还是离开这种情况。

技能：要求家人或朋友阻止你使用毒品和酒精*

【基本原理】

有时候当你对毒品和酒精说不的时候，有的人会让你很难受。他们不断给你施加压力，或者让你感觉很糟糕。通常是你认识的人，如家人或朋友，强迫你和他/她一起使用毒品。当你在压力情境下需要说"不"的时候，以下步骤是有用的。

【技能步骤】

1. 看着对方，保持眼神交流。
2. 用坚定的声音告诉对方你不想使用毒品或酒精。
3. 给对方一个你不想这样做的理由。
4. 要求对方不要再让你使用毒品或酒精。

【角色扮演中使用的场景】

1. 日间项目中的一个朋友来找你，他告诉你他要出去过过瘾，想让你和他一起去。你不想失去他这个朋友。

2. 你在当地的便利店买东西的时候，看到一个高中的老朋友并和他打招呼。他邀请你下班后和他一起出去喝一杯。你们曾经是很好的朋友，他不会轻易接受你的拒绝。

3. 你正在参加父母结婚 50 周年纪念日，他们递给你一杯香槟，准备为你的父母祝酒。你坐在父母的桌旁，你担心如果拒绝，他们会生气。

4. 你刚刚完成了一项严格的工作培训计划，你的家人想带你出去吃饭庆祝一下。你知道会提供酒精，而且你的家人相信一杯酒不会伤害你。

5. 假日晚餐后，你和堂兄弟姐妹出去玩，你想和他们重新建立联系。他们坚持要你和他们一起抽大麻。你不想让他们知道你有毒品问题。

【教授此项技能时的特别注意点】

团体带领者应该让来访者列出其他人可能迫使他们使用药物或酒精的方法。确保列表中包含的例子会导致这个人不会担心拒绝会导致他们所关心的人失去尊重。例如，一个朋友可能会说，"所以我现在对你不够好吗？"或者"你觉得你比我强吗？"帮助每位来访者确定一些他们不能使用毒品或酒精的个性化原因也非常重要。它也可能有助于来访者识别可能迫使他们使用的情况。在练习这项技能的时候，团体带领者应该坚持不懈，在停止之前至少尝试三次说服这个人使用这项技能。有关如何在角色扮演过程中保持坚韧的具体例子，请参见第九章"与药物和酒精滥用的患者工作"。

* 摘自《精神分裂症社交技能训练》(第二版)，作者 Alan S. Bellack、Kim T. Mueser、Susan Gingerich、Julie Agresta。© 2004 The Guilford Press。本内容仅供购买本书的读者个人使用。

技能：回应陌生人或毒贩*

【基本原理】

有时候,你可能会被一个毒品贩子逼着去买毒品,或者一个陌生人想让你吸毒。当你面对这些情况时,我们从朋友或家人那里学到的拒绝毒品的技能通常并不适用。这时通常没有必要提供拒绝的理由,如果你觉得自己有危险,你可以编造一个理由,如你破产了,然后马上离开。这里提供的步骤对如何处理这些困难情况提供了一些指导。

【技能步骤】

1. 决定是否进行眼神交流。
2. 告诉对方你不想使用毒品或酒精。简短点。
3. **如果合适**,给这个人一个你不想用的理由。
4. 离开那里。

【角色扮演中使用的场景】

1. 一个你以前从他那里买过毒品的毒贩过来问你,为什么你再没有来过,他想知道你是不是从其他人那里买了。
2. 你最近已经从戒毒所出院了,已经有一段时间没有复吸了。一个你曾经一起吸毒的人看到你,并认为你一直在躲着他。为了证明你没有回避他,他想让你和他一起去吸毒。
3. 一个看起来吸了毒的人在街上接近你,并坚信他认识你。他说你欠他的,并要求你买一些毒品来报答他。
4. 你刚下班,受到两个在当地毒贩手下工作的人的迎接。他们知道你有现金,强迫你从他们那里买毒品。
5. 当你乘公共汽车回家时,你注意到一个人在盯着你看。当你在车站下车时,他跟在你后面,追上了你。你能认出那个人是你曾经一起吸毒的那个人。他给你一些毒品。

【教授此项技能时的特别注意点】

虽然列出了技能步骤,但是对于团体带领者来说,为每个来访者量身定制这些步骤是很重要的。例如,有些人在与毒贩进行眼神交流时会感到不舒服。有些人会想什么也不说就离开这种情况,另一些人可能会觉得他们需要解释一下为什么他们不想使用(如需要尿检保持阴性),相信毒贩们可能认为他们总有一天会回来的而主动会离开他们。同样重要的是,还必须讨论如何评估各种情况的危险程度,然后相应地修改步骤。例如,如果一个团体成员认为他/她处于一个危险的境地,那么最好绕过一些步骤,立即让他/她从这个处境中离开。

附录 A

对团体带领者有用的材料

面向专业人士的社交技能训练[*]

【什么是社交技能？】

社交技能是人们在与他人交往时所使用的特定行为，它使个人能够有效地实现个人目标。如随意交谈、交朋友、表达感情，或者从他人处得到什么都需要社交技能。

【社交技能有哪些例子？】

良好的社交技能包括在社交活动中说什么以及如何说。当与另一个人交流时，信息的言语内容，即说话人所选择的单词或短语很重要。如何传达信息也同样重要。例如，适当的面部表情、肢体语言、眼神交流，以及良好、坚定的语调能够帮助传达信息。社交技能训练的目的在于改进人们在互动过程中说什么及如何说。

【为什么社交技能很重要？】

精神病患者在与他人（包括提供治疗者、家庭成员和其他来访者）的关系中通常会遇到很多问题。这些问题导致其在社区中适应困难，生活质量低下。对许多来访者来说，社交功能差与社交技能不足有关。例如，来访者可能很难开始对话，比如，说话声音低沉单调，或者没有眼神交流。帮助来访者提高他们的社交技能可以改进他们在社区中的社交功能。

【社交技能缺失的原因是什么？】

导致精神病患者技能缺陷的原因有很多。一些来访者在他们能够充分发展社交技能之前就生病了。其他人可能是在没有好的榜样的环境中长大的。还有一些人可能已经学会了良好的社交技能，但后来随着疾病的发展和远离他人而失去了这些技能。那些在医院里待了很长时间，对自己的行为几乎没有什么期望的患者，其技能可能已经生疏，需要帮助去重新学习技能，以及掌握何时使用他们。这些可能性的任何组合都可能导致社交技能的缺失。

【所有的社会功能问题都是由于缺乏社交技能造成的吗？】

不，社会功能障碍也可能由其他问题引起。药物副作用会导致社交功能出现问题。此外，如果来访者所处的社会环境对恰当而自信的社会行为缺乏传导性和支持性，将导致其产生社会功能障碍。

【什么是社交技能训练？】

社交技能训练是一套以社会学习理论为基础的心理治疗技术，旨在教授个体社交技能。社交技能训练所使用的方法与在 25 年前为有主见的训练而发展起来的方法是一样的。社交技能训练包括几个步骤。第一步是提供一个基本原理或帮助来访者理解为什么学习这项技能很重要。第二步是通过角色扮演示范技能。第三步是让来访者参与角色扮演。第四步是向来访者提供反馈和改进建议。第五步是鼓励来访者自己练习。

【社交技能训练应该多久进行一次？】

越频繁越好！最好是让社交技能团体成员至少一周见两次面，但可以提醒来访者经常甚至每天练习这些技能。来访者练习社交技能的机会越多，他们掌握的就越好，技能也就变得越自然。

【可以教授的社交技能有哪些类型？】

根据来访者的需要，可以教授各种各样的技能。最常见的技能包括开始和保持对话、向他人提出要求、表

---

* 摘自《精神分裂症社交技能训练》（第二版），作者 Alan S. Bellack, Kim T. Mueser, Susan Gingerich, Julie Agresta。© 2004 The Guilford Press. 本内容仅供购买本书的读者个人使用。

达感受、解决冲突、交朋友、确立信心。

【工作人员如何帮助来访者学习这些技能？】

社交技能训练的成功，工作人员和团体带领者本身一样重要。工作人员可以通过了解所教授的技能来帮助来访者，在自己与来访者（以及来访者与来访者之间）的互动中展示这些技能，在特定的情况下提示和鼓励来访者使用这些技能，并在他们表现出良好社交技能时给予积极反馈。此外，工作人员可以帮助来访者学习更好的技能，让他们在定期团体活动之外进行简短的角色扮演。这种额外的练习可以让他们对这些技能更加熟悉和自然，从而使他们自己能够在日常生活中使用这些技能。综上所述，工作人员在帮助来访者提高社交技能方面发挥着至关重要的作用，是社交技能训练团体的延伸部分。

面向来访者的社交技能训练[*]

【什么是社交技能训练?】

社交技能训练教会人们如何更好地与他人沟通自己的感受、想法和需求。同样,它还教会人们如何更好地回应他人的感受、想法和需求。社交技能帮助人们更经常地得到他们想要的,帮助他们避免做他们不想做的事情。

【社交技能训练与其他团体有何不同?】

社会技能训练不同于其他形式的治疗团体。团体成员不坐着谈论他们的问题。相反,成员们用团体时间尝试真正解决问题的方法。他们在团体中练习不同的技能,然后在现实生活中去尝试这些技能。

【团体成员的预期是什么?】

团体成员必须愿意保持开放的心态。他们必须愿意尝试旨在与他人交流的新技能。团体成员将学习新的技能并讨论如何在生活中使用它们。当他们准备好了,他们将在团体和现实生活中练习技能。

【团体成员如何学习和实践一项新技能?】

团体成员通过角色扮演来练习一项新技能,最初是和团体带领者一起练习,然后是互相练习。角色扮演类似于戏剧排练,但更轻松有趣。团体成员首先会得到一份讲义,上面的技能可以被分解成几个简单的步骤。接下来,他们观看团体带领者各自角色扮演技能。(角色扮演就是在一个假的情境中进行表演。)当成员感到舒适时,他们就开始角色扮演技能。他们还会被要求做"家庭作业",这样他们就可以在团体之外练习技能。如果他/她感到不舒服,不强迫其进行角色扮演或做家庭作业。

【社交技能训练对我有什么帮助?】

社交技能可以帮助你更好地与朋友、亲属和上司沟通。它们可以帮助你去和你在约会中感兴趣的人交谈。你可以专注于技能,它们能让你变得更加独立。社交技能训练可以帮助你改进实现几乎任何目标所需要的技能。在第一次团体治疗前,每个团体成员会与一个带领者见面。带领者会帮助团体成员确定其作用于团体的个人目标。

问题解决与目标实现工作表[*]

第一步　明确问题或目标。

谈论问题或目标,仔细听,提问题,获得每个人的意见。然后**准确地**写下问题或目标:

_____

第二步　利用头脑风暴列出可能的解决方案。

写下**所有的**想法,即使是坏的。让每个人至少想出一个可能的解决方案。

列出在此阶段**未讨论**的解决方案。

1. _____
2. _____
3. _____
4. _____
5. _____
6. _____

第三步　分辨每种解决方案的优缺点。

快速浏览可能的解决方案列表,并讨论每种解决方案的**主要优缺点**。

第四步　选择最佳解决方案或解决方案的组合。

选择最容易执行的解决方案来解决问题。

第五步　计划如何实施最佳解决方案。

列出需要的资源和需要克服的主要障碍。分配任务并制定时间表。

步骤 1. _____
步骤 2. _____
步骤 3. _____
步骤 4. _____

第六步　设定跟进日期:_____

首先关注你已经完成的事情。表扬所有的努力。然后检查计划是否成功,必要时进行修改。

---

* 经 Mueser 和 Gingerich 许可改编(出版中)。再版于《精神分裂症社交技能训练》(第二版),作者 Alan S. Bellack, Kim T. Mueser, Susan Gingerich, Julie Agresta。本内容仅供购买本书的读者个人使用。

社交技能团体模式*

使用说明：此模式适用于每个技能团体。在每次团体治疗开始之前，团体带领者应该提醒自己这 10 个步骤。

1. 制定技能的合理依据。

　　____　从团体成员中找出学习该技能的理由。

　　____　感谢所有团体成员的贡献。

　　____　提供任何未提及的其他依据。

2. 讨论技能的步骤。

　　____　讨论每一个步骤的动机。

　　____　检查团体成员对动机的理解。

3. 使用角色扮演来示范技能，并与团体成员一起回顾角色扮演。

　　____　解释你将在角色扮演中所示范的技能。

　　____　使用两个带领者来示范技能。

　　____　角色扮演要简洁并切题。

　　____　讨论角色扮演中是否使用了该技能的每一步。

　　____　让团体成员评估角色扮演的有效性。

4. 使用相同的情景模型，让一名团体成员参与角色扮演。

　　____　从一个更有技能或者更愿意合作的成员开始。

　　____　要求该成员在角色扮演中与其中一位带领者一起尝试该技能。

　　____　向来访者提问，检查他/她对角色扮演目标的理解。

　　____　指导其他团体成员观察来访者。考虑分配每位成员观察某一特定步骤或某一步骤的一部分。

5. 提供积极的反馈。

　　____　首先从被分配去观察某一特定步骤的团体成员处引出积极的反馈。

　　____　鼓励**具体的**反馈。

　　____　禁止任何负面的反馈或批评。

　　____　表扬所有的努力。

6. 提供纠正性反馈（改进建议）。

　　____　通过激发来访者更好地使用技能的建议。

　　____　将反馈限制在一个或两个建议之内。

　　____　力求以积极乐观的态度传递建议。

7. 让团体成员在相同的情境下参与另一次角色扮演。

　　____　请求来访者在角色扮演期间更改一个行为。

_____ 检查来访者对建议的理解。

_____ 专注于突出的和可改变的行为。

8. 提供额外的反馈。

_____ 首先关注将要改变的行为。

_____ 考虑使用其他行为塑造策略来改进来访者的技能,如辅导、提示和补充示范。

_____ 提供反馈时要丰富,但**具体**。

9. 让其他团体成员参与角色扮演并提供反馈,同步骤 4~步骤 8 所示。

10. 布置将在下节课开始前检查的家庭作业。

_____ 布置一个练习技能的任务(使用《家庭作业记录表》)。

_____ 让团体成员确定他们可以在什么情况下使用这项技能。

_____ 如有可能,根据每个来访者的技能水平和个人目标量身定制作业。

社交技能团体带领者自评清单*

带领者：_____   日期：_____

带领者使用说明： 在进行一次团体治疗后，填写此表。逐一检查你执行此项技能的表现："完全没有""部分地"或"全部地"。每三个月检查一次。

总体组织与积极参与技能	完全没有	部 分 地	全 部 地
营造了一个温暖、友好的氛围			
说话清晰，声音既不过分响亮也不过分柔和			
制定了一个议程并维持了团体治疗的结构			
为参与者提供了充分的积极反馈			
用一种友好但坚定的态度重新引导了打断或偏离主题的团体成员			
询问了团体成员个人经验的实例，其中的技能可以或已被使用			
采用了塑形的路径，通过强化目标技能的小步骤，帮助成员逐渐学习新的社交技能			
鼓励了团体成员积极融入团体治疗（成员可以以不同的方式活跃起来，如大声朗读技能步骤、提供合理依据、为角色扮演提供反馈、参与角色扮演、提供个人经验的实例）			
社交技能训练步骤	完全没有	部 分 地	全 部 地
检查了上次团体治疗的家庭作业			
制定了使用技能的基本原理			
与团体成员讨论了技能的步骤			
在角色扮演中示范了技能			
与团体成员一起回顾了所示范的角色扮演			
让所有团体成员都参与到了技能的角色扮演中			
为每个团体成员的角色扮演提供或引出了行为上特定的积极反馈			
为每个团体成员的角色扮演提供或引出了具体的行为改进建议			
分配了在团体外练习技能的特定家庭作业			

* 摘自《精神分裂症社交技能训练》(第二版)，作者 Alan S. Bellack, Kim T. Mueser, Susan Gingerich, Julie Agresta。© 2004 The Guilford Press.本内容仅供购买本书的读者个人使用。

社交技能团体观察清单*

带领者：_____ 日期：_____

观察者：_____

观察者使用说明：观察团体带领者完成团体训练后，填写本清单。逐一针对每个项目，检查团体带领者执行此技能的表现："完全没有""部分地"或"全部地"。每三个月完成本清单是很有帮助的。

总体组织与积极参与技能	完全没有	部 分 地	全 部 地
营造了一个温暖、友好的氛围			
说话清晰，声音既不过分响亮也不过分柔和			
制定了一个议程并维持了团体治疗的结构			
为参与者提供了充分的积极反馈			
用一种友好但坚定的态度重新引导了打断或偏离主题的团体成员			
询问了团体成员个人经验的实例，其中的技能可以或已被使用			
采用了塑形的路径，通过强化目标技能的小步骤，帮助成员逐渐学习新的社交技能			
鼓励了团体成员积极融入团体治疗（成员可以以不同的方式活跃起来，如大声朗读技能步骤、提供合理依据、为角色扮演提供反馈、参与角色扮演、提供个人经验的实例）			
社交技能训练步骤	**完全没有**	**部 分 地**	**全 部 地**
检查了上次团体治疗的家庭作业			
制定了使用技能的基本原理			
与团体成员讨论了技能的步骤			
在角色扮演中示范了技能			
与团体成员一起回顾了所示范的角色扮演			
让所有团体成员都参与到了技能的角色扮演中			
为每个团体成员的角色扮演提供或引出了行为上特定的积极反馈			
为每个团体成员的角色扮演提供或引出了具体的行为改进建议			
分配了在团体外练习技能的特定家庭作业			

社交技能团体成员指南[*]

使用说明：以下规则(海报尺寸)副本应张贴于进行团体治疗的房间中,以便在需要时参考。

1. 关注团体话题。

2. 一次只有一个人发言。

3. 禁止谩骂或咒骂。

4. 禁止互相指责或取笑。

5. 禁止在团体活动期间吃喝。

提供建设性反馈的指南*

1. 对使用技能的团体成员保持关注，即使时间很短。

2. 从表扬开始。找出并去强调积极行为。一个好的开始方式是"我真的很喜欢你_____的方式。"

3. 具体说明团体成员做得如何好。例如，"我喜欢你说话时看着我的样子。"

4. **避免**批判性的评论和术语，如**错误**或**不佳**。

5. 一次只在一个方面提出改进建议。有些团体成员一开始可能无法接受任何建议；针对这些团体成员，坚持去表扬他们所作所为已经很好了。

与有症状者沟通指南 *

1. 慢慢地、清晰地说。

2. 一次只做少述表达。

3. 定期询问来访者是否理解你的意思。

4. 让来访者重复你刚才说的话。

5. 如果来访者跟不上，用更少的词语和句子重复信息。

6. 让来访者重复你刚才说的话。

关于 HIV 的事实与安全性行为指南*

【关于 HIV（引起艾滋病的病毒）的事实】

1. HIV 通过交换某些体液（精液、阴道分泌物和感染 HIV 病毒的血液）传播。

2. HIV 不会通过握手、拥抱、打喷嚏或共用浴室和厨房等一般接触传播。

3. HIV 不会通过蚊虫叮咬或献血传播。

4. 感染 HIV 者通常看上去和感觉上都很健康。

5. 艾滋病是由 HIV 感染引起的。

6. 目前还没有针对 HIV 和艾滋病的疫苗或疗法。

【安全性行为指南】

每个人都应该使用下面的指南。**任何**性生活活跃及自 1978 年以来未完全实行**一夫一妻制**者都有感染 HIV 病毒的危险。任何与接触过 HIV 病毒的伴侣发生过不安全性行为的人也有感染艾滋病的风险。例如，人们可能在不知情的情况下通过输血或静脉注射药物而接触到病毒。注意以下指南是很重要的，虽然这些指南并不能保证你不被感染。然而，严格遵守它们可以大大减少感染的机会。

1. 只与一名未被感染且只与你发生性关系的伴侣发生性关系，且其不使用针具或注射器。

2. 如果你不确定你的性伴侣是否被感染，一定要使用（或让你的伴侣使用）乳胶避孕套和杀精剂。每次性交时使用新的避孕套；同一避孕套不可使用超过一次。

3. 使用水基润滑剂和避孕套来增加安全性。不要使用油性果冻、婴儿油或任何非水性物质，因为它们会导致避孕套破裂。

4. 避免在性交过程中交换血液、精液和阴道分泌物。

补充阅读资料列表[*]

【书籍】

Bellack, A. S. (1989). *A clinical guide for the treatment of schizophrenia*. New York: Plenum Press.

Bellack, A. S. (2003). Psychosocial rehabilitation. In A. Tasman, J. Lieberman, & J. Kay (Eds.), *Psychiatry* (2nded.). London: Wiley.

Douglas, M., & Mueser, K. (1990). Teaching conflict resolution skills to the chronically mentally ill. *Behavior Modification*, *14*(4), 519 – 547.

Drake, R. E., & Bellack, A. S. (2005). Psychiatric rehabilitation. In B. J. Sadock & V. A. Sadock (Eds.), *Kaplan & Sadock's comprehensive textbook of psychiatry*. Baltimore: Lippincott, Williams & Wilkins.

Hirsch, A. E., & Weinberger, D. (Eds.). (2003). *Schizophrenia* (2nd ed.). Oxford, England: Blackwell Scientific.

Lieberman, J., & Murray, R. M. (Eds.). (2001). *Comprehensive care of schizophrenia*. London: Martin Dunitz.

Mueser, K. T., & Gingerich, S. (1994). *Coping with schizophrenia: A guide for families*. Oakland, CA: New Harbinger.

Mueser, K. T., & Gingerich, S. (2006). *The complete family guide to schizophrenia*. New York: Guilford Press.

Mueser, K. T., & Tarrier, N. (Eds.). (1998). *Handbook of social functioning in schizophrenia*. Needham Heights, MA: Allyn & Bacon.

Pratt, S., & Mueser, K. T. (2002). Social skills training for schizophrenia. In S. G. Hofmann & M. Tomson (Eds.), *Treating chronic and severe mental disorders: A handbook of empirically supported interventions* (pp.18 – 52). New York: Guilford Press.

Sharma, T., & Harvey, P. (2000). *Cognition in schizophrenia*. Oxford, England: Oxford University Press.

Spaulding, W. D., Sullivan, M. E., & Poland, J. S. (2003). *Treatment and rehabilitation of severe mental illness*. New York: Guilford Press.

Torrey, F. (2001). *Surviving schizophrenia: A manual for families, consumers, and providers* (4th ed.). New York: HarperCollins.

【录像带】

Monkey See Productions. (2002). *Living with schizophrenia*. New York: Guilford Press.

Wheeler Communications. (1996). *I'm still here: The truth about schizophrenia*. Honeoye, NY: Wheeler Communications Group.

与社交技能相关的打包活动和游戏资源[*]

芝加哥大学精神康复中心(Center for Psychiatric Rehabilitation, University of Chicago)：708 - 614 - 4770，www.ucpsychrehab.org。

儿童服务(Childswork/Childsplay)：1 - 800 - 962 - 1141，www.childswork.com。

老年服务(Eldersong)：1 - 800 - 397 - 0533，www.eldersong.com。

伊利诺斯大学芝加哥分校国家精神残疾研究与训练中心(National Research and Training Center on Psychiatric Disability, University of Illinois at Chicago)：312 - 422 - 8180，www.psych.uic.edu/uicnrtc。

海湾环球运动会(Sea Bay World Wide Games)：1 - 800 - 568 - 0188，www.seabaygame.com。

打开记忆(Shake Loose a Memory)：www.shakelooseamemory.com。

健康复制品(Wellness Reproductions)：1 - 800 - 669 - 9208，www.wellness-resources.com。

---

[*] 摘自《精神分裂症社交技能训练》(第二版)，作者 Alan S. Bellack，Kim T. Mueser，Susan Gingerich，Julie Agresta。© 2004 The Guilford Press. 本内容仅供购买本书的读者个人使用。

附录 B

与评估有关的材料

社会功能访谈*

姓名： _____ 日期： _____

临床医生： _____

（一）角色功能，现在和过去

【家中日常事务】
- 你目前住在哪里？
- 你跟谁住在一起？
- 你能向我描述下你在家有代表性的一天吗？
- 你平时忙些什么呢？
- 你是否有时无事可做或者感到无聊？
- 你最喜欢什么样的生活环境？

【教育和工作经历】
- 你在上课还是在自学一些课程呢？
- 你是兼职还是全职？
- 你做志愿者吗？
- 你是否参加了职业康复项目？
- 你以前做过什么工作？
- 你目前对什么职业感兴趣？你过去对什么职业感兴趣？

【业余活动】
- 你业余时间喜欢做些什么？
- 你的兴趣爱好是什么？
- 你喜欢观看或参加哪些运动？
- 你喜欢读书吗？你喜欢写日记和/或保存日记吗？
- 你听音乐或者玩某种乐器吗？
- 你看录像或电视节目吗？
- 你喜欢画画或看艺术展吗？
- 你以前喜欢什么爱好或者活动呢？

【(社会)关系】
- 你通常和谁一起打发时间？家人？朋友？同学？同事？伴侣/其他重要的人？室友？孩子？
- 你有感觉很亲近的人吗？你能和谁谈论对你很重要的事情？
- 有没有你愿意花更多时间去陪伴的人？
- 你想拥有更多亲密关系吗？

【精神支持】
- 你觉得精神对你来说重要吗？

- 你通过什么寻求精神放松呢？
- 你是否参与正式的宗教活动？
- 你会冥想吗？
- 你通过自然还是艺术来寻求灵性？

【健康】

- 你通过做什么来保持健康？
- 你如何描述你的日常饮食？
- 你锻炼吗？
- 你的睡眠习惯是什么？

（二）有问题的社会情境

有时候在某些特定的社会情境中，人们觉得自己无法像以往一样有能力应付。下列哪一种情况对你来说很困难？尽可能具体地描述每一种情况，如果可以的话请举一个例子。在这个情境下发生了什么？你做了什么/其他人做了什么？

开始和进行对话

管理冲突，避免争执

为自己辩护，为自己坚持

和其他人一起生活

拥有良好的关系（朋友、家人、伴侣或其他重要的人、孩子）

与医生和治疗团队中的其他成员交谈

工作或志愿服务

（三）访谈期间确立的个人目标

【短期目标(6个月内)】

1. _____

2. _____

【长期目标(明年内)】

1. _____

2. _____

（四）临床医生在访谈过程中观察到的社交技能的优缺点

【优点】

1. _____

2. _____

3. _____

4. _____

【缺点】

1. _____

2. _____

3. _____

4. _____

社会适应功能评估(SAFE) *

居民姓名: _____   评估日期: _____

工作人员姓名: _____

使用说明: 根据**过去一个月**的**典型**行为填写表格。每个条目圈出一个选项,当考虑给某一特定行为评分时,将居民的能力与非精神病人中的能力进行比较是很重要的。团体领导者应每三个月填写本表一次。

	0. 没有损伤 1. 轻度损伤 2. 重度损伤 3. 严重损伤 4. 极度损伤				
1. 沐浴梳洗	0	1	2	3	4
2. 穿衣打扮	0	1	2	3	4
3. 吃饭、喂养和饮食	0	1	2	3	4
4. 钱款管理	0	1	2	3	4
5. 整洁与维护	0	1	2	3	4
6. 定向力/活动性	0	1	2	3	4
7. 阅读/书写	0	1	2	3	4
8. 冲动控制	0	1	2	3	4
9. 尊重私人财物	0	1	2	3	4
10. 电话技能	0	1	2	3	4
11. 会谈技能	0	1	2	3	4
12. 有助益的社交技能	0	1	2	3	4
13. 尊重和关心他人	0	1	2	3	4
14. 社交得体/礼貌	0	1	2	3	4
15. 社会参与	0	1	2	3	4
16. 友谊	0	1	2	3	4
17. 娱乐/休闲(非社交性)	0	1	2	3	4
18. 参与机构社交活动	0	1	2	3	4
19. 治疗的合作性	0	1	2	3	4
总分: _____					

【1. 沐浴梳洗】

0. 没有损伤。在没有提示和帮助的情况下可以自己洗澡和整洁。他/她似乎意识到了这一点,并为自己的表现感到自豪。

1. 轻度损伤。可以完成大部分洗澡和整洁任务。**偶尔**,他/她需要被提醒去剪指甲、剃须、洗澡或梳头,

但是通过提示，可以纠正这些问题。

2. 中度损伤。可以完成不那么复杂的整洁任务（梳头、淋浴），但可能需要在更复杂的梳洗方面得到帮助（剃须、剪指甲）。他/她经常需要被提醒以保持整洁。

3. 严重损伤。不主动产生任何整洁的行动。他/她愿意洗澡和整洁，但需要大量的帮助来完成基本的整洁任务（淋浴、梳头）。他/她可能会在发型或化妆上坚持一种不寻常的和古怪的造型。

4. 极度损伤。不合作和/或抵制梳洗和洗澡，造成健康危害。

【2. 穿衣打扮】

0. 没有损伤。能够在没有帮助的情况下打扮自己；他/她可以从自己的衣柜中挑选适合这个季节的衣服，如果有资金或有机会，他/她能够购买或适当选择衣服。

1. 轻度损伤。在没有提示或帮助的情况下打扮自己，但有时显得马虎（例如，穿脏的或破的衣服、衬衫下摆外露、纽扣或拉链开着、鞋带松着）。

2. 重度损伤。需要一些鼓励或帮助来打扮自己。他/她有时会穿一些奇怪的衣服组合（裤子穿反了、穿了好几层衣服）或穿不合季节的衣服（夏天穿厚外套）。此人可能没有意识不到他/她的衣服什么时候需要清洗。

3. 严重损伤。在穿衣打扮方面需要大量帮助，但并不抵抗这种帮助。他/她经常穿着奇怪的衣服组合或不合季节的衣服。他/她可能会在没有意识到情况不合适的时候脱光衣服。

4. 极度损伤。拒绝穿衣服，或者因漠不关心而使打扮不起作用，因此大部分时间都穿着睡衣或睡袍。

【3. 吃饭、喂养和饮食】

0. 没有损伤。能够在没有帮助的情况下自己吃饭，并具有特定的食物偏好。如果提供资金或机会，能够选择自己的饮食，购买额外的食品，或自己准备一顿简单且充足的营养餐。

1. 轻度损伤。可以使用餐具，并可在附近商店购买食物来补充住所的三餐。他/她的饮食习惯和餐桌礼仪有些马虎，如果没有监督，他/她可能会选择某种不寻常的餐食（例如，只吃糖果或薯条）。

2. 中度损伤。偶尔会自发地进食，但为了吃完一餐，需要不断地被提示。使用餐具的能力很差，用手代替餐具是很常见的。他/她不能独立照顾到所有的饮食需求。

3. 重度损伤。可以接受食物，但在吃饭时需要有人监督。可能偶尔会拒绝食物、吃得过多，或吃没有营养的、有害的东西。

4. 极度损伤。在喂食时可以吞咽食物，但只是生存必需的补充食物（高热量、高蛋白或胃内喂饲）。如果没有监督，此人可能有窒息的危险。

【4. 钱款管理】

0. 没有损伤。能够在不需要帮助的情况下管理自己的钱款。知道他/她有多少钱款，可以计算钱款，有做预算的能力，并据此花钱。

1. 轻度损伤。在一些帮助下，能够管理自己的钱款。他/她在做预算方面可能需要一些帮助，但能够在没有明显帮助的情况下花掉预算的钱。

2. 中度损伤。在做预算、计算钱款、花钱方面需要大量帮助。如果没有监督，他/她可能会冲动地花钱或捐出大笔钱。然而，他/她能够在工作人员的鼓励或监督下完成其中的一些或大部分活动（如购买一件物品）。

3. 重度损伤。钱款管理的大多数方面需要由工作人员执行或密切监督。在没有帮助的情况下，即使是最简单的涉及钱款的任务也无法完成，但他/她希望拥有钱款或珍惜钱款所能买到的东西。

4. 极度损伤。不愿意参与任何钱款管理，对钱款和买东西不感兴趣。此人的钱款完全由他人管理。

【5. 整洁与维护】

0. 没有损伤。保持房间整洁，并帮助工作人员维护房间的整洁。

　1. 轻度损伤。需要一些提示才能保持房间整洁。当工作人员要求时,他/她有时可以帮忙维护房间的整洁。

　2. 中度损伤。需要大量的提示或实际帮助才能保持其房间的干净。

　3. 重度损伤。能最低限度地参与任何房间整洁的维护任务。当被提示时,他/她可以做一些简单的活动(如从地板上拾起衣服),否则必须由工作人员来整理他/她的房间。

　4. 极度损伤。不协助任何房间整洁的维护任务。

【6. 定向力/活动性】

　0. 没有损伤。可以独自离家,并在适当的和商定的时间返回。

　1. 轻度损伤。知道家附近的路,可以独自离家,但有时他/她到达目的地时会迟到。

　2. 中度损伤。通常可以独自离家,但他/她有时不能到达目的地或不能按时返回。知道附近的一些地方。

　3. 重度损伤。只能在陪同下离家,否则将无法到达目的地。只知道附近的几条路。

　4. 极度损伤。从不离家,也没有表现出离开的动机。

【7. 阅读/书写】

　0. 没有损伤。可以写信和阅读(如报纸、书籍)。

　1. 轻度损伤。可以写一点东西(如写一张简单的便条、偶尔写一封简短的信),以及读一点东西(如读一篇简短的报纸文章)。需要帮助来正确地写地址和邮寄信件。

　2. 中度损伤。在提示的情况下,会去读和/或写一些东西,但很少主动这样做。除了简单的句子以外都不能阅读。

　3. 重度损伤。会写自己的名字,或者读一些简单的标牌,但即使有提示也不会更多了。

　4. 极度损伤。基本上是文盲,不会阅读或书写,即使提示了也写不出自己的名字。

【8. 冲动控制】

　0. 没有损伤。在必要时可以等待以满足其需要。

　1. 轻度损伤。有时会很不耐烦(例如,重复同样的要求,在提出要求时过分强调)。其冲动可以通过简单的提醒来控制。

　2. 中度损伤。如果其需求未立即得到满足,有时会打扰别人。他/她可能会大声爆发,但并不暴力。口头命令或在安静的房间里待一小段时间就足以控制其冲动。

　3. 重度损伤。经常有需要被隔离的情绪爆发状况(如至少每一两周一次)。为了避免这些情绪爆发,要避免谈论某些话题或避开某些情况。

　4. 极度损伤。容易爆发暴力事件,需要隔离(如每周几次),并被其他当事人或工作人员回避。

【9. 尊重私人财物】

　0. 没有损伤。遵守尊重他人财物的社会规则,并充分维护自己的财物。

　1. 轻度损伤。维护自己的财物、尊重他人的财物,但有时需要提醒自己遵守这些社会规则。

　2. 中度损伤。明白他/她的财物和他人财物之间的区别。他/她可能偶尔会拿走别人的财物,但如果有人要求,他/她愿意归还。当有人拿走其财物时,此人有时可能不会注意到或提出抗议。

　3. 重度损伤。对自己的财物和他人的财物之间的区别理解有限,经常违反有关财物的社会规则(例如,经常拿走别人的财物或把自己的财物送人)。根据提示,当事人可以遵守有关财物的常规规则(例如,按照指示归还他人财物)。

　4. 极度损伤。不遵守尊重他人财物或维护自己财物的社会规则,对与遵守规则相关的提示也未作出反应。

【10. 电话技能】

　0. 没有损伤。可以适当地使用电话,包括查询电话号码。

1. 轻度损伤。在没有帮助的情况下可以拨打大多数电话号码,但在使用电话号码簿时需要帮助。

2. 中度损伤。能使用电话,但在拨号时始终需要帮助。

3. 重度损伤。在使用电话方面需要大量的帮助(例如,拨电话、对着听筒说话、大声说话、知道什么时候挂断)。

4. 极度损伤。即使提供大量帮助,也拒绝或无能力使用电话。

【11. 会谈技能】

0. 没有损伤。以一种适合社交的、熟练的方式与他人对话(例如,话题的选择、自我表露的程度、良好的眼神交流和声音的响度)。

1. 轻度损伤。在和他人对话时有相当好的技能。他/她选择的对话主题或自我表露可能偶尔是不合适的,或其非语言技能(眼神交流、人际距离)或副语言技能(声调、响度)可能需要一些改进。反馈可以成功帮助改变其行为。

2. 中度损伤。有能力与他人对话(例如,可以与另一个人对话几分钟),但往往表现出较差的技能(例如,话题选择、非语言和副语言技能)。反馈只能在这些技能上产生很小的改进。

3. 重度损伤。保持对话的时间很难超过较短的时间(如30秒~1分钟)。人们很难跟得上他/她的对话,其对话可能围绕着幻想,也可能没有什么特别的导向。此人似乎不听别人说话,但可以简短地与他人对话。反馈对于改进此人的对话能力是无效的。

4. 极度损伤。即使是在被提示的时候也不能进行非常简短的对话。此人缄默不语、语无伦次、语法严重混乱,或者过于沉迷于幻想,以至于连简短的对话都不可能。

【12. 有助益的社交技能】

0. 没有损伤。了解机构规则和工作人员的角色,能够以社交技能要求恰当的工作人员提供具体服务。此人经常实现其互动的有助益的(明显的)目标。

1. 轻度损伤。通常能够实现其互动的有助益的目标。这个人可能偶尔会向不恰当的人提出要求。社交技能问题有时会限制其实现有助益的目标的能力(例如,一个人强令某件事,而不是提出请求;站得离他人近得不得体;说话声音很低)。

2. 中度损伤。有时能实现与他人互动的有助益的目标,但往往因社交技能差受到阻碍(例如,表达不明确、在非语言和副语言技能方面有明显缺陷)。可能误解社会角色(如要求厨师换药)。尽管有这些局限,还是会定期地尝试实现有助益的目标。

3. 重度损伤。由于缺乏社交技能和对社会角色的误解,很少能达到社交的有助益的目标。偶尔会接近他人,以达到有助益的目标。

4. 极度损伤。从不接近他人来实现有助益的目标。

【13. 尊重和关心他人】

0. 没有损伤。在他/她的交往中,即使有情感冲突,也对他人的感情表现出适当的尊重和关心。

1. 轻度损伤。偶尔表现出不恰当的漠视他人的感受(如在冲突期间)。有提示时,可以表现出恰当的尊重。

2. 中度损伤。有时似乎不知道别人对其所说之言有何感想(如侮辱别人)。

3. 重度损伤。有时会做出粗鲁和不恰当的评论。发表淫秽的性评论或粗俗的种族歧视言辞,而不管其听众会如何看待这些话。

4. 极度损伤。经常发表粗俗的和不恰当的评论,而不考虑别人是如何看待这些评论的。

【14. 社交得体/礼貌】

0. 没有损伤。与他人的互动彬彬有礼且礼貌。即使在情绪激动的情况下,也能表现得体贴入微且替人着想。

1. 轻度损伤。有时不善交际,但通常很有礼貌。他/她可能偶尔不礼貌(例如,问一个唐突的问题,不回应别人的问候),但当得到关于这种行为的反馈时,他/她会做出回应。

2. 中度损伤。经常不表现出起码的礼貌行为(例如打招呼,给别人让路,回应简单的请求,如调低收音机的音量),且有时在社交场合不得体。当得到关于其行为的反馈时,可能有一些小的改进。

3. 重度损伤。几乎从不讲礼貌,而且经常在社交场合不得体。试图纠正其行为在很大程度上是不成功的。

4. 极度损伤。几乎在所有场合都表现不当。其行为和言语具有难以接受的社交的特点。

【15. 社会参与】

0. 没有损伤。既能定期与他人进行社交互动(如每天几次),也能对他人发起的互动做出回应。社会交往不仅限于短期,可能会持续更长的时间(如超过 15 分钟)。

1. 轻度损伤。既能与他人进行社会互动,也能对他人发起的互动做出回应,但互动的时间往往较短或不频繁。

2. 中度损伤。经常参加社交活动,但通常是回应,而不是发起。

3. 重度损伤。通常避免社会联系。很少发起社交互动,而当他人发起互动时,他/她只给予极少的回应。大多数互动是相当短暂的。

4. 极度损伤。主动拒绝与他人互动,当有人进入房间时,可能会离开。如果被迫互动,他/她可能会表现出恐惧或攻击性。

【16. 友谊】

0. 没有损伤。与机构内外的人都有友好的关系。朋友中至少有一位超过泛泛之交,且友谊的本质是亲密、稳定、持久,以及彼此满意的。

1. 轻度损伤。有几个熟人,但在建立和维持亲密、稳定的友谊方面有困难。此人可能会优先与工作人员而不是同龄人互动。或者其可能有基于不正常的成分或动机的友谊。例如,此人在性或经济方面利用或正在被利用,或友谊是基于不恰当的或不寻常的吸引力。

2. 中度损伤。可能会花时间与另一个人在一起,但没有有意义的互动(如静静地坐着)。此人可能会找一个他/她试图与之友好相处的工作人员。

3. 重度损伤。有一个或两个与其保持联系的熟人,但这些关系仅由他人主动维系。

4. 极度损伤。与同龄人或工作人员都没有联系。

【17. 娱乐/休闲(非社交性)】

0. 没有损伤。有发展不错的、特定的兴趣或爱好(如编织、跑步、阅读、填字游戏),每周参加一次以上。

1. 轻度损伤。有明确的兴趣或爱好,有定期参与,但不经常(一周一次或更少)。

2. 中度损伤。有一些特定的兴趣,但不定期地参与(每月一两次)。

3. 重度损伤。有一些泛泛的兴趣(最喜欢的电视节目或杂志;关注一个运动队)。

4. 极度损伤。没有泛泛的兴趣爱好。他/她可能会把空闲时间花在无鉴赏力地看电视或坐着抽烟。

【18. 参与机构社交活动】

0. 没有损伤。适当地、有选择性地参加机构工作人员提供的社交活动,而且看起来很享受这些活动。

1. 轻度损伤。经常参加由机构工作人员组织的社交活动,但偶尔也需要鼓励。

2. 中度损伤。参加一些由机构工作人员组织的社交活动,但经常需要提示,偶尔在活动结束前离开。

3. 重度损伤。被动和不情愿地、偶尔地参加由机构工作人员组织的社交活动,但很少或从来不自愿参加。

4. 极度损伤。拒绝参加工作人员组织的社交活动。

【19. 治疗的合作性】

0. 没有损伤。完全配合治疗计划和实施。了解治疗的好处和风险,并且在其治疗中是一名积极参与者(如要求特定的药物)。能够准确地报告药物或并发疾病的不良反应。

1. 轻度损伤。完全服从治疗及其他建议或合理要求,但不积极参与治疗计划,偶尔过分强调或低估药物或并发医疗疾病的不良反应。

2. 中度损伤。服从大多数建议,但偶尔拒绝治疗或其他合理的要求。他/她可能经常抱怨医学问题没有生理学的解释。

3. 重度损伤。患者只是选择性地服从治疗建议。医学疾病或精神病症状可能会因缺乏药物依从性或未听取其他建议而加重。

4. 极度损伤。拒绝服从治疗,以致产生严重的健康问题。他/她可能需要通过武力或法律干预来约束或治疗。

社交技能清单*

姓名：_____   日期：_____

临床医生姓名：_____

检查评估周期：开始____；3 个月____；6 个月____；12 个月____；其他时间段____

使用说明：此清单用于评估此人在过去一个月的社会行为和功能。对于某些行为，可能有必要询问那些与此人接触更频繁，了解其各种互动和活动的人，以获得更多信息。根据环境的不同，这些人可能是辅导员、护士、治疗师、精神病治疗助理、"主要工作人员"、个案管理员或其他重要的人（如家庭成员）。如有可能，同一名临床医生应在每个评估周期填写此表。

社 交 技 能	从不或很少使用	有时使用	经常或大部分时间使用	未获得信息
说话时看着对方				
保持适当的社交距离（距离约为一臂之遥）				
让其他人感到舒服（如打招呼、倾听、说积极或支持的话）				
发起对话				
维持对话				
向他人表达积极的感受				
没有争吵地解决冲突				
和其他人有社交联系				
保持至少一种亲密关系（与朋友、家人、男朋友/女朋友、工作人员）				
自信而有礼貌地为自己辩解				
主动而有礼貌地寻求帮助				
通过提问和/或表达关心来与治疗团体成员进行沟通				

角色扮演测试观察[*]

（一）可在角色扮演测试中使用的情境示例

工作人员会给参与角色扮演测试者以下指示："这个步骤的目的是了解你们对日常可能发生的典型情境的反应。每种情境都需要你和另一个人互动。我将向你们解释说明这个情境。我想让你想象你正处于这样的情境中，在我描述了情境之后，我会说些什么。每次我说话的时候，我都希望你能像我在真实情况下和你说话一样做出回应。记住要仔细听我向你描述的情境。再次强调，在每种情境下，你的反应都要像真的发生一样。"

下面的角色扮演场景包含了对具体情境的描述，以及工作人员向角色扮演参与者提出的问题或陈述的事情。工作人员必须给参与者时间回答每个问题或进行陈述。一些角色扮演包括工作人员的替代方案，取决于参与角色扮演者的反应。例如，在提出请求的角色扮演中，如果此人能够提出请求，有一套陈述，如果这个人只是在进行对话，就有另一套陈述。

注意：工作人员**不应**大声朗读所评估的技能名称（表达积极感受、提出要求、表达不愉快的感受等）。

【表达积极感受】

情境：你提着两个很重的包裹坐上一辆拥挤的公共汽车。你的一个熟人正好坐在那里，那人看见你并主动给你让座，说：

1. "你好，_____，你来我这里坐吧！"
2. "你的行李看起来很重呀。"
3. "好像公共汽车每天都变得更拥挤。"

【提出要求】

情境：你收到一封来自美国国税局（Internal Revenue Service, IRS）关于你税收的信件。你已经仔细读了这封信，但是你仍然不明白这封信的内容。你认为你在心理健康中心的辅导员会理解这封信。你知道她今天下午在办公室，你过去找她。她说：

1. "你好，_____。"

如果提出请求：

2. "我很乐意帮助你，但是我现在真的很忙，你能晚点再来吗？"
3. "这将花费我很长一段时间。"

如果没有提出请求：

2. "今天见到你很开心。"
3. "很开心你顺便来看看我。"

【提出不满】

情境：你在一家餐厅里刚刚用完餐。服务员给了你账单，你注意到他多收了你两美元。他说：

1. "谢谢您，欢迎再次光临。"

如果指出账单中的错误：

2. "不，我没有算错。"

* 摘自《精神分裂症社交技能训练》（第二版），作者 Alan S. Bellack，Kim T. Mueser，Susan Gingerich，Julie Agresta。© 2004 The Guilford Press. 本内容仅供购买本书的读者个人使用。

3. "我一般不犯错。"

如果没有指出账单中的错误：

2. "很高兴为您服务。"

3. "您可以在出口处付钱。"

【妥协和协商】

情境：你和你的朋友决定星期五晚上一起玩。你的朋友想租一部恐怖片。你真的不喜欢也从不看恐怖片。她说：

1. "我真的想看恐怖片，我们去租_____吧，这部恐怖片刚刚上映。"

2. "我很想去看电影，所以我们去看那部电影吧。"

3. "好吧，我们去做吧。"

【与陌生人或不熟悉的人开始一段对话】

情境：你正坐在休息室里等着开始你们的团体治疗。你注意到一个陌生人坐在房间那头。这个人看着你说：

1. "你好。"

2. "这是我第一天来到这里。"

3. "谢谢你跟我说话。"

【回应投诉】

情境：你打碎了室友的花瓶。这是一个意外，但你因此受到了责备。你的室友说：

1. "是你打破了我的花瓶吗？"

2. "你怎么这样笨手笨脚的？"

3. "你以后别碰我任何东西。"

【询问与健康有关的问题】

情境：你在医生的办公室做体检。他给你做检查，检查你的心脏和血压。他告诉你他的发现。但他用的医学术语你不懂。他转身离开，说：

1. "结束了，你可以穿好衣服走了。"

如果想要更详细的解释：

2. "我可以用更简单的语言解释我的意思。_____"

3. "谢谢你让我知道我没有说清楚。"

如果不想要更详细的解释：

2. "好的，你可以和我的秘书预约下次的时间。"

3. "祝你今天过得愉快。"

【拒绝请求】

情境：你正和一个朋友吃午饭，她向你借 5 美元，直到发薪日才会还你。你正好缺钱，打算把钱花在自己身上。你的朋友说：

1. "请把钱借给我吧，我下周会还给你。"

如果不能借钱给她：

2. "但是我真的需要用钱。"

3. "如果我没有钱，我不知道该怎么办。"

如果同意借钱：

2. "谢谢,你是我真正的朋友。"

3. "我就知道我可以依赖你。"

【表达不愉快的感受】

情境:你有个朋友总是迟到。他答应下午 4:00 来接你去购物。他最终在 4:45 分出现。你为这件事生气,决定告诉他。他说:

1. "嗨,我到了。"

如果表达了不愉快的感受:

2. "我被堵在路上了。"

3. "今天这个时候路上有这么多车,我也没办法。"

如果没有表达不愉快的感受:

2. "你看起来准备好认真逛街了。"

3. "我想今天我们会找到一些打折的好东西。"

【表达积极的感受】

情境:你正在医院从一个小手术中恢复,一个亲戚来看你,她说:

1. "我只是想顺便进来打个招呼。"

2. "你感觉怎么样了?"

3. "你出院后我们得聚一聚。"

(二) 在角色扮演测试中被评为"发生/未发生"行为示例

【可以在大多数角色扮演中进行评分的行为】

<u>注视</u>

定义:说话和倾听的时候看着对方,但不要一直盯着对方看。

举例:眼神交流是间歇性的,不时地向对方的方向凝视。

<u>适当的音量</u>

定义:语音音量既不太轻柔也不太大声,他人很容易听到。

<u>面部表情</u>

定义:微笑、皱眉和其他面部表情与口头表达的内容一致。

举例:当说或听到一些有趣的东西时会微笑,当听到或说一些令人沮丧或恼人的东西时会皱眉,当困惑或提问题时会挑眉。

<u>语调变化</u>

定义:声调不是单调的,语调的抑扬变化是用来传递重点和情感的。

<u>及时回应</u>

定义:回应的等待通常很短,当必须深思熟虑如何回应时,使用诸如"让我考虑一下"和"嗯"之类的中介物。

举例:言语速率处于一个标准对话的水平。对于回应另一个人说的话,没有长时间的停顿或完全的沉默。

【可以在特定角色扮演中进行评分的行为】

<u>积极情感的语言表达</u>

定义:语言表达积极情感的内容(例如,对他人行为或做法的某些方面的赞赏、钦佩或感激)。

举例:"谢谢你在公共汽车上给我让座,我真的很感激。""你来医院探望我真是太好了。见到你我感到很高兴。"

积极情感的非语言表达

定义：有或没有特定内容的积极情感表现。

举例：大笑、做充满爱的肢体姿势、微笑。

消极情绪的语言表达

定义：语言表达消极情绪的内容（例如，对他人行为的不满、不愉快的感受、不赞成或不高兴）

举例："你迟到了让我心烦。如果你知道要迟到时能提前打电话给我，我将很感激。"

消极情绪的非语言表达

定义：有或没有明确语言内容的消极情绪或情感语气。

举例：使用坚定的语气、不大笑也不咯咯地笑。

提出请求

定义：明确请求是什么，告诉对方你将很感激他/她的帮助。

举例："如果你能帮我弄懂我收到的这封信，我会很感激的。它使用了我不理解的术语。如果你能帮我看一看，我会更有把握。"

提出不满

定义：解释引起投诉的情境。建议如何纠正这个问题。

举例："我认为我账单上的总数是不正确的。如果你能再合计一遍，我将很感激。"

妥协和协商

定义：解释自己的观点，认可他人的观点。建议一种折中的或令人愉快的备选。

举例："我不想看恐怖片。但我知道我们都喜欢喜剧。我们今晚能看喜剧吗？"

开始一段对话

定义：自我介绍（如果对方是熟人，可以直呼其名）。闲聊。

举例："嗨。我叫 Xavier。我以前在这儿没见过你。到目前为止，你觉得这儿怎么样？"

拒绝请求

定义：告诉对方不能做被要求做的事。

举例："对不起，我今天不能借给你钱。我没有多余的钱了。"

（三）可以用来评价角色扮演测试的 5 分制量表举例

【综合社交技能】

综合社交技能（overall social skill，OSS）是衡量一个人的社交能力的总体标准。它包含了其他社交技能变量，包括语言、非语言和副语言（声调、响度等）元素。具有良好社交技能的人容易理解，反应流畅（例如，没有长时间的停顿或与人坦诚交谈），不会做出令人不安的行为；他/她在特定的情境下似乎很舒服或自信，即使这是困难的；情感表达是适当的，而不是过度的；在合适的时机，此人以完成任务为目标行动，但其看来对对方的社交暗示很敏感，并能在需要的时候调整其行为。

OSS 以 5 分制量表评分：

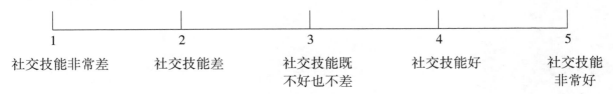

1	2	3	4	5
社交技能非常差	社交技能差	社交技能既不好也不差	社交技能好	社交技能非常好

【明显不适】

明显不适（apparent discomfort，AD）反映了一个人在特定情况下的焦虑、紧张、不安或不适的总体水平。不适反映在语言内容、交流的副语言方面（例如，言语不流畅、口吃、声音颤抖），以及非语言行为（肌肉紧张、紧张的手势、身体摇摆或颤抖、跺脚）。不适的非语言表现可能很难与静坐困难区分开来；如果有疑问，可以从其他来源得到确认，如医疗记录。

AD 以 5 分制量表评分：

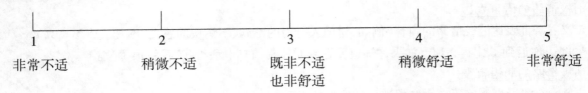

1	2	3	4	5
非常不适	稍微不适	既非不适 也非舒适	稍微舒适	非常舒适

社交技能目标自评量表[*]

姓名：_____   日期：_____

检查评估周期：开始____；3 个月____；6 个月____；12 个月____；其他时间____

 以下是你在参加社交技能培训之前或期间设定的目标清单。从 1 分至 5 分，请以你离实现每个目标的距离打分。

目　　标	我离实现这些目标有多近？
	1＝距离实现这个目标没有进展 2＝距离实现这个目标有一点进展 3＝距离实现这个目标有适度进展 4＝距离实现这个目标相当近 5＝已经实现这个目标
	1　　2　　3　　4　　5
	1　　2　　3　　4　　5
	1　　2　　3　　4　　5
	1　　2　　3　　4　　5
	1　　2　　3　　4　　5
	1　　2　　3　　4　　5
	1　　2　　3　　4　　5
	1　　2　　3　　4　　5
	1　　2　　3　　4　　5
	1　　2　　3　　4　　5

社交技能目标临床医生评定量表[*]

姓名：_____ 日期：_____

临床医生：_____

检查评估周期：开始____；3 个月____；6 个月____；12 个月____；其他时间____

    临床医生：将初次会面设定的所有目标作为初始目标列出。所有修改过的目标都应该在下面的"修改/新目标"中列出。在随后的会面中设定的任何目标也记录在"修改/新目标"部分。将实现目标的日期填写于选定框中。

【初期目标】

目　　标	设立日期	未达成	部分达成	完全达成	修改 （见下表）
1.					
2.					
3.					
4.					

【修改/新目标】

目　　标	从目标修改#	设立日期	未达成	部分达成	完全达成	修改
5.						
6.						
7.						
8.						

社交技能训练团体进程说明[*]

团体成员 : _____   临床医生 : _____

团体成员目标 : _____

团体日期	教授的技能	角色扮演数量	注意力[*]	合作度[**]	技能表现[***]	家庭作业完成度?[****]	家庭作业布置?

[*] 评估注意力 :

1＝专注 1%～20% 的时间 ; 有时可能知道正在讨论什么, 但通常是专注于自己的事或入神了。

2＝专注 20%～40% 的时间 ; 淡入和淡出意识, 但平均只有不到一半的时间跟随团体。

3＝专注 40%～60% 的时间 ; 此人大约有一半的时间在关注团体中发生的事情, 另一半时间则心不在焉或表现得很无聊。

4＝专注 60%～80% 的时间 ; 大多数时候都知道发生了什么, 尽管可能会分散一些注意力。

5＝专注 80%～100% 的时间 ; 对问题给出相关和具体的回答。

[**] 评估合作度 :

1＝只有最低限度的意愿参与 ; 公然挑衅和破坏 ; 需要花费相当长的时间来鼓励案例参与。

2＝不愿意参与, 但表现出一定的努力 ; 被要求时可以回答问题, 但拒绝角色扮演。

3＝愿意做要求做的事, 没有阻力 ; 回答问题并参与角色扮演, 但并非自愿。

4＝积极参与, 至少部分不通过鼓励 ; 可能开始时有些犹豫, 但很快就会熟悉起来, 并表现出一些热情。

5＝积极参与讨论和角色扮演 ; 积极主动参与团体活动 ; 可能会自发地给予他人支持性反馈。

[***] 评估技能表现 :

1＝需要大量的协助来完成该技能 ; 没有治疗师的指导, 很少或完全没有能力练习该技能。

2＝需要大量的指导和/或重新定向, 但能够自发地展示一些技能 ; 平均来说, 只能遵循两个步骤的技能。

3＝需要一些帮助或重新定向, 但平均可以遵循至少三个步骤的技能。

4＝角色扮演后不需要纠正反馈 ; 遵循至少三个步骤, 只在"微调"角色扮演时需要帮助。

5＝不需要任何协助就可完成该技能的所有步骤 ; 可以创造性地、发明性地扮演角色。

[****] 评估家庭作业完成度 :

1＝没有完成任何布置的家庭作业。

2＝完成部分布置的家庭作业。

3＝完成全部布置的家庭作业。

社交技能家庭作业记录*

姓名： _____   指定日期： _____

协助完成家庭作业的工作人员或家庭成员（选填）： _____

截止日期： _____

学习的技能： _____

作业简介：

_____

_____

_____

练习日期： _____   时间： _____   地点： _____

简要描述发生了什么：

_____

_____

_____

你在家庭作业中运用这项技能的效果如何？请选择一项：

_____   1. 完全无效

_____   2. 稍许有效

_____   3. 一般有效

_____   4. 非常有效

_____   5. 高度有效

补充说明：

_____

_____

_____

社交技能有效性自评量表[*]

姓名：_____   日期：_____

临床医生：_____

检查评估周期：开始____;3 个月____;6 个月____;12 个月____;其他时间____

技能	我可能需要使用此技能的情境举例	在涉及我需要使用此技能的情境时的效果如何？ 1＝完全无效 2＝稍许有效 3＝一般有效 4＝非常有效 5＝高度有效
		1 2 3 4 5
		1 2 3 4 5
		1 2 3 4 5
		1 2 3 4 5
		1 2 3 4 5
		1 2 3 4 5
		1 2 3 4 5

参考文献

Andreasen, N. C. (1982). Negative symptoms in schizophrenia: Definition and reliability. *Archives of General Psychiatry, 39*, 784–788.

Bandura, A. (1969). *Principles of behavior modification.* New York: Holt, Rinehart & Winston.

Becker, D. R., & Drake, R. E. (2003). *A working life for people with severe mental illness.* New York: Oxford University Press.

Becker, D. R., Drake, R. E., Bond, G. R., Xie, H., Dain, B. J., & Harrison, K. (1998). Job terminations among persons with severe mental illness participating in supported employment. *Community Mental Health Journal, 34*, 71–82.

Bellack, A. S. (in press). Social skills for severe mental illness. *Psychiatric Rehabilitation Journal.*

Bellack, A. S., Bennett, M. E., & Gearon, J. S. (2000). *Behavioral treatment for substance abuse in schizophrenia.* Unpublished treatment manual. Baltimore, MD.

Bellack, A. S., Blanchard, J. J., & Mueser, K. T. (1996). Cue availability and affect perception in schizophrenia. *Schizophrenia Bulletin, 22*, 535–544.

Bellack, A. S., & DiClemente, C. C. (1999). Treating substance abuse among patients with schizophrenia. *Psychiatric Services, 50*, 75–80.

Bellack, A. S., & Hersen, M. (Eds.). (1979). *Research and practice in social skills training.* New York: Plenum.

Bellack, A. S., & Morrison, R. L. (1982). Interpersonal dysfunction. In A. S. Bellack, M. Hersen, & A. E. Kazdin (Eds.), *Interpersonal handbook of behavior modification and therapy* (pp. 717–748). New York: Plenum Press.

Bellack, A. S., Morrison, R. L., Mueser, K. T., Wade, J. H., & Sayers, S. L. (1990). Role play for assessing the social competence of psychiatric patients. *Psychological Assessment: A Journal of Consulting and Clinical Psychology, 2*, 248–255.

Bellack, A. S., & Mueser, K. T. (1993). Psychological treatment for schizophrenia. *Schizophrenia Bulletin, 19*, 317–336.

Bellack, A. S., Mueser, K. T., Wade, J., Sayers, S. L., & Morrison, R. L. (1992). The ability of schizophrenics to perceive and cope with negative affect. British *Journal of Psychiatry, 160*, 473–480.

Bellack, A. S., & Thomas-Lohrman, S. (2003). *Maryland Assessment of Social Competence.* Unpublished assessment manual. Baltimore, MD.

Benton, M. K., & Schroeder, H. E. (1990). Social skills training with schizophrenics: A meta-analytic evaluation. *Journal of Consulting and Clinical Psychology, 58*, 741–747.

Birchwood, M., Smith, J., Cochrane, R., Wetton, S., & Copestake, S. (1990). The Social Functioning Scale: The development and validation of a new scale of social adjustment for use in family intervention programmes with schizophrenic patients. *British Journal of Psychiatry, 157*, 853–859.

Bond, G. R., Becker, D. R., Drake, R. E., Rapp, C. A., Meisler, N., Lehman, A. F., Bell, M. D., & Blyler, C. R. (2001). Implementing supported employment as an evidence-based practice. *Psychiatric Services, 52,* 313–322.

Bond, G. R., Drake, R. E., Mueser, K. T., & Latimer, E. (2001). Assertive community treatment for people with severe mental illness: Critical ingredients and impact on clients. *Disease Management and Health Outcomes, 9,* 141–159.

Buztlaff, R. L., & Hooley, J. M. (1998). Expressed emotion and psychiatric relapse: A meta-analysis. *Archives of General Psychiatry, 55,* 547–552.

Carey, K. B. (1996) Substance use reduction in the context of outpatient psychiatric treatment: A collaborative, motivational, harm reduction approach. *Community Mental Health Journal, 32,* 291–306.

Center for Psychiatric Rehabilitation of the University of Chicago. (1998). *Street smarts: Skills for surviving in an urban setting.* Chicago: University of Chicago.

Childswork/Childsplay. (1995). *Everyone has feelings!* [poster]. Plainview, NY: Authors.

Childswork/Childsplay. (1998). *Face it!* [card game]. Plainview, NY: Authors.

Corrigan, P. (1995). Wanted: Champions of psychiatric rehabilitation. *American Psychologist, 50,* 514–521.

Corrigan, P., & Lundin, R. (2001). *Don't call me nuts: Coping with the stigma of mental illness.* Chicago: Recovery Press.

Corrigan, P. W. (1991). Social skills training in adult psychiatric populations: A meta-analysis. *Journal of Behavior Therapy and Experimental Psychiatry, 22,* 203–210.

Daniels, L. (1998). A group cognitive-behavioral and process-oriented approach to treating the social impairment and negative symptoms associated with chronic mental illness. *Journal of Psychotherapy Practice and Research, 7,* 167–176.

Davidson, L. (2003). *Living outside mental illness: Qualitative studies of recovery in schizophrenia.* New York: New York University Press.

Davis, M., Eshelman, E., & McKay, M. (1995). *The relaxation and stress reduction workbook* (4th ed.). Oakland, CA: New Harbinger.

Dezan, N. (1995). *Yesterdays.* Mt. Airy, MD: Eldersong.

Dezan, N. (1996). *You be the judge.* Mt. Airy, MD: Eldersong.

Dilk, M. N., & Bond, G. R. (1996). Meta-analytic evaluation of skills training research for individuals with severe mental illness. *Journal of Consulting and Clinical Psychology, 64,* 1337–1346.

Dixon, L., Haas, G., Weiden, P. J., Sweeney, J., & Frances, A. J. (1991). Drug abuse in schizophrenic patients: Clinical correlates and reasons for use. *American Journal of Psychiatry, 148,* 224–230.

Dixon, L., McFarlane, W., Lefley, H., Lucksted, A., Cohen, C., Falloon, I., Mueser, K. T., Miklowitz, D., Solomon, P., & Sondheimer, D. (2001). Evidence-based practices for services to family members of people with psychiatric disabilities. *Psychiatric Services, 52,* 903–910.

Donahoe, C. P. J., & Driesenga, S. A. (1988). A review of social skills training with chronic mental patients. In M. Hersen, R. M. Eisler, & P. M. Miller (Eds.), *Progress in behavior modification* (Vol. 24, pp. 131–164). Newbury Park, CA: Sage.

Drake, R. E., Essock, S. M., Shaner, A., Carey, K. B., Minkoff, K., Kola, L., Lynde, D., Osher, F. C., Clark, R. E., & Rickards, L. (2001). Implementing dual diagnosis services for clients with severe mental illness. *Psychiatric Services, 52,* 469–476

Eckman, T. A., Wirshing, W. C., Marder, S. R., Liberman, R. P., Johnston-Cronk, K., Zimmermann, K., & Mintz, J. (1992). Technique for training schizophrenic patients in illness self-management: A controlled trial. *American Journal of Psychiatry, 149,* 1549–1555.

Falloon, I. R. H., Boyd, J. L., & McGill C. W. (1984). *Family care of schizophrenia.* New York: Guilford Press.

Falloon, I. R. H., Laporta, M., Fadden, G., & Graham-Hole, V. (1993). *Managing stress in families: Cognitive and behavioural strategies for enhancing coping skills.* London: Routledge.

Freeman, S. (1989 and 1999). *Penny ante* (Version 1 and Version 2). Hillsborough, NC: Activities and Approaches.

Furman, W., Gleller, M., Simon, S. J., & Kelly, J. A. (1979). The use of a behavioral rehearsal procedure for teaching job-interviewing skills to psychiatric patients. *Behavior Therapy, 10,* 157–167.

Gingerich, S., & Bellack, A. S. (1995). Research-based family interventions for the treatment of schizophrenia. *The Clinical Psychologist, 48*, 24–27.

Glynn, S. M., Marder, S. R., Liberman, R. P., Blair, K., Wirshing, W. C., Wirshing, D. A., Ross, D., & Mintz, J. (2002). Supplementing clinic-based skills training with manual-based community support sessions: Effects on social adjustment of patients with schizophrenia. *American Journal of Psychiatry, 159*, 829–837.

Gould, R. A., Mueser, K. T., Bolton, E., Mays, V., & Goff, D. (2001). Cognitive therapy for psychosis in schizophrenia: A preliminary meta-analysis. *Schizophrenia Research, 48*, 335–342.

Green, M. F., Kern, R. S., Braff, D. L., Mintz, J. (2000). Neurocognitive deficits and functional outcome in schizophrenia: Are we measuring the "right stuff"? *Schizophrenia Bulletin, 26*, 119–136.

Halford, W. K., & Hayes, R. (1991). Psychological rehabilitation of chronic schizophrenic patients: Recent findings on social skills and family psychoeducation. *Clinical Psychology Review, 23*, 23–44.

Harvey, P. D., Davidson, M., Mueser, K. T., Parrella, M., White, L., & Powchik, P. (1997). Social-Adaptive Functioning Evaluation (SAFE): A rating scale for geriatric psychiatric patients. *Schizophrenia Bulletin, 23*, 131–145.

Heinssen, R. K., Liberman, R. P., & Kopelowicz, A. (2000). Psychosocial skills training for schizophrenia: Lessons from the laboratory. *Schizophrenia Bulletin, 26*, 21–46.

Hersen, M., & Bellack, A. S. (1976). A multiple-baseline analysis of social-skills training in chronic schizophrenics. *Journal of Applied Behavior Analysis, 9*, 239–245.

Hersen, M., & Bellack, A. S. (1976). Social skills training for chronic psychiatric patients: Rationale, research findings and future directions. *Comprehensive Psychiatry, 17*, 559–580.

Hersen, M., Bellack, A. S., & Turner, S. M. (1978). Assessment of assertiveness in female psychiatric patients: Motoric and physiological measures. *Journal of Behavior Therapy and Experimental Psychiatry, 9*, 11–16.

Jeste, D. V., Alexopoulus, G. S., Bartels, S. J., Cummings, J. L., Gallo, J. L., Gottlieb, G. L., Hailpain, M. C., Palmer, B. W., Patterson, T. L., Reynolds, C. F., & Lebowitz, B. D. (1999). Consensus statement on the upcoming crisis in geriatric mental health: Research agenda for the next decade. *Archives of General Psychiatry, 556*, 848–858.

Jonikas, J., & Cook, J. (1993). *Safe, secure, and street-smart: Empowering women with mental illness to achieve greater independence in the community*. Chicago: National Research and Training Center on Psychiatric Disability. University of Illinois at Chicago.

Katz, M. M., & Lyerly, S. B. (1963). Methods for measuring adjustment and social behavior in the community: 1. Rationale, description, descriminative validity and scale development. *Psychological Reports, 13*, 503–535.

Keefe, R. S., & Harvey, P. D. (1994). *Understanding schizophrenia*. New York: Free Press.

Kopelowicz, A., Corrigan, P. W., Schade, M., & Liberman, R. P. (1998). Social skills training. In K. T. Mueser & N. Tarrier (Eds.), *Handbook of social functioning in schizophrenia* (pp. 307–326). Boston: Allyn & Bacon.

Kopelowicz, A., Wallace, C. J., & Zarate, R. (1998). Teaching psychiatric inpatients to re-enter the community: A brief method of improving the continuity of care. *Psychiatric Services, 49*, 1313–1316.

Lecomte, T., Cyr, M., Lesage, A., Wilde, J., Leclerc, C., & Ricard, N. (1999). Efficacy of a self-esteem module in the empowerment of individuals with schizophrenia. *Journal of Nervous and Mental Disease, 187*(7), 406–413.

Lehman, A. F., & Steinwachs, D. M. (1998). Patterns of usual care for schizophrenia: Initial results from the Schizophrenia Patient Outcomes Research Team (PORT) client survey. *Schizophrenia Bulletin, 24*, 11–20.

Liberman, R. P., Blair, K. E., Glynn, S. M., Marder, S. R., W., W., & Wirshing, D. A. (2001). Generalization of skills training to the natural environment. In H. D. Brenner, W. Boker, & R. Genner (Eds.), *The treatment of schizophrenia: Status and emerging trends* (pp. 104–120). Seattle, WA: Hogrefe & Huber.

Liberman, R. P., Lillie, F., Falloon, I. R. H., Harpin, R. E., Hutchinson, W., & Stoute, B. (1984). Social skills training with relapsing schizophrenics: An experimental analysis. *Behavior Modification, 8*, 155–179.

Liberman, R. P., Mueser, K. T., Wallace, C. J., Jacobs, H. E., Eckman, T., & Massel, H. K. (1986). Training skills in the psychiatrically disabled: Learning coping and competence. *Schizophrenia Bulletin, 12,* 631–647.

Liberman, R. P., Wallace, C. J., Blackwell, G., Kopelowicz, A., Vaccaro, J. V., & Mintz, J. (1998). Skills training versus psychosocial occupational therapy for persons with persistent schizophrenia. *American Journal of Psychiatry, 155,* 1087–1091.

Marder, S. R., Wirshing, W. C., Mintz, J., McKenzie, J., Johnston, K., Eckman, T. A., & Johnston-Cronk, K. (1996). Two-year outcome for social skills training and group psychotherapy for outpatients with schizophrenia. *American Journal of Psychiatry, 153,* 1585–1592.

Marsh, D. T. (1998). *Serious mental illness and the family: The practitioner's guide.* New York: Wiley.

Martin, G., & Pear, J. (1996). *Behavior modification: What it is and how to do it* (5th ed.). Upper Saddle River, NJ: Prentice-Hall.

Matousek, N., Edwards, J., Jackson, H. J., Rudd, R. P., & McMurry, N. E. (1992). Social skills training and negative symptoms. *Behavior Modification, 16,* 39–63.

McFarlane, W. R. (2002). *Multifamily groups in the treatment of severe psychiatric disorders.* New York: Guilford Press.

McKay, M., & Fanning, P. (1987). *Progressive relaxation and breathing* [audiocassette]. Oakland, CA: New Harbinger.

Miller, W. R., & Rollnick, S. (2002). *Motivational interviewing* (2nd ed.): *Preparing people for change.* New York: Guilford Press.

Morrison, R. L. (1990). Interpersonal dysfunction. In A. S. Bellack, M. Hersen, & A. E. Kazdin (Eds.), *International handbook of behavior modification and therapy* (3rd ed., pp. 503–522). New York: Plenum Press.

Mueser, K. T. (1998). Social skill and problem solving. In A. S. Bellack & M. Hersen (Eds.), *Comprehensive clinical psychology* (Vol. 6, pp. 183–201). New York: Pergamon Press.

Mueser, K. T., Bellack, A. S., Douglas, M. S., & Morrison, R. L. (1991). Prevalence and stability of social skills deficits in schizophrenia. *Schizophrenia Research, 5,* 167–176.

Mueser, K. T., Bellack, A. S., Douglas, M. S., & Wade, J. H. (1991). Prediction of social skill acquisition in schizophrenic and major affective disorder patients from memory and symptomatology. *Psychiatry Research, 37,* 281–296.

Mueser, K. T., Doonan, R., Penn, D. L., Blanchard, J. J., Bellack, A. S., Nishith, P., & deLeon, J. (1996). Emotion recognition and social competence in chronic schizophrenia. *Journal of Abnormal Psychology, 105,* 271 275.

Mueser, K. T., Foy, D. W., & Carter, M. J. (1986). Social skills training for job maintenance in a psychiatric patient. *Journal of Counseling Psychology, 33,* 360–362.

Mueser, K. T., & Gingerich, S. L. (in press). *Coping with schizophrenia: A guide for families* (2nd ed.). New York: Guilford Press.

Mueser, K. T., & Glynn, S. M. (1999). *Behavioral family therapy for psychiatric disorders* (2nd ed.). Oakland, CA: New Harbinger.

Mueser, K. T., Noordsy, D. L., Drake, R. E., & Fox, L. (2003). *Integrated treatment for dual disorders: A guide to effective practice.* New York: Guilford Press.

Mueser, K. T., Torrey, W. C., Lynde, D., Singer, P., & Drake, R. E. (2003). Implementing evidence-based practices for people with severe mental illness. *Behavior Modification, 27,* 387–411.

Mueser, K. T., Yarnold, P. R., & Bellack, A. S. (1992). Diagnostic and demographic correlates of substance abuse in schizophrenia and major affective disorder. *Acta Psychiatrica Scandinavica, 85,* 48–55.

Patterson, T. L., McKibbin, C., Taylor, M., Goldman, S., Davila-Fraga, W., Bucardo, J., & Jeste, D. V. (2003). Functional Adaption Skills Training (FAST): A pilot psychosocial intervention study in middle-aged and older patients with chronic psychotic disorders. *American Journal of Geriatric Psychiatry, 11,* 17–23.

Penn, D. L., Corrigan, P. W., Bentall, R. P., Racenstein, J. M., & Newman, L. (1997). Social cognition in schizophrenia. *Psychological Bulletin, 121,* 114–132.

Pilling, S., Bebbington, P., Kuipers, E., Garety, P., Geddes, J. R., Martindale, B., Orbach, G., & Morgan, C. (2002). Psychological treatments in schizophrenia: II. Meta-analyses of randomized controlled trials of social skills training and cognitive remediation. *Psychological Medicine, 32,* 783–791.

Pope, H. G., Ionescu-Pioggia, M., Aizley, H. G., & Varma, D. K. (1990). Drug use and life style among college undergraduates in 1989: A comparison with 1969 and 1978. *American Journal of Psychiatry, 147,* 998–1001.

Pratt, S., Bartels, S., Mueser, K., & Haddad, S. (2003). *Psychosocial rehabilitation in older adults with SMI: A review of the research literature and suggestions for development of rehabilitative approaches.* Manuscript submitted for publication.

Prochaska, J. O., & DiClemente, C. C. (1992). Stages of change in the modification of problem behaviors. In M. Hersen, R. M. Eisler, & P. M. Miller (Eds.), *Progress in behavior modification* (Vol. 28). Sycamore, Illinois: Sycamore Publishing Company.

Prochaska, J. O., DiClemente, C. C., & Norcross, J. C. (1992). In search of how people change: Applications to addictive disorders. *American Psychologist, 47,* 1102–1114.

Rosen, A., Hadzi-Pavlovic, D., & Parker, G. (1989). The Life Skills Profile: A measure assessing function and disability in schizophrenia. *Schizophrenia Bulletin, 15,* 325–337.

Schooler, N., Hogarty, G., & Weissman, M. (1979). Social Adjustment Scale II (SAS-II). In W. A. Hargreaves, C. C. Atkisson, & J. E. Sorenson (Eds.), *Resource materials for community mental health program evaluations* (pp. 290–303). Rockville, MD: National Institutes of Mental Health. DHEW Publication No. (ADM) 79–328.

Scott, J. E., & Lehman, A. F. (1998). Social functioning in the community. In K. T. Mueser & N. Tarrier (Eds.), *Handbook of social functioning in schizophrenia* (pp. 1–19). Boston: Allyn & Bacon

Shelley, P., & Wheeler, J. (2000). *Shake loose more memories.* Carnation, WA: Shake Loose a Memory.

Skinner, B. F. (1938). *The behavior of organisms: An experimental analysis.* New York: Appleton-Century-Crofts.

Skinner, B. F. (1953). *Science and human behavior.* New York: Macmillan.

Smith, T. E., Bellack, A. S., & Liberman, R. P. (1996). Social skills training for schizophrenia: Review and future directions. *Clinical Psychology Review, 16,* 599–617.

Smith, T. E., Hull, J. W., Romanelli, S., Fertuck, E., & Weiss, K. A. (1999). Symptoms and neurocognition as rate limiters in skills training for psychotic patients. *American Journal of Psychiatry, 156,* 1817–1818.

Tauber, R., Wallace, C. J., & Lecomte, T. (2000). Enlisting indigenous community supporters in skills training programs for persons with severe mental illness. *Psychiatric Services, 51,* 1428–1432.

Torrey, E. F. (2001). *Surviving schizophrenia: A manual for families, consumers and providers* (4th ed.). New York: HarperTrade.

Tsang, H. W. (2001). Applying social skills training in the context of vocational rehabilitation for people with schizophrenia. *Journal of Nervous and Mental Disease, 189,* 90–98.

Tsang, H. W., & Pearson, V. (2001). Work-related social skills training for people with schizophrenia in Hong Kong. *Schizophrenia Bulletin, 27,* 139–148.

Wallace, C. J. (1998). Social skills training in psychiatric rehabilitation: Recent findings. *International Review of Psychiatry, 10,* 9–19.

Wallace, C. J. (2003). *Final report to the National Institutes of Mental Health on Project 1RO1MH57029: A clinical pilot of the workplace fundamentals module.* Los Angeles: University of California at Los Angeles.

Wallace, C. J., Liberman, R. P., Tauber, R., & Wallace, J. (2000). The Independent Living Skills Survey: A comprehensive measure of the community functioning of severely and persistently mentally ill individuals. *Schizophrenia Bulletin, 26,* 631–658

Wallace, C. J., Tauber, R., & Wilde, J. (1999). Teaching fundamental workplace skills to persons with serious mental illness. *Psychiatric Services, 50,* 1147–1153.

Wellness Reproductions, L.C.C. (2003). *Emotions plus* [poster]. Plainview, NJ: Author.

Wheeler, J., & Shelley, P. (1996). *Shake loose a memory.* Carnation, WA: Shake Loose a Memory.

Wheeler, J., & Shelley, P. (1997). *Shake out the truth.* Carnation, WA: Shake Loose a Memory.

Wykes, T, & Sturt, E. (1986). The measurement of social behaviour in psychiatric patients: An assessment of the reliability and validity of the Social Behavior Schedule. *British Journal of Psychiatry, 148,* 1–11.

索 引